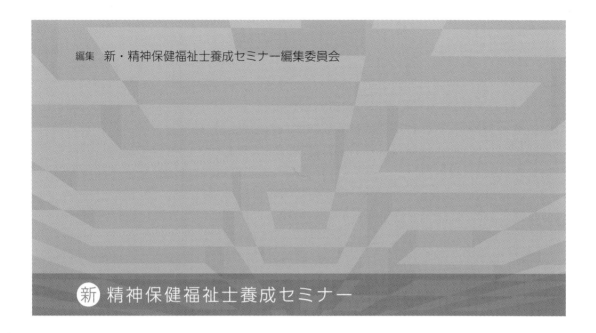

編集 新・精神保健福祉士養成セミナー編集委員会

新 精神保健福祉士養成セミナー

精神保健福祉制度論

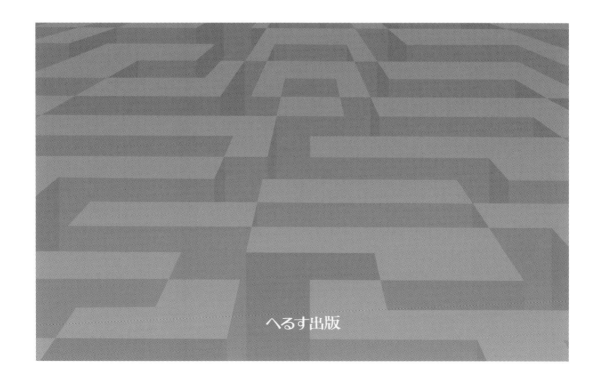

へるす出版

刊行にあたって

　精神保健福祉士養成の教科書として『精神保健福祉士養成セミナー』のシリーズを発刊したのは，精神保健福祉士の国家資格が誕生した1998（平成10）年であった。以来，好評のうちに版を重ねてきたが，このたび，精神保健福祉士の教育カリキュラムの変更を受け，『新・精神福祉士養成セミナー』を刊行することとなった。

　近年，精神保健福祉士に求められる役割や社会的期待は拡大している。精神疾患によって医療を受けている者や日常生活や社会生活に支援を必要とする者，潜在的に精神保健の課題がある者，それだけでなく国民全体が対象者になり得るといわれ，精神保健福祉士の配置・就労状況も，医療，福祉，保健分野から，教育，司法，産業・労働分野へと広がっている。

　新しいカリキュラムは，このような社会的要請に的確に対応できる精神保健福祉士の養成を期待するものであり，科目が見直され，再構成された。

　本書の編纂に際しては，新しい教育内容に対応することはもちろんのことであるが，精神保健福祉士が国家資格化以前から積み上げてきた歴史的経緯を踏まえ，先達の熱き志を顧み，時代が変わっても揺らぐことのない精神保健福祉士のもつべき理念を継承していくことを念頭に置いた。

　本書が，読者の方々の学習の一助となり，精神保健福祉士として活躍するための糧となることを願うばかりである。

新・精神保健福祉士養成セミナー
編集委員会編者一同

目　　次

刊行にあたって

第3章　精神障害者の生活支援に関する制度

第4章　精神障害者の経済的支援に関する制度

第 1 章

精神障害者に関する
制度・施策の理解

この章で学ぶこと

- Ⅰ 精神障害者と基本的人権
- Ⅱ 精神障害者に関する制度と施策
- Ⅲ 障害者差別解消法
- Ⅳ 障害者虐待防止法
- Ⅴ 障害者総合支援法の成り立ちとその内容
- Ⅵ 発達障害者支援法

本章では，隔離，医療および保護の対象としての精神障害者の処遇の歴史を踏まえつつ，とくに障害者基本法制定以降の精神障害者の制度・施策について整理する。いまだ十分とは言い難い精神障害者の暮らしに関与する私たちは，過去の事柄を過去のものとせず，歴史に学びながら，今日の制度および施策の理解に努める必要がある。

I　精神障害者と基本的人権

A　基本的人権の尊重

　全100条からなる**日本国憲法**では，その第11条において，「国民は，すべての基本的人権の享有を妨げられない。この憲法が国民に保障する基本的人権は，侵すことのできない永久の権利として，現在及び将来の国民に与へられる」と明示している。第13条では，個人の尊重と生命・自由・幸福追求権について謳っている。また第25条では，すべて国民は，健康で文化的な最低限度の生活を営む権利を有するとともに，国が国民のすべての生活部面について，社会福祉，社会保障および公衆衛生の向上と増進に努めなければならない，としている。

　基本的人権は，自由権と社会権から成る。**自由権**とは，国民が法の下に平等であって，人種や信条，性別，身分や門地の違いによる差別から解放され，思想や良心，信教，表現，職業選択，学問，身体などの自由（拘束されない）が認められ，決して国家による理不尽な侵害を受けない権利である。

　また**社会権**は，民主主義においては，国家は国民のために存在し，国民の生活を守ることをその第一義とすること，自由権の保持とともに，社会的にあるいは経済的に弱い立場に立たされた国民が，積極的に国家に対して生活保障や配慮を求めることを認めるものとされており，国家はこれに応える必要がある。

　つまり，国家から一定の距離を保ち，その不当な侵害を受けず自由に行動できることを認めるのが自由権であり，国家は国民の生活を保障することに積極的であることを第一義とするのが社会権とまとめることができる。

B　自由権と社会権─精神障害者に関する法制の検討

　精神障害者は戦前，「**私宅監置**」に代表されるように排除および隔離の対象として処遇されてきた。戦後，1950（昭和25）年に制定された精神衛生法では，「その医療と保護のため」に治療の対象として精神科病院に入院させるという方法が採られた。同法に規定される「行動制限」の必要性は主治医，あるいは病院管理者に委ねられ，

病院の密室性とも関連し，宇都宮病院事件に代表されるようなさまざまな人権問題を引き起こす結果を招いている。社会生活を送るための，地域生活に必要な社会資源やサービスはほとんど存在せず，入院の長期化と社会からの孤立を招く結果となった。その後1987（昭和62）年に改正された精神保健法以降，徐々にではあるが地域生活への移行が進んでいくこととなる。これらの時代，精神障害者の自由権と社会権は保障されてきたといえるのであろうか。

　医療に関する詳細は次章に譲ることとして，さて，今日，精神障害者はこれらの権利をどの程度，どのような形で享受できているだろうか。主として制度の観点から考えてみることとしよう。

　精神障害者が疾患と障害を併せもつサービスを必要とする障害者であると規定されたのは，1993（平成5）年の障害者基本法であり比較的新しいといえる。なお，わが国では精神障害者について，この障害者基本法と精神保健及び精神障害者福祉に関する法律（精神保健福祉法）それぞれ2つの法律において定義が異なっている。以下，歴史的な経過を踏まえつつ解説を行う。

Ⅱ　精神障害者に関する制度と施策

A・障害者基本法

1　障害者基本法制定以前の法制

　わが国における精神障害者に関する初めての法律は，1900（明治33）年に制定された**精神病者監護法**である。関連した施策には，日本で初の救貧制度である「**恤救規則**」［1874（明治7）年］があげられる。それまで徳川幕府で実施されていた救貧政策を中央政府の統制下に置いたものである。ここでは国家責任が前面に出ておらず，人民相互の情誼（血縁や地縁関係による相互扶助）を基本として，貧民に対して物品を提供することを中心に据えていた。それらをあてにできない身寄りのない貧困者を「無告の窮民」といい，極貧者や疾患，老衰者などに対して国家がわずかな現金を給付する制度であった。

　精神障害者については，1875（明治8）年に制定された「**路上の狂癲人の取扱いに関する行政警察規則**」がある。これは，路上で狂癲者を発見した際に介抱し，暴力を振るう者は取り押さえてその地の戸長に引き渡すとするものである。また1894（明治27）年の「**精神病者取扱心得**」，1900年の「**精神病者監護法**」にみられるように精神障害者は治安としての対象であった。

第二次世界大戦後，わが国はGHQ（General Headquarters, the Supreme Commander for the Allied Powers, 連合国軍最高司令官総司令部）の指示下，社会福祉政策が生まれることとなっていく。先の日本国憲法は1946（昭和21）年に公布され，国民の基本的人権を尊重しそれを具現化していった。

児童福祉法［1947（昭和22）年］，身体障害者福祉法［1949（昭和24）年］，新生活保護法（1950年）が次々と制定されるに至り，いわゆる**福祉三法**ができあがった。この時点では精神障害者は**医療**および**保護**の対象として，1950年に**精神衛生法**が制定され，およそ40年近くにわたって医療中心の対象者として取り扱われた。

1960（昭和35）年には，「**精神薄弱者福祉法**」（のちの知的障害者福祉法）が制定され，身体障害者と知的障害者の福祉に関する法律ができあがった。こうしたなか，1970（昭和45）年には**心身障害者対策基本法**が制定された。同法は，いわゆる理念法であり，「心身障害者の福祉に関する施策の基本となる事項を定め，もつて心身障害者対策の総合的推進を図る」との目的を掲げた。個人の尊厳，地方自治体の責務などが明記されたものの，この対象に精神障害者は含まれなかった。精神保健法の制定により入院中の者の人権擁護と社会復帰の促進が謳われ，やがて制定される障害者基本法の成立を待たねばならなかった。

② 障害者基本法の制定

心身障害者対策基本法は，1993年に「**障害者基本法**」として改正されることとなり，この対象者の中にようやく精神障害者が含まれることとなった。この改正の背後には国際連合（以下，国連）の働きかけによる国際的な潮流があったことを認識しておかなくてはならない。「**知的障害者の権利宣言**」（1971年），「**障害者の権利宣言**」（1975年），障害者の権利宣言を発展途上国にも浸透させるために行われた世界的キャンペーンである，「**国際障害者年**」（1981年），「**国連・障害者の十年**」（1983〜1992年）などである。

国際障害者年は「**完全参加と平等**」を掲げ，その後のキャンペーンを含めてノーマライゼーションの理念が定着していくこととなる。これらの動きが影響を与え，障害者基本法へとつながっていった。

③ 障害者基本法の改正［2004（平成16）年］

1993（平成5）年に制定された本法では，障害者施策の基本的理念を掲げ，「障害者のための施策に関し，基本的理念を定め，及び国，地方公共団体等の責務を明らかにする」「障害者のための施策の基本となる事項を定めること等により，障害者のための施策を総合的かつ計画的に推進し」「もつて障害者の自立と社会，経済，文化その他あらゆる分野の活動への参加を促進する」と法の目的を定め，障害者の完全参加と平等を具現化しようとしていた。

障害者基本法の制定によって，わが国の障害者施策は大きく動き出すこととなる。精神障害者の関連施策としてまずあげられるのは，精神保健法が大きく改正されて制定された「**精神保健及び精神障害者福祉に関する法律**」（**精神保健福祉法**）である。

障害者基本法はその後，2004年に改正されている。これは2000（平成12）年に制定された**障害を持つアメリカ人法**（Americans with Disabilities Act of 1990；**ADA**），欧米における障害者差別禁止法の制定に影響を受けたもので，その理念に「何人も，障害者に対して，障害を理由として，差別することその他の権利利益を侵害する行為をしてはならない」（第3条第3項）が加えられた。すなわち初めて差別の禁止が謳われたわけである。また，「障害者の自立及び社会参加の支援等のための施策」が目的として明記され，努力義務とされてきた都道府県，市町村の障害者計画策定が義務規定とされた。

4 障害者基本法の改正［2011（平成23）年］

しかしながら，すでに述べたとおり障害者基本法は理念法であることから，差別禁止を実効するにはその個別法の策定を待たなければならなかった。のちにふれる，国連で2006年に採択された「**障害者の権利に関する条約**」（**障害者権利条約**）についてわが国は2007（平成19）年に署名をしたものの，これを批准するためには，まだいくつかの法律の策定が必要とされていた。

批准に向けてさらなる障害者基本法の改正を目指す必要から，**障がい者制度改革推進会議**が設定され，2010（平成22）年6月，「**障害者制度改革の推進のための基本的な方向（第一次意見）**」が示される。

この意見では，①障害者は，「権利主体」である社会の一員，②「差別」のない社会づくり，③「社会モデル」的観点からの新たな位置付け，④「地域生活」を可能とするための支援，⑤「共生社会」の実現，があげられていた。

この改革の方向性は以下のように具体性を帯びた意見も述べられている。
①地域で暮らす権利の保障とインクルーシブな社会の構築
　分離，排除の傾向，地域間格差を限りなく取り除き，地域移行・地域生活支援の充実を踏まえた施策を展開する。
②障害のとらえ方
　障害を個人の問題ととらえる医学モデルから脱却し，社会モデルによるとらえ方により社会のありようそのものを問い，根本的な国民全体の意識改革へと結びつける。
③障害の定義
　障害者施策の対象となる機能を有する疾患や症状の違いにかかわらず，サービスを必要とする障害者をあまねく（広く，全体にわたって）含む。
④差別の定義

「合理的配慮の否定」を含む，障害を理由とする差別の定義を明確化する。
⑤言語・コミュニケーションの保障

　　多様な言語選択，コミュニケーション手段の保障と，それに伴う明確な定義の法制度を求めていく。
⑥虐待のない社会づくり

　　障害者に対する虐待の防止，被害からの救済などを目的とする法制度を構築する。
⑦障害の表記

　　学識経験者等からの意見聴取，国民各層における議論，これらを踏まえつつ考え方を整理する。
⑧実態調査

　　障害者にかかわる制度設計は，障害者および家族の実態に基づいて実施する。

　この一次意見をもとに2010年6月，「**障害者制度改革の推進のための基本的な方向について**」の閣議決定がなされた。さらに障がい者制度改革推進会議は，「**障害者制度改革の推進のための第二次意見**」を取りまとめ，障害者基本法の改正趣旨と目的について，「個性と人格を認め合うインクルーシブな社会の構築」「障害概念を社会モデルに転換するとともに，差別禁止も含めた基本的人権の確認」「障害者施策の実施状況を監視する機関の創設」を示した。

　2011年，障害者基本法はこれらを踏まえて改正されるに至った。改正障害者基本法では，人権の尊重と共生社会の実現を強く打ち出したものとなっている。

　法第1条（目的）において，「全ての国民が，障害の有無にかかわらず，等しく基本的人権を享有するかけがえのない個人として尊重されるものであるとの理念にのっとり，全ての国民が，障害の有無によって分け隔てられることなく，相互に人格と個性を尊重し合いながら共生する社会を実現する」と述べている。

　障害者の定義では，「身体障害，知的障害，精神障害（発達障害を含む。）その他の心身機能の障害がある者であって，障害及び社会的障壁により継続的に日常生活又は社会生活に相当な制限を受ける状態にあるもの」（第2条第1項）とした。この定義には，社会モデルに基づく社会的障壁の概念を盛り込んでいることに注目できる。社会的障壁とは，「障害がある者にとって日常生活又は社会生活を営む上で障壁となるような社会における事物，制度，慣行，概念その他一切のもの」（第2条第2項）と規定している。

　さらに第3条では，「地域における共生等」として，共生社会の実現のためには，①「全て障害者は，社会を構成する一員として社会，経済，文化その他あらゆる分野の活動に参加する機会が確保されること」，②「全て障害者は，可能な限り，どこで誰と生活するかについての選択の機会が確保され，地域社会において他の人々と共生

することを妨げられないこと」，③「全て障害者は，可能な限り，言語（手話を含む。）その他の意思疎通のための手段についての選択の機会が確保されるとともに，情報の取得又は利用のための手段についての選択の機会の拡大が図られること」，が示されている。

さらに第4条では「差別の禁止」について示されている。「何人も，障害者に対して，障害を理由として，差別することその他の権利利益を侵害する行為をしてはならない」とし，社会的障壁の除去について，「合理的な配慮」という文言も使用している。すなわち，「それを必要としている障害者が現に存し，かつ，その実施に伴う負担が過重でないときは，（中略）その実施について必要かつ合理的な配慮がされなければならない」と示している。

また国の責務として，差別の防止を図るために必要となる情報の収集，整理および提供を行うものとした。

このようにこの改正では，障害者権利条約の批准に向け，「社会モデル」「合理的配慮」の考え方を明示するものとなった。

5 精神障害者と障害者基本法および関連施策

前述したとおり，1993年の障害者基本法では，初めて精神障害者がサービスを必要とする障害者と規定され，その個別法として1995（平成7）年，精神保健法が精神保健福祉法に改正された。そのサービスを受けるために精神障害者保健福祉手帳が創設されるに至った。

この時期には関連施策の改正等がみられるところとなり，1995年の「**障害者プラン―ノーマライゼーション7か年戦略**」では精神障害者の社会復帰施設にかかわる数値目標が設定された。1999（平成11）年の精神保健福祉法改正では，精神障害者社会復帰施設の5類型3事業が整うに至っている。

2005（平成17）年には，障害種別を超えた障害福祉サービス，つまり障害福祉サービスを一元化した障害者総合支援法（前法である「障害者自立支援法」）の対象にも含まれ，障害支援区分による判定に基づいてサービスが提供されている。

このように障害者基本法の改正に伴って，過去，医療の対象として精神科病院への入院ならびにその療養が主たる生活形態であった精神障害者が，社会的自立と経済活動への参加の主役であるとの方向転換がなされたことは画期的であるといえる。

しかしながら，2011年の障害者基本法で示されている「社会的障壁の除去」「地域社会における共生」「差別の解消」に関する目的にどれほど近づいているのかは疑問が残る。人々の中に根強く残る「社会的排除」あるいは「無知」「偏見」に基づく「差別行動」，これらによる社会的孤立の解消に向けて，わが国の対応はその緒についたと考えるのが妥当であろう。

B • 障害者権利条約

　かつての世界人権宣言を整備し直し，2006年，国際人権条約として「**障害者の権利に関する条約**」（**障害者権利条約**）が採択された。日本は2007年9月条約に署名し，国内法の整備とともに2014（平成26）年に批准した。本条約の制定に際しては5年間にわたる議論が積み重ねられた。それまでまちまちであった「障害」のとらえ方が整理されていき，「医学モデル」批判，「生活モデル」支持のほか，多様な機能障害や参加制約にポイントを置いている。

　以上のように，ICFモデルに起訴を置きつつ制定された障害者権利条約では，「合理的配慮」という新しい概念を導入し，締結国各国での取り組みを求めているほか，障害者の自由権の保障に向けた提案もなされ，障害者差別解消法等にも大きな影響を与えている。

III 障害者差別解消法

　2006年，**障害者権利条約**が国連において採択された。日本は翌2007年に署名したが，障害者差別に関する禁止を具体的に示す国内法がなかったため批准には至らず，2011年の障害者基本法の改正など，締結するために国内法制度を整備する必要が生じた。その一環として成立したのが「**障害を理由とする差別の解消の推進に関する法律**」（**障害者差別解消法**）である。2013（平成25）年6月に制定され，2016（平成28）年4月より施行された。

　この法律は，障害者基本法第4条に定める「差別の禁止」をより具体的に実現するために制定されたものであり，障害を理由とする差別の解消の基本指針を示し，国や地方公共団体，事業者の法的義務と具体的対応方法などを示している。

A • 障害者差別解消法の概要

　本法では，第1条（目的）において，障害者基本法の基本的理念に基づいて，すべての障害者が，障害でない者と等しく基本的人権を享有する個人であることを謳っている。また個人としての尊厳が重んじられ，その尊厳にふさわしい生活を保障される権利を有しているとし，障害を理由とする差別を解消するとした。また，行政機関および事業者における障害を理由とする差別を解消する措置を定めるとしている。

　この法律の対象は，障害者基本法で定める障害者とし，「社会的障壁」を，障害がある者にとって，日常生活または社会生活を営むうえで障壁となるような社会におけ

る事物，制度，慣行，観念その他一切のものと位置づけている（第2条）。なお障害者手帳を取得している者のみならず，何らかの機能障害を有する者も対象に含んでいる。

また第3条では，国および地方公共団体に対して，障害を理由とする差別の解消の推進に関して必要な施策を策定し，これを実施しなければならないとする義務を課している。加えて第4条では国民に対して，障害を理由とする差別の解消の推進に寄与するよう，努力義務を明記した。

1 社会モデルの導入

従来，障害とは，心身機能の障害にあるとする「医学モデル」に依拠し，生活上のさまざまな制限を解消する方法を医学的治療やリハビリテーション等による個人の努力に重点を置いてきた。しかし障害者権利条約においては，その制限が障害者に対する十分な配慮がなされていない社会の側の構造にあるとした「**社会モデル**」が導入されている。

障害者差別解消法も「社会モデル」に基づいて，社会的障壁の除去にポイントを置いているのが特徴といえる。社会的障壁がなければ，心身機能の障害をもつ人々も社会生活，日常生活を制限なく送ることができる，とする考え方である。

2 差別的取り扱いの禁止

政府は，障害者差別解消法第6条第1項で規定されている「**差別の解消の推進に関する基本方針**」を示し，不当な差別的取り扱いを次のように定義している。
①障害のある人に対して，正当な理由なく障害を理由として財・サービスや各種機会の提供を拒否すること。
②障害のある人に財・サービスや各種機会を提供するにあたり，正当な理由なく，障害を理由として場所や時間帯などを制限すること。
③障害のない人に対しては付けない条件を付けるなどにより，障害のある人の権利や利益を侵害すること。

ただし，②に示される「正当な理由」に相当することを「障害を理由として，財・サービスや各種機会の提供を拒否するなどの取扱いが客観的に見て正当な目的の下に行われたものであり，その目的に照らしてやむを得ないと言える場合」としている。この場合，総合的・客観的に判断することが求められ，正当な理由があると判断される際には，障害のある人にその理由を説明し，理解を得るよう努める，とも定めている。

B ● 合理的配慮

　障害のある人と障害のない人の平等な機会を確保するために，社会的障壁をなくすために行われる個別対応や支援のことを「**合理的配慮**」という。本法では，障害のある人が社会的障壁の除去を必要としている旨の意思表示をした際に，周囲の人は，「その実施に過度な負担が伴わない場合」に必要で合理的な配慮を行うよう定めている。

　なお障害者差別解消法では，この合理的配慮について，行政機関に法的義務を課し，事業者には努力義務を課してきたが，2020（令和 2 ）年，障害者政策委員会において障害者差別解消法見直しに関する取りまとめが行われた。事業者団体・障害者団体ヒアリングを経て，翌年 5 月同法は改正され，①事業者による合理的配慮について，努力義務から義務とされた。また，②その義務化に伴って，国および地方公共団体の連携協力の責務が追加されている。

　精神障害との関連で例を示すと，企業において情緒等が不安定になりそうなとき，別室の落ち着ける場所で休めるよう配慮する，あいまいな情報，複数の情報を伝達すると対応できない場合には，具体的内容や優先順位を示す，細かいスケジュールや多人数で行動することを苦手とする，あるいはそれが難しいときは，柔軟な時間やルールの運用を行う，などがあげられる。

　そのほか，内閣府が示した「障害者差別解消法—合理的配慮の提供等事例集」[1]では，「障害により講義に集中できないときがあり，単位の取得が難しくなっている—生徒の希望と症状の診断結果を考慮して，一部の講義にチューターを付けて修学支援する」「調子が悪い場合に薬を飲んだり少し休んだりしたいときがあるが，職場で周囲の目があると気が引けてしまう—気兼ねなく服薬と小休止できるように別室を設け，必要に応じて別室での休憩を認めることとした。また，本人の希望を踏まえて，障害の状況について理解を促すための職場研修を行った」などが例示されている。

　改正障害者雇用促進法においても合理的配慮として，募集および採用時，採用後のそれぞれにおいて必要な配慮を行うことを定めている。例えば募集・採用時には，障害者から事業主に対し，支障となっている事情を申し出る。事業主は採用後，障害者に対して職場で支障となっている事情の有無を確認する。

　そのうえで，小売り的配慮に関する措置について，事業主と障害者で話し合う。合理的配慮に関する措置を確定し，講ずることとした措置の内容および理由を障害者に説明する。採用後，措置に一定の時間がかかる場合はその旨を障害者に説明するといった手続きについて定めている[2]。

　事業者に課された不当な差別的取り扱いの禁止が守られない場合（繰り返されたにもかかわらず改善の見通しが立たない場合），事業者は行政に報告のうえ，助言指導・勧告を受けることとなっている。虚偽の報告，報告がなされない場合には20万円

以下の過料が課されることとなっている。

C ● 相談および紛争について

　障害者差別解消法では，第14条において，障害者およびその家族，その他の関係者から，実際に差別解消上のトラブルが生じたときに対応できる仕組み（相談および紛争の防止）の整備について述べている。また第17条では「**障害者差別解消支援地域協議会**」の設置を国および地方公共団体に努力義務として課している。ただし，新たな機関の設置ではなく，既存の相談機関の活用も認められている。

　例えば市町村の障害者施策の担当部署などがそれに相当する。差別解消推進員を配置する自治体も見受けられるほか，そこでの相談事例を共有するとともに協議し，地域の実情に沿った差別解消の取り組みを効果的に進めることを目的としている。

　罰則規定も定められており，同協議会の事務に従事する者，過去に従事していた者が秘密保持義務に違反した場合に刑罰が規定されており，当事者が安心して相談できるようにしている。

Ⅳ 障害者虐待防止法

A ● 障害者虐待の定義

　「**障害者虐待の防止，障害者の養護者に対する支援等に関する法律**」（**障害者虐待防止法**）は，2012（平成24）年10月より施行された。障害者に対する虐待が障害者の尊厳を害するだけでなく，障害者の自立および社会参加にとってその防止がきわめて重要であること等から，虐待の禁止，その予防，早期発見などを目的とした法律である。本法では国や地方公共団体の責務，虐待を受けた障害者の保護と自立の支援，養護者の負担軽減を図るなどの措置が定められ，障害者の権利利益に資するとしている。

　障害者基本法第2条第1号に規定する障害者を対象とし，その加害者を①養護者，②障害者福祉施設従事者等，③使用者に分け，それぞれ以下のとおり定義している。

1 養護者による虐待

　養護者とは，「障害者を現に養護する者であって障害者福祉施設従事者等及び使用者以外のもの」と定義されている。具体的には，身辺の世話や身体の介助，金銭の管理等を行う家族・親族・同居人などを指す。同居していなくとも現に身辺の世話をし

ている親族や知人も該当する場合がある。この場合の虐待には次のような行為が該当するとされている[3]。

①身体的虐待：障害者の身体に外傷が生じる，または生じるおそれのある暴行を加える。または正当な理由なく障害者の身体を拘束する。

②性的虐待：障害者にわいせつな行為をすること。または障害者をしてわいせつな行為をさせること。

③心理的虐待：障害者に対する著しい暴言もしくは著しく拒絶的な対応など，障害者に著しい心理的外傷を与える言動を行うこと。

④放棄・放置：障害者を衰弱させるような著しい減食，長時間の放置，養護者以外の同居人による①～③の行為と同様の行為の放置など，養護を著しく怠ること。

⑤経済的虐待：養護者または障害者の親族が当該障害者の財産を不当に処分すること，その他当該障害者から不当に財産上の利益を得ること。

なお18歳未満の障害児の養育者による虐待は，通報や通報に対する虐待対応は児童虐待防止法が適用される，としている。

② 障害者福祉施設従事者等による障害者虐待

障害者総合支援法等に規定される障害者福祉施設，障害福祉サービス事業等に係る業務に従事する者と定義される。障害者福祉施設従事者等による障害者虐待とは，障害者福祉施設従事者等が行う次のいずれかに該当する行為とされている。

①身体的虐待：障害者の身体に外傷が生じ，もしくは生じるおそれのある暴行を加え，または正当な理由なく障害者の身体を拘束すること。

②性的虐待：障害者にわいせつな行為をすることまたは障害者をしてわいせつな行為をさせること。

③心理的虐待：障害者に対する著しい暴言または著しく拒絶的な対応または不当な差別的言動その他の障害者に著しい心理的外傷を与える言動を行うこと。

④放棄・放置：障害者を衰弱させるような著しい減食または長時間の放置，他の利用者による①～③に掲げる行為と同様の行為の放置，その他の障害者を養護すべき職務上の義務を著しく怠ること。

⑤経済的虐待：障害者の財産を不当に処分することその他障害者から不当に財産上の利益を得ること。

これらのうち，高齢者関係施設の利用者に対する虐待は，65歳未満の障害者については高齢者虐待防止法が適用される。同様に18歳以上の障害者のうち児童福祉施設の入所者については児童福祉法が適用され，18歳以上で障害者総合支援法の給付を受けている者には障害者虐待支援法が適用される。

また当該施設の利用者に対して，その施設従事者が勤務時間外，施設外で行った行為も虐待に含まれる。

③ 使用者による障害者虐待

　ここでいう「**使用者**」とは，「障害者を雇用する事業主又は事業の経営担当者その他その事業の労働者に関する事項について事業主のために行為をする者」と定義されている。ただしこの場合の事業主には，派遣労働者による役務の提供を受ける事業主など，政令で定める事業主は含まれ，国および地方公共団体は含まれない。

　使用者による障害者虐待とは，使用者が行う次のいずれかに該当する行為を指す。

①身体的虐待：障害者の身体に外傷が生じ，もしくは生じるおそれのある暴行を加え，または正当な理由なく障害者の身体を拘束すること。

②性的虐待：障害者にわいせつな行為をすることまたは障害者をしてわいせつな行為をさせること。

③心理的虐待：障害者に対する著しい暴言または著しく拒絶的な対応または不当な差別的言動その他の障害者に著しい心理的外傷を与える言動を行うこと。

④放棄・放置：障害者を衰弱させるような著しい減食または長時間の放置，他の労働者による①〜③に掲げる行為と同様の行為の放置その他これらに準じる行為を行うこと。

⑤経済的虐待：障害者の財産を不当に処分することその他障害者から不当に財産上の利益を得ること。

　なお使用者による障害者虐待は，年齢にかかわらず本法が適用されることとなっている。

B ● 障害者虐待防止法の特徴

① 通報義務

　本法律では，虐待の早期発見と早期対応のために通報義務が明示されている。通報義務の要件は「発見した者は，速やかに，これを市町村に通報しなければならない」としている。また国・地方公共団体のほか，保健・医療・福祉・労働等の関係者も虐待の早期発見に努めることとされている（法第6条）。このため関係者は虐待問題に関して意識を高くもたなければならない。

　のみならず，住民やあらゆる関係者にこの法律が周知されることも重要であるほか，障害者の権利擁護についての啓発や障害者および障害者虐待に関する理解の普及が求められる，としている。

　厚生労働省は，虐待は夜間や休日も発生するものであることから，地域で夜間や休日においても相談や通報，届出や緊急の保護に対応できる体制を構築することを地方自治体に呼びかけている。これを受けて都道府県には**障害者権利擁護センター**，市町

村には**障害者虐待防止センター**が設置され，障害者虐待対応の中核的な役割を果たすことが期待されている。

　精神障害者にあっては，精神保健福祉法において「隔離」「身体的拘束」が規定されている。またいまだに職員による暴力等の問題が存在する。密室化した病棟において，どのようにそれらを防止するかが，現場での検討課題であるといえる。

② 使用者による虐待

　高齢者虐待防止法等には規定されていないのがこの使用者による虐待に関する項目である。障害者雇用の現場においてはいまだに「合理的配慮」が十分になされているとは言い難い現実が残されている。この法律によって，障害者雇用促進法ともあいまって使用者の障害特性の理解，合理的配慮の理解につながる可能性があると考えられる。

　またそのことは，障害をもたない他の従業員の雇用環境の整備，すなわち雇用主としての配慮に通じる可能性もあるといえよう。ただし，精神障害者においては実際に一般企業に雇用される総数は多いとはいえないという別の課題もあげられる。

③ 障害者の自己決定の支援と養護者の支援

　法第41条では，「国及び地方公共団体は，障害者虐待を受けた障害者が地域において自立した生活を円滑に営むことができるよう，居住の場所の確保，就業の支援その他の必要な施策を講ずる」と規定している。また法第44条においては障害者の被害の防止および救済を図るために成年後見制度を広く利用するよう示している。

　虐待を受けた障害者はしばしば，本来もっている力や自信を失っている場合も少なくない。障害者が主体的に生きられるように生活全体の支援を意識し，本来もっている力を引き出すかかわりが必要であるとしている。

　一方で，在宅での虐待案件については，養育者を加害者としてのみとらえてしまいがちとなるが，養育者自身が何らかの支援を必要としている場合が少なくない点にもふれられている。法第14条では，養護者の負担軽減のために養護者に対する相談，指導および助言その他必要な措置を講ずることが規定されている。いわゆる介護疲れや障害に対する理解が不足している場合も見受けられることから，何らかの支援が必要であると本法では規定されている。

　2018（平成30）年には兵庫県三田市において精神障害のある40代男性を自宅のプレハブ内の檻に監禁する事件が発覚した。家族は過去複数回，行政や関係機関に相談していたが支援にはつながらなかった。虐待そのものは許されることではないが，養護者もまた支援のない深い苦悩の中にあるという事実を忘れないようにしたい。

4 障害者虐待防止法の課題

　障害者に限らず，虐待そのものを発見しても通報をためらい，その結果，虐待が常態化してしまうという課題があげられる。また虐待を受けている障害者が自らの意思で通報することができなかったり，虐待を虐待だと認識できていなかったりする場合も想定できる。この点については，まさに虐待に関する知識の普及は，関係者はもとより国民全体にとって不可欠であるといえよう。

　また施設等にあっては，第三者機関の設置や成年後見制度のより積極的な活用，法律家の活用が求められる。他の権利侵害とともに虐待防止は進められていく必要がある。

　前述したが，障害者虐待防止法では行政および事業者への責務が求められている。このうちとくに地方自治体の役割についてまとめておく。

　まず都道府県においては「**都道府県障害者権利擁護センター**」が設置され，①使用者による障害者虐待の通報・届け出の受理，②市町村への情報提供・市町村間の連絡調整，③虐待を受けた障害者の支援および養護者のための情報提供や助言等が求められている。

　市町村単位では，「**市町村障害者虐待防止センター**」を設置することとされており，①養護者，障害者福祉施設従事者，使用者による障害者虐待の通報，また障害者等からの届出の受理等，②市町村障害者虐待防止センターについて，地域住民や地域の関係機関等へ周知，③養護者から虐待を受けた障害者を一時的に保護するため，または緊急に養護者の負担軽減を図る必要がある場合の居室の確保，④成年後見制度の利用促進，等があげられる。

　さまざまな事業で指摘されることであるが，都道府県と市町村，市町村と関係職種や機関との連携が本法についても求められる。また同一自治体においても部署の垣根を超えた協力があってこそ，障害者虐待防止法は存在意義を成すことも忘れてはなるまい。

　また精神科病院入院中の精神障害者は本法の対象から外れ，もっぱら精神保健福祉法内での対処となっている。この点についても今後検討が進められていく必要がある。

V 障害者総合支援法の成り立ちとその内容

A 社会福祉基礎構造改革から障害者自立支援法成立まで

1 社会福祉基礎構造改革と支援費制度

　終戦後まもなく，生活困窮者（経済的，身体障害者，孤児など）の対策を進めなくてはならないとの前提から社会福祉制度は作られ，やがて知的障害者，高齢者，母子へとその範囲は拡大していく。それらは「措置」を中心とした制度であった。しかしながら，その後，少子高齢化，家族機能の変化，低経済成長などの社会の変化，社会福祉に対する国民の意識の変化，複雑化・多様化していく社会への対応が求められることとなった。

　こうした背景をもとに1997（平成9）年，**介護保険制度**が成立する。介護を家族に任せるのではなく，社会で支えていく（社会化），「措置から契約へ」（サービス提供構造の変化）の方針がとられることとなっていった。これを1つのきっかけとして社会福祉全般の構造改革が進められていく。これまで公的責任により担われてきた処遇は，**福祉サービス**といわれるようになった。これを「**社会福祉基礎構造改革**」と呼ぶ。

　2000（平成12）年には社会福祉事業法が「**社会福祉法**」として改正され，これに伴い身体障害者福祉法・知的障害者福祉法・児童福祉法も改正された。2003（平成15）年には**支援費制度**が導入される。支援費制度とは，障害者自身が事業者との対等な関係においてサービスを選択し契約を結ぶというものである。ちなみに精神障害者はこの対象に含まれなかった。

　しかしながら，この制度の導入によってサービス利用者は急増し，財源確保が困難となったほか，サービス利用の地域格差などによって維持が困難となった。2004年，厚生労働省は「**今後の障害保健福祉施策について（改革のグランドデザイン案）**」[4]を公表した。

　この案では，障害者本人を中心とする個別支援をより効果的，効率的に進める基盤をつくるために，①市町村中心の一元的体制や福祉の実現を目指した障害保健福祉の総合化，②保護から自立支援，自己実現と社会貢献を目指す自立支援型システムへの転換，③給付の重点化・公平化と制度の効率化・透明化による制度の維持可能性の確保の3つの基本的視点を示した。支援費制度はこれにより廃止となり，2005年，**障害者自立支援法**が成立した。

2 障害者自立支援法のポイント

本法には以下の５つの特徴があった。

①障害福祉サービスの一元化：精神障害を含む３障害を一元化して障害種別を越えて自立を目的とした共通の福祉サービスを利用する。

②利用者本位のサービス体系：障害種別によって33種類に分かれていた施設や事業体系を６つの事業に再編して「地域生活支援」「就労支援」のための事業，重度の障害者サービスを創設した。

③就労支援強化：障害者の社会参加と自己実現を図るため，一般就労を目指す目的で「就労移行支援」や一般就労が困難な者の働く場としての「就労継続支援」を創設した。

④支給決定の透明化・明確化：サービスの支給決定プロセスを透明化し，利用のための共通ルールを定める必要から，**障害程度区分**を導入する。またその方法として市町村の聞き取り調査をもとにコンピューターで一次判定を行い，障害保健福祉有識者による審査会の審査による二次審査を経て区分を決定する。

⑤安定的な財源確保：支援費制度による財源不足の反省に基づき，国の費用負担を２分の１とし，利用者にも利用したサービス費用の１割を負担するものとする。また施設利用に係る食費等も利用者の負担とする。負担額はサービス利用料に応じて負担する「**応益負担**」とする。

3 障害者自立支援法の廃止

障害者自立支援法の応益負担などについて，障害当事者などによって反対運動が全国で起きていた。つまり，誰もが高齢者となり利用する介護保険とは異なり，障害は選択するものではない。障害に起因する社会的不利益は公的責任によって行われるべきで，サービス量によって利用料が高くなる応益負担は，憲法に規定する「法の下の平等」に反するという主張である。社会福祉基礎構造改革で福祉をサービスと位置づけ，その反面公的責任が弱体化したことを指摘するものである。重度の障害者ほどそのサービス利用料は増加するという二重負担も生じさせる。

全国の障害当事者は，行政（国，地方自治体）は利用者負担をなくすべきである，として８カ所の裁判所に一斉提訴を行った。のちに141裁判所に同様の提訴が行われるに至った。2009（平成21）年に誕生した新政権は，障害者自立支援法の廃止を打ち出し，障害当事者と国の間で和解が行われ，2010年「障害者自立支援法違憲訴訟原告団・弁護団と国（厚生労働省）との基本合意文書」[5] が交わされ，違憲訴訟は全面的に終結した。

この文書では，新法として国は速やかに応益負担制度を廃止すること，少なくとも2013年までに新たな総合的な福祉法制を実施すること，またそれは憲法に基づく障害

者の基本的人権の行使を支援することを基本とすることなどが記されている。また介護保険制度との統合を前提としないで，障害者の生活実態とニーズなどを反映したうえで，障害者権利条約の批准に向けた議論も含め，詳細な検討と対応をしていくことが示された。

　これによって国は，①利用者負担のあり方，②支給決定のあり方，③報酬支払い方式，④制度の谷間のない「障害」の範囲，⑤権利条約批准の実現のための国内法整備と同権利条約批准，⑥障害関係予算の国際水準に見合う額への増額，を検討していくことを約束した。

B ●「つなぎ法」と障害者総合支援法の制定

　障害者自立支援法の廃止に伴う新法を検討するにあたって，当面の間「つなぎ法」によって運用されることとなった。このつなぎ法の正式名称は「障がい者制度改革推進本部等における検討を踏まえて障害保健福祉施策を見直すまでの間において障害者等の地域生活を支援するための関係法律の整備に関する法律」といい，次の4点をポイントとした。

1 利用者負担の見直し

　サービス利用者の支払い能力に応じた「応能負担」を原則とした。障害福祉サービスと補装具の利用者負担を合算して負担の軽減を図る。自立支援医療費も応能負担とした。

2 障害者の範囲の見直し

　これまで，精神障害者（発達障害者を含む）とされていた発達障害者について，独立して法律の対象者として位置づけられた。

3 相談支援の充実

①市町村または市町村の委託者によって，「基幹相談支援センター」を設置できる。地域における相談支援の中核的な役割を担い，障害者の相談支援に関する業務を総合的に行うこととした。

②複数の福祉サービスの調整のほか，社会資源の改善・開発などの地域支援体制づくりの中核として「自立支援協議会」を法的に位置づけた。

③「地域移行・地域定着支援事業」が個別給付化され，それまでの「精神障害者地域移行・地域定着事業」が「地域移行支援」と「地域定着支援」へと移行し，それを実施する事業所として，都道府県が指定する「指定一般相談支援事業所」を設置することとした。

④支給決定プロセスを次のように見直した。すなわち，支給決定後に作成されていたサービス利用計画については申請を行う時点で案として作成し，その案を勘案して支給がなされることとなった。これまで重度障害者に限定されていたサービス利用計画の対象者が大幅に拡大されることとなった。新たに**計画相談支援**として，「**サービス利用支援**」「**継続サービス利用支援**」が定められた。この「**サービス等利用計画**」については作成を行う事業者として市町村が指定する「**指定特定相談支援事業者**」が位置づけられた。

4 地域における自立した生活のための支援の充実

グループホーム，ケアホーム利用の際，家賃を助成の対象とし月額１万円を上限とする「**特定障害者特別給付費**」が支給されることとなった。

C 骨格提言

障害者自立支援法の改正による，障害者総合福祉法（仮称）の制定を検討するという使命の下に作られた「障がい者制度改革推進会議総合福祉部会」は「**障害者総合福祉法の骨格に関する総合福祉部会の提言―新法の制定を目指して**」[6]（以下，骨格提言）を2011年８月にまとめている。

この提言は2006年12月に国連において採択された「障害者権利条約」，2010年に国と障害者自立支援法違憲訴訟の原告らで結ばれた基本合意文書を基礎として，障害者およびその家族，事業者，自治体の首長や学識経験者で構成された部会で，18回の審議を重ねて作成されたものである。この「骨格提言」は，以下の６つのポイントをあげた。

1 障害のない市民との平等と公平

障害者と障害のない人の生活水準や暮らしぶりを比べるとき，そこには大きな隔たりがある。障害は誰にでも起こり得るという前提に立ち，障害があっても市民として尊重され誇りをもって社会に参加するためには，平等性と公平性の確保が何よりの条件となる。

障害者総合福祉法がこれを裏打ちし，障害者にとってそして障害のない市民にとっても新たな社会の到来を実感できるものにする。

2 谷間や空白の解消

障害の種類によっては，障害者福祉施策を受けられない人が数多く存在する。いわゆる制度の谷間に置かれている人たちである。また制度間の空白は，学齢期での学校生活と放課後，卒業後と就労，退院後と地域での生活，働く場と住まい，家庭での子

育てや親の介助，消費生活など，いろいろな場面で発生する。障害の種別間の谷間や制度間の空白の解消を図っていく。

3 格差の是正

　障害者のための住まいや働く場，人による支えなどの環境は，地方自治体の財政事情などによって，質量ともに大きく異なっている。また，障害種別間の制度水準についても大きな隔たりがある。どこに暮らしを築いても一定の水準の支援を受けられるよう，地方自治体間の限度を超え合理性を欠くような格差についての是正を目指す。

4 放置できない社会問題の解決

　世界でノーマライゼーションが進むなか，わが国では依然として多くの精神障害者が「社会的入院」を続け，知的や重複の障害者等が地域での支援不足による長期施設入所を余儀なくされている。また，公的サービスの一定の広がりにもかかわらず障害者への介助の大部分を家族に依存している状況が続いている。これらを解決するために地域での支援体制を確立するとともに，効果的な地域移行プログラムを実施する。

5 本人のニーズにあった支援サービス

　障害の種類や程度・年齢・性別等によって，個々のニーズや支援の水準は一様ではない。個々の障害とニーズが尊重されるような新たな支援サービスの決定システムを開発していく。

　また，支援サービスを決定するとき，本人の希望や意思が表明でき，それが尊重される仕組みにする。

6 安定した予算の確保

　制度を実質化させていくためには財政面の裏打ちが絶対的な条件となる。現在の国・地方の財政状況はきわめて深刻であるため，障害者福祉予算を確保するためには給付・負担の透明性，納得性，優先順位を明らかにしながら，財源確保について広く国民からの共感を得ることは不可欠である。

D・ 障害者総合支援法

　先の骨格提言，2011年の障害者基本法一部改正によって，2012年には，「**地域社会における共生の実現に向けて新たな障害保健福祉施策を講ずるための関係法律の整備に関する法律**」（いわゆる「整備法」）が成立した。

　これによって障害者自立支援法は，「**障害者の日常生活及び社会生活を総合的に支援するための法律**」（障害者総合支援法）に改正された。

障害者総合支援法のポイントとして，以下の点があげられる。

1　障害者総合支援法の理念・目的

法第1条では「障害者基本法の基本的な理念にのっとり，身体障害者福祉法，知的障害者福祉法，精神保健及び精神障害者福祉に関する法律，児童福祉法その他障害者及び障害児の福祉に関する法律と相まって，障害者及び障害児が基本的人権を享有する個人としての尊厳にふさわしい日常生活又は社会生活を営むことができるよう，必要な障害福祉サービスに係る給付，地域生活支援事業その他の支援を総合的に行い，もって障害者及び障害児の福祉の増進を図るとともに，障害の有無にかかわらず国民が相互に人格と個性を尊重し安心して暮らすことのできる地域社会の実現に寄与することを目的とする」と本法の目的が示された。

障害者自立支援法との比較において，障害者総合支援法では，基本的人権を享有する個人としての尊厳が示され，障害福祉サービスに係る給付とともに地域生活支援事業を総合的に実施する，と明示されている。第1条の2においては，「全ての国民が，障害の有無にかかわらず，等しく基本的人権を享有するかけがえのない個人として尊重される」「全ての国民が，障害の有無によって分け隔てられることなく，相互に人格と個性を尊重し合いながら共生する社会を実現する」，と2011年の障害者基本法の改正主旨を踏まえた内容が示されている。

さらに「可能な限りその身近な場所において必要な日常生活又は社会生活を営むための支援を受けられること」「社会参加の機会が確保されること」「どこで誰と生活するかについての選択の機会が確保」され，「地域社会において他の人々と共生することを妨げられないこと」，社会的障壁の除去，が理念として示された。

2　障害者の範囲

本法では，これまで制度の谷間にあったとされる，**難病者**がその範囲に追加されたことが大きな特徴といえる（現在332の疾患がその対象とされている）。難病者等にはそのサービスが全市町村で提供可能となり，ホームヘルプサービスや短期入所，日常生活用具給付，本法に定められる障害福祉サービスも受けられることとなった。

また本法の対象となる者は，障害者各法（身体障害者福祉法・知的障害者福祉法・精神保健福祉法）で定められる18歳以上の障害者のほか，発達障害者支援法第2条第2項に規定される**発達障害者**を含むとされている。

3　障害支援区分

障害者自立支援法では「障害程度区分」と呼ばれていたが，本法では「**障害支援区分**」に改められた。前者が「心身の状態を総合的に示す」とされていたのに対し，当事者がどの程度の支援を必要としているか，その「必要とされる標準的な支援の度合

図1-1 ◆ 障害支援区分の審査判定プロセス（障害程度区分からの改正点）

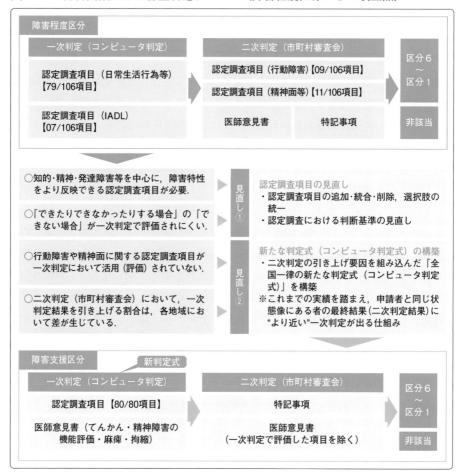

資料　厚生労働省.

いを総合的に示す」と，より障害者を尊重する表現の意味合いを強く打ち出すものとなった。

　従来の区分は二次判定において一次判定に検討が加えられることが多かった。これは移動や動作，意思表示といった項目が中心となっていたためであり，本法では知的障害者や精神障害者，発達障害者などによって影響を及ぼす「行動障害」が加味されるようになり，80項目の認定調査項目が一次判定で反映されることとなった点が大きい（**図1-1**）。

4　重度訪問介護の対象拡大

　従来，「常時介護を要する者で重度の肢体不自由者」が本サービスの対象者であったが，重度の知的障害者や精神障害者で行動障害がある者に拡大された。

5 ケアホームとグループホームの一元化

共同生活介護（ケアホーム）を共同生活援助（グループホーム）に統合した。障害者の高齢化・重度化がこの先考えられ，介護を要する障害者，グループホーム入所後に介護を必要とする場合が見込まれること，介護を要する者とそうでない者を共に受け入れる場合，両ホームの2類型の事業所指定を必要としていたことから，これを一元化したものである。

事業者自ら生活支援員（世話人や介護スタッフ）を配置して，介護提供を行う介護サービス包括型共同生活援助，世話人は配置するが介護サービスは事業者が手配し，事業所外の居宅介護事業者が関与する外部サービス利用型共同生活援助がある。また入居者定員を1名とするサテライト型住居も設けられた。

6 地域移行支援の対象拡大

精神障害者においては，精神科病院に入院中の者を対象としてその地域移行の展開を進めるとともに，その他の領域でも救護施設や更生施設，刑事施設に入所している障害者もその対象に加えられた。

7 地域生活支援事業

市町村，都道府県が実施する必須事業に新たな事業が追加された。これは法の理念である，地域社会における共生を実現するために「社会的障壁の除去」に資するよう，地域社会への働きかけを強化するとともに，地域での自発的な取り組みを支援しようとするための事業である。ここには成年後見制度の利用の促進や意思疎通支援の強化も目的に含まれている。

例えば市町村は，「障害者等に対する理解を深めるための研修・啓発事業」「障害者等やその家族，地域住民等が自発的に行う活動に対する支援事業」「成年後見制度における法人後見の活動を支援するための研修」「手話奉仕員の養成」などが課せられた。

都道府県では，これらのうちさらに広域的・専門性の高い者の養成や派遣，市町村間相互の連絡調整などの対応が必要な事業が必須化されている。

8 サービス基盤の計画的整備

障害福祉サービス等の基盤整備を計画的に実施するために，その数値目標に関する事項や，提供確保の確保にかかわる目標を示すことが新たに定められた。障害福祉サービスや相談支援生活支援事業を提供確保のために「市町村障害福祉計画」や「都道府県障害福祉計画」にそれらを加えることが定められた。

またこれまで「自立支援協議会」とされていた名称を「協議会」に改めた。地域の実情に合わせて柔軟に対応を変更できることを目的としたものである。また，障害者

図1-2 ◆ 障害者総合支援法のサービス体系

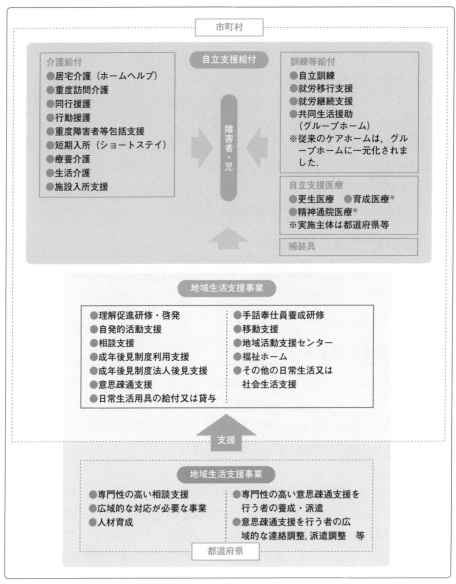

資料　厚生労働省.

や家族をその構成員が含まれるよう努めることとされた。

E ● 障害者総合支援法における主なサービス

　本法のサービスは，**自立支援給付**（利用者への個別給付）と**地域生活支援事業**（都道府県の実施）の2つからなる。市町村が実施するものと都道府県が支援するものを図式化すると次のように示すことができる（**図1-2**）。

表1-1 ▶ 障害者総合支援法による訪問系サービス

種類	サービスの名称	対象者	サービス内容
介護給付	居宅介護（ホームヘルプ）	障害支援区分が区分1以上の障害者等	居宅において，入浴，排せつおよび食事等の介護，調理，洗濯および掃除等の家事ならびに生活等に関する相談および助言，その他の生活全般にわたる援助
	重度訪問介護	重度の肢体不自由者または重度の知的障害もしくは精神障害により行動上著しい困難を有する障害者であって，常時介護を要する者	居宅において，入浴，排せつおよび食事等の介護，調理，洗濯および掃除等の家事ならびに生活等に関する相談および助言，その他の生活全般にわたる援助ならびに外出時における移動中の介護
	同行援護	視覚障害により，移動に著しい困難を有する障害者等	外出時において，当該障害者等に同行し，移動に必要な情報を提供するとともに，移動の援護，排せつおよび食事等の介護その他の当該障害者等が外出する際に必要な援助
	行動援護	知的障害または精神障害により行動上著しい困難を有する障害者等であって常時介護を要する者	障害者等が行動する際に生じ得る危険を回避するために必要な援護，外出時における移動中の介護，排せつおよび食事等の介護，その他行動する際に必要な援助
	重度障害者等包括支援	常時介護を必要とする障害者等であって，その介護の必要の程度が著しく高い者	居宅介護，同行援護，重度訪問介護，行動援護，生活介護，短期入所，自立訓練，就労移行支援，就労継続支援および共同生活援助を包括的に提供
市町村地域生活支援事業	移動支援事業	屋外での移動が困難な障害者	社会生活上必要な不可欠な外出および余暇活動等の社会参加のための外出における移動を支援

資料　精神保健福祉士養成セミナー編集委員会編：精神保健福祉援助実習指導・現場実習；精神保健福祉士養成セミナー8（第6版）．へるす出版，2017，p.53.

　自立支援給付と地域生活支援事業について，サービス内容で分類すると，①訪問系サービスと，②日中活動系サービス，③居住系サービスの3つに分けることができる。また地域の実情に応じて柔軟に実施されることが望ましいとされる「地域生活支援事業」が位置づけられている。

① 訪問系サービス

　「介護給付」として居宅介護（ホームヘルプ），重度訪問介護，同行支援，行動援護，重度障害者等包括支援，「市町村地域生活支援事業」として，移動支援事業がある（表1-1）。

② 日中活動系サービス

「介護給付」としての**療養介護**，**生活介護**，**短期入所（ショートステイ）**，「訓練等給付」としての**自立訓練（機能訓練・生活訓練）**，**就労移行支援**，**就労継続支援A型・B型**，「市町村生活支援事業」として**地域活動支援センター**がある（**表1-2**）。

③ 居住系サービス

「介護給付」としての**施設入所支援**，「訓練等給付」としての**共同生活援助（グループホーム）**，「市町村地域生活援助事業」としての**福祉ホーム**がある。2010年の本法改正により，2011年より障害者の地域移行促進を目的としてグループホーム・ケアホーム利用者に対する家賃の助成制度（**特定障害者特別給付**）が設立されている。ただし，市町村民税課税世帯は除かれる。

2014年の法改正によって，ケアホームは共同生活援助（グループホーム）に一元化された（**表1-3**）。

④ 地域生活支援事業

都道府県，市町村で実施される地域生活支援事業は**図1-3**のとおりである。

■ 相談支援事業

この事業は「**基本相談支援**」「**地域相談支援**」「**計画相談支援**」からなる。基本相談支援と地域相談支援の双方を実施する事業を**一般相談支援**と呼び，基本相談支援および計画相談支援の双方を実施する事業を**特定相談支援事業**という。地域相談支援は「**地域移行支援**」「**地域定着支援**」を指し，計画相談支援は，「**サービス利用支援**」と「**継続サービス利用支援**」をいう。

サービス利用支援とは，障害者の心身の状況やその置かれている環境等を考慮して，利用するサービス内容等を定めた「**サービス等利用計画案**」を作成し，支給決定等がなされたのちに，その内容を反映した「**サービス等利用計画**」の作成を行うことをいう。この場合，その計画が適切であるか，一定の期間ごとにモニタリングし，場合によっては利用計画の見直し，変更を行うことを指す。

■ 基幹相談支援センター

基幹相談支援センターは2012年4月施行の自立支援法一部改正で設置規定が盛り込まれており，障害者総合支援法では，地域における相談支援の中核的な役割を担う。市町村，事業委託を受けた者が設置することができる。その具体的業務は以下のとおりである。

a）総合的，専門的な相談の実施，b）地域の相談支援体制の強化への取り組み，c）

表1-2 ▶ 障害者総合支援法による日中活動系サービス

種類	サービスの名称	対象者	サービス内容
介護給付	療養介護	病院等への長期の入院により医療的ケアに加え，常時の介護を必要とする障害者	主に昼間において，病院において行われる機能訓練，療養上の管理，看護，医学的管理の下における介護，日常生活上の世話等の支援を提供
	生活介護	地域や入所施設において，安定した生活を営むため，常時介護等の支援が必要な障害者	主に昼間において，入浴，排せつおよび食事等の介護，調理，洗濯および掃除等の家事ならびに生活等に関する相談および助言その他の必要な日常生活上の支援，創作的活動または生産活動の機会の提供その他の身体機能または生活能力向上のために必要な支援
	短期入所（ショートステイ）	居宅においてその介護を行う者の疾病その他の理由により，障害者支援施設等への短期間の入所を必要とする障害者等	当該施設に短期間の入所をさせ，入浴，排せつおよび食事の介護その他の必要な支援
訓練等給付	自立訓練（機能訓練）	地域生活を営む上で，身体機能・生活能力の維持・向上等のため，一定の支援が必要な身体障害者	障害者支援施設もしくはサービス事業所おいて，または当該障害者の居宅を訪問することにより，理学療法，作業療法その他必要なリハビリテーション，生活等に関する相談および助言その他の必要な支援 標準期間（18カ月）内で利用期間を設定
	自立訓練（生活訓練）	地域生活を営む上で，生活能力の維持・向上等のため，一定の支援が必要な知的・精神障害者	障害者支援施設もしくはサービス事業所おいて，または当該障害者の居宅を訪問することにより，入浴，排せつや食事等に関する自立した日常生活を営むために必要な訓練，生活等に関する相談および助言その他の必要な支援 標準期間（24カ月，長期入院者の場合36カ月）内で利用期間を設定
	就労移行支援	一般就労等を希望し，知識・能力の向上，実習，職場探し等を通じ，適性に合った職場への就労が見込まれる65歳未満の者	一般就労への移行に向けて，生産活動，職場体験その他の活動の機会の提供その他の就労に必要な知識および能力の向上のために必要な訓練，求職活動に関する支援，その適性に応じた職場の開拓，就職後における職場への定着のために必要な相談，その他の必要な支援 標準期間（24カ月）内で利用期間を設定
	就労継続支援A型（雇用型）	就労機会の提供を通じ，生産活動にかかる知識および能力の向上を図ることにより，雇用契約に基づく就労が可能な者で利用開始時65歳未満の者	通所により，雇用契約に基づく就労の機会の提供とともに，就労に必要な知識および能力の向上のために必要な訓練，その他必要な支援 利用期間の制限なし
	就労継続支援B型（非雇用型）	就労移行支援事業等を利用したが一般企業等の雇用に結びつかない者や，一定年齢に達している者などであって，就労の機会等を通じ，生産活動にかかる知識及び能力の向上や維持が期待される者	通所により，雇用契約を結ばない就労や生産活動の機会の提供とともに，就労に必要な知識および能力の向上のために必要な訓練，その他必要な支援 利用期間の制限なし
市町村地域生活支援事業	地域活動支援センター	障害者	創作的活動や生産活動の機会の提供，日常生活に必要な便宜の供与，社会との交流の促進

資料　精神保健福祉士養成セミナー編集委員会編：精神保健福祉援助実習指導・現場実習；精神保健福祉士養成セミナー8（第6版）．へるす出版，2017，p.54.

表1-3 ▶ 障害者総合支援法による居住系サービス

種類		サービスの名称	対象者	サービス内容
介護給付		施設入所支援	自立訓練または就労移行支援を受けている者であって，入所しながら訓練等を実施することが必要かつ効果的であると認められる者，または通所によって訓練等を受けることが困難な者	主に夜間において，入浴，排せつ及び食事等の介護や日常生活上の相談支援等 生活介護の利用者：利用期間の制限なし 自立訓練及び就労移行支援に利用者：当該サービスの利用期間に限定
訓練等給付		共同生活援助（グループホーム）	就労や就労継続支援等の日中活動を利用している知的・精神障害者であり，地域で自立した日常生活を営むうえで相談等の日常生活上の援助が必要な者	共同生活住居において相談，入浴，排せつ又は食事の介護その他の日常生活上の援助
市町村地域生活支援事業		福祉ホーム	家庭環境，住宅事情等の理由により居宅において生活することが困難な障害者（ただし，常時の介護，医療を必要とする状態にある者を除く）	低額な料金での居室その他の設備の提供，利用者の日常に関する相談，助言，福祉事務所等の関係機関との連絡，調整等

資料　精神保健福祉士養成セミナー編集委員会編：精神保健福祉援助実習指導・現場実習；精神保健福祉士養成セミナー8（第6版）．へるす出版，2017，p.55.

地域移行と地域定着の促進，d）権利擁護と虐待の防止，である。また期間相談支援センターは，医療機関，指定障害福祉サービス事業者，身体障害者相談員，知的障害者相談員，民生委員その他の関係者との連携を図らなくてはならないとされている。

🔳 地域活動支援センター事業

　地域の実情に応じて，障害者に対して創作的活動や生産活動，社会との交流の促進にかかわる事業である。基本事業としてそれらがあり，財源は交付税で運営される。**地域活動支援センター機能強化事業**によって，a）地域活動支援センターⅠ型，b）地域活動支援センターⅡ型，c）地域活動支援センターⅢ型に類型化されている。

🔳 成年後見制度利用事業

　成年後見制度を利用することが有用であると認められる精神障害者，知的障害者について，成年後見制度の利用を支援する。2012年の自立支援法一部改正によって，市町村での制度の実施促進を図るため，市町村の必須事業に位置づけられている。

5 　自立支援医療

　かつて精神障害者は，精神保健福祉法における**通院医療費公費負担制度**によって通

図1-3 ◆ 地域生活支援事業一覧

都 道 府 県 事 業

1 専門性の高い相談支援事業
  (1) 発達障害者支援センター運営事業
  (2) 高次脳機能障害及びその関連障害に対する支援普及事業
  (3) 障害児等療育支援事業《交付税》
  (4) 障害者就業・生活支援センター事業《※》
2 専門性の高い意思疎通支援を行う者の養成研修事業
  (1) 手話通訳者・要約筆記者養成研修事業
  (2) 盲ろう者向け通訳・介助員養成研修事業
3 専門性の高い意思疎通支援を行う者の派遣事業
4 意思疎通支援を行う者の派遣に係る市町村相互間の連絡調整事業
5 広域的な支援事業
  (1) 都道府県相談支援体制整備事業
  (2) 精神障害者地域生活支援広域調整等事業
6 サービス・相談支援者，指導者育成事業
  (1) 障害支援区分認定調査員等研修事業
  (2) 相談支援従事者研修事業
  (3) サービス管理責任者研修事業
  (4) 居宅介護従事者等養成研修事業
  (5) 強度行動障害支援者養成研修（基礎研修）事業
  (6) 強度行動障害支援者養成研修（実践研修）事業
  (7) 身体障害者・知的障害者相談員活動強化事業
  (8) 音声機能障害者発声訓練指導者養成事業
  (9) 精神障害者関係従事者養成研修事業
7 任意事業
  【日常生活支援】
  (1) 福祉ホームの運営
  (2) オストメイト（人工肛門，人工膀胱造設者）社会適応訓練
  (3) 音声機能障害者発声訓練
  (4) 発達障害者支援体制整備
  (5) 児童発達支援センター等の機能強化等

  (6) 矯正施設等を退所した障害者の地域生活への移行促進
  (7) 医療型短期入所事業所開設支援
  【社会参加支援】
  (1) 手話通訳者設置
  (2) 字幕入り映像ライブラリーの提供
  (3) 点字・声の広報等発行
  (4) 点字による即時情報ネットワーク
  (5) 障害者ITサポートセンター運営
  (6) パソコンボランティア養成・派遣
  (7) 都道府県障害者社会参加推進センター運営
  (8) 身体障害者補助犬育成促進
  (9) 奉仕員養成研修
  (10) レクリエーション活動等支援
  (11) 芸術文化活動振興
  (12) サービス提供者情報提供等
  (13) 地域における障害者自立支援機器等の普及促進
  (14) 全国障害者芸術・文化祭のサテライト開催
  (15) 視覚障害者用地域情報提供
  (16) 企業CSR連携促進
  【権利擁護支援】
  (1) 成年後見制度普及啓発
  (2) 障害者虐待防止対策支援
  【就業・就労支援】
  (1) 盲人ホームの運営
  (2) 重度障害者在宅就労促進（バーチャル工房支援）
  (3) 一般就労移行等促進
  (4) 障害者就業・生活支援センター体制強化等
  【重度障害者に係る市町村特別支援】

  注）下線は必須事業
  （※）障害者総合支援事業費補助金で実施

市 町 村 事 業

1 理解促進研修・啓発事業
2 自発的活動支援事業
3 相談支援事業
  (1) 障害者相談支援事業《交付税》
  (2) 基幹相談支援センター等機能強化事業
  (3) 住宅入居等支援事業（居住サポート事業）
4 成年後見制度利用支援事業
5 成年後見制度法人後見支援事業
6 意思疎通支援事業
7 日常生活用具給付等事業
8 手話奉仕員養成研修事業
9 移動支援事業
10 地域活動支援センター
  (1) 地域活動支援センター基礎的事業《交付税》
  (2) 地域活動支援センター機能強化事業
11 任意事業
  【日常生活支援】
  (1) 福祉ホームの運営
  (2) 訪問入浴サービス
  (3) 生活訓練等
  (4) 日中一時支援
  (5) 地域移行のための安心生活支援

  (6) 巡回支援専門員整備
  (7) 相談支援事業所等（地域援助事業者）における退院支援体制確保
  (8) 協議会における地域資源の開発・利用促進等の支援
  (9) 重症心身障害児者等コーディネーター養成研修等
  【社会参加支援】
  (1) レクリエーション活動等支援
  (2) 芸術文化活動振興
  (3) 点字・声の広報等発行
  (4) 奉仕員養成研修
  (5) 複数市町村における意思疎通支援の共同実施促進
  (6) 自動車運転免許取得・改造助成《交付税》
  【権利擁護支援】
  (1) 成年後見制度普及啓発
  (2) 障害者虐待防止対策支援
  【就業・就労支援】
  (1) 盲人ホームの運営
  (2) 更生訓練費給付《交付税》
  (3) 知的障害者職親委託
12 障害支援区分認定等事務《交付税》

  注）下線は必須事業

資料　厚生労働省．

院医療費が補助されていたが，自立支援法制定により，児童福祉法の育成医療，身体障害者福祉法の更生医療が，**自立支援医療**として一元化された。精神医療を継続的に必要とする場合に通院医療費の自己負担額を軽減する制度である。

　自立支援医療費も**応能負担**であり，受診者の世帯や受診者の収入に応じて区分が設けられている。中間所得層であっても「重度かつ継続」に該当する場合はさらに上限額が軽減される。

　以上が障害者総合支援法の概要であるが，精神障害者を対象とした福祉施策・事業が実際にどのように運営されているかについては，第3章において詳述する。

Ⅵ　発達障害者支援法

A　発達障害者支援法の目的と理念

　発達障害の概念は比較的新しく，従来は知的障害を伴う自閉症者が施策の中心に置かれ，知的障害者の福祉サービスの対象とされてきた。つまり知的障害を伴わない発達障害者は，長らく制度の谷間にあったということである。

　こうした状況のなか，徐々に発達障害に対する関心が高まるようになり，支援の必要性への認識が高まりをみせるようになっていく。2004年2月，厚生労働省と文部科学省合同の呼びかけによって「発達障害支援に関する勉強会」が開催されるに至り，同年12月に発達障害者支援法が制定された。2010年に自立支援法，児童福祉法においても明記されたほか，2011年の障害者基本法改正においては精神障害に含むとして記載された。

　その後，障害者権利条約の署名（2007年）と批准（2014年），2013年の障害者差別解消法の影響と，制度施行から10年が経過したことから2016年には一部改正が行われている。

　以下のとおり，障害者基本法の理念や共生社会，社会的障壁といった近年のキーワードとなった文言が盛り込まれているのもそれらが影響しているものと考えられる。

1　目的

　本法では，発達障害者の心理機能の適正な発達および円滑な社会生活の促進のために発達障害の症状の早期発見，切れ目なく発達障害者の支援を行うことがとくに重要であるとし，基本的人権を享有する個人としての尊厳にふさわしい日常生活または社

会生活を営むことができることをあげている。

　また，発達支援を行うことに関する国および地方公共団体の責務を明らかにし，学校教育における発達障害者への支援，発達障害者の就労の支援，発達障害者支援センターの指定等について定めることによって，発達障害者の自立および社会参加のための生活全般にわたる支援を図ること，障害の有無によって分け隔てられることなく，相互に人格と個性を尊重し合いながら共生する社会の実現に資することを目的とする，としている。

2 定義

　この法律における「**発達障害**」は，自閉症，アスペルガー症候群その他の広汎性発達障害，注意欠陥多動性障害その他これに類する脳機能の障害であって，その症状が通常低年齢において発言する者，と定義されている。なお発達障害者のうち18歳未満の者を「発達障害児」とすることとしている。

3 理念

　発達障害者の支援は，すべての発達障害者が社会参加の機会が確保されることおよびどこで誰と生活するかについての選択の機会が確保され，地域社会において他の人々と共生することを妨げられないことを旨とする，その支援は，社会的障壁の除去に資することを旨として行わなければならない，とし，関係機関民間団体相互の緊密な連携の下に，その意思決定の支援に配慮しつつ，切れ目なく行わなければならないとしている。

B ● 発達障害者支援の施策

1 発達障害者支援センター

　法第14条では，都道府県知事（指定都市においては市長）は，①発達障害の早期発見，早期支援のため，発達障害者およびその家族に対しての専門的相談と助言，②専門的な発達支援および就労支援，③関係機関および民間団体等への発達障害についての情報提供および研修，そして，④関係団体および民間団体との連絡調整，これらを**発達障害者支援センター**に行わせる（または自ら行う）としている。

　発達障害者支援センターは，都道府県（指定都市）自身，またはその指定する社会福祉法人，非営利活動法人等が運営しており，2016年5月現在，87カ所（47都道府県66カ所，20指定都市に21カ所）設置されている。

② 発達障害者支援地域協議会

2016年改正では，「ライフステージを通じた切れ目のない支援」「家族なども含めた，きめ細かな支援」「地域の身近な場所で受けられる支援」がポイントとなっており，関係機関等の連携の緊密化と地域の実情に応じた体制の整備が必要とされた。

これらについて協議を行うのが**発達障害者支援地域協議会**であり，都道府県（指定都市）に設置できるとされている。

③ ペアレントメンター

発達障害児（者）の子育て経験のある親が，診断を受けて間もない親たちの相談に応じ，必要な助言を行う配置がみられるようになってきている。

④ 発達障害者地域支援マネジャー

家族の対応能力を向上させ，支援するために，医療機関との連携や対応が困難な事例への対応を行うもので，2014年度から発達障害者支援センターに配置が促進されている。

このほかに精神保健福祉士が関係する対象者の施策には，2006年の高次脳機能障害支援普及施策，2013年からは高次脳機能障害およびその関連障害に対する支援普及事業と事業名が変更されて実施されているものがある。

都道府県が指定する高次脳機能障害に対する支援拠点機関（大学病院，都道府県立病院，リハビリテーションセンター等）において，関係機関との連携とネットワークの充実，正しい理解の普及啓発，支援のための専門的手法等に関する研修等を実施して，全国の支援体制を確立していくことを目的としている。相談支援事業として支援拠点機関に支援コーディネーターを配置し，社会復帰していくための相談支援や関係機関との連絡調整を行っている。

認知症高齢者については，**認知症疾患医療センター運営事業**が実施されており，2015（平成27）年現在，都道府県圏域を活動圏域とする基幹型病院が全国に14カ所，二次医療圏域を活動圏域とする地域型（303カ所）と診療所型（19カ所）が設置されている。

2011年に厚生労働省は，「新たな地域精神保健医療体制の構築に向けた検討チーム」（認知症と精神科医療）を取りまとめ，①認知症の早期からの専門医療機関による正確な診断，②入院を前提としない，地域での生活を支えるための精神医療，③行動や心理症状（BPSD）や身体疾患の合併による入院が必要な場合，速やかに症状の軽減を目指して退院を促進する，④退院支援・地域連携クリティカルパスの開発と導入をあげている。

厚生労働省認知症施策検討プロジェクトチームは2012年，「**今後の認知症施策の方**

向性について」を発表し，「認知症になっても本人の意思が尊重され，できる限り住み慣れた地域の良い環境で暮らし続けることができる社会」を基本目標に掲げた。標準的な認知症ケアパスを構築することとした。

　これらを踏まえて2013年度〜2017（平成29）年度までの「**認知症施策推進5か年計画（オレンジプラン）**」が策定された。2014年11月には「**認知症サミット日本後継イベント**」が実施され，世界各国から300名を超える専門家等の参加があった。このイベントをきっかけとして，さらに2015年1月には厚生労働省，内閣官房など関係省庁一体となって「**認知症施策推進総合戦略（新オレンジプラン）**」を公表した。

　「新オレンジプラン」は，オレンジプランを継承しつつ，改変した7つの柱で構成されている。すなわち，①認知症への理解を深めるための普及・啓発の推進，②認知症の容態に応じた適時・適切な医療・介護等の提供，③若年性認知症施策の強化，④認知症の介護者への支援，⑤認知症の人を含む高齢者にやさしい地域づくりの推進，⑥認知症の予防法，診断法，治療法，リハビリテーションモデル，介護モデル等の研究開発およびその成果の普及の推進，⑦認知症の人やその家族の支店の重視，である。

　またこのプランではそれぞれの目標値を引き上げている。今後，認知症患者の社会的入院を阻止し，地域で暮らし続ける社会の実現に向けて幅広い支援体制の構築，4万人いるとされる若年性認知症の抱える課題への支援強化が求められている。

引用文献

1) 内閣府障害者施策担当：障害者差別解消法—合理的配慮の提供等事例集. 2017.
　　https://www8.cao.go.jp/shougai/suishin/jirei/pdf/gouriteki_jirei.pdf
2) 内閣府：雇用の分野における障害者と障害者でない者との均等な機会若しくは待遇の確保又は障害者である労働者の有する能力の有効な発揮の支障となっている事情を改善するために事業主が講ずべき措置に関する指針（概要）.
　　https://www.mhlw.go.jp/file/06-Seisakujouhou-11600000-Shokugyouanteikyoku/0000083347.pdf
3) 厚生労働省社会援護局：市町村・都道府県における障害者虐待防止と対応の手引き. 2018.
　　https://www.mhlw.go.jp/file/06-Seisakujouhou-12200000-Shakaiengokyokushougaihokenfukushibu/0000211202.pdf
4) 厚生労働省障害保健福祉部：今後の障害保健福祉施策について（改革のグランドデザイン案）. 2004.
　　https://www.mhlw.go.jp/shingi/2004/10/s1025-5c.html
5) 厚生労働省：基本合意文書. 2010.
　　https://www.mhlw.go.jp/stf/seisakunitsuite/bunya/hukushi_kaigo/shougaishahukushi/goui/index.html
6) 障がい者制度改革推進会議総合福祉部会：障害者総合福祉法の骨格に関する総合福祉部会の提言—新法の制定を目指して. 2011.
　　https://www.mhlw.go.jp/bunya/shougaihoken/sougoufukusi/dl/110905.pdf

参考文献

1) 岡田靖雄：明治から昭和期における精神病院史. 松下正明，昼田源四郎編，テーマからみた精神医療史，臨床精神医学講座 S1，中山書店，1999.

第 **2** 章

精神障害者の医療に
関する制度

Ⅰ 「精神保健福祉法」の成立までの経緯

　わが国で，精神障害者が障害者としての施策に位置づけられた障害者基本法［1993（平成5）年］から29年が経過した。それに基づき福祉施策の充実を図るため精神保健福祉法（精神保健及び精神障害者福祉に関する法律）が1995（平成7）年に制定されてから，四半世紀が経つ。精神障害者は，精神疾患に罹患した者であると同時に，生活上の困難を抱えた者でもある。わが国では長く病者として隔離収容政策の対象とされ，その後に医療の対象となり，ようやく福祉サービスの利用者としての位置づけを得て，地域生活の主体者となりつつある。しかし，いまだ医療・福祉をはじめ，さまざまな支援は質・量ともに不十分な現状にある。

A ● 精神障害者の医療に関する法律の変遷〜戦前〜

　戦前戦後で大別され，戦前は隔離収容政策が主であった。戦後は，精神衛生法時代と精神保健法時代に区分できる。精神衛生法時代は入院医療中心システムの土台を作ることにつながっていき，精神保健法時代は，そのあり方を省みて人権擁護や社会復帰支援を柱に据えて取り組みが展開された。その後，精神保健福祉法の時代へと移り，福祉施策の充実を図ることを目指した時代の精神科医療の規定に関する変遷を重ねている。

　精神保健福祉法時代に入り，医療観察法（心神喪失等の状態で重大な他害行為を行った者の医療及び観察等に関する法律）の制定で医療システムが二分され，また障害者自立支援法［現在は障害者総合支援法（障害者の日常生活及び社会生活を総合的に支援するための法律）］の制定により，精神保健福祉法から福祉サービス利用に関する項目が抜かれていった。それらについては後節に譲り，本節では精神保健福祉法を中心に制定までと制定後の変遷を概観する。

1 精神病者監護法以前

　明治時代，1872（明治5）年に太政官発令による**東京番人規則**には，「路上ノ癲狂者アレバ，之ヲ取押ヘ警部ノ指揮ヲ受ク」と規定されている。公的に精神病者という用語が初めて用いられたのは，1894（明治27）年に警察庁から発布された「**精神病者取扱心得**」である。1899（明治32）年には「**行旅病人及行旅死亡人取扱法**」が制定され，路頭に迷う身寄りがない精神障害者の保護について定められた。これらは，警察関連の法制度であり，治安目的が色濃い。

　一方で，1874（明治7）年に文部省の医務局所管の**医制**が創設され，精神科病院

（当時は癲狂院）設立規定が設けられた。1875（明治8）年に初の公立精神科病院となる**京都癲狂院**が，1878（明治11）年には初の民間精神科病院（**加藤癲狂院**）が東京に設立されるなど，医療に関する動きもみられた。しかし，1878年には警視庁が「医師の診断書を添え，親族連判の上，所轄の警察署に願い出ること」と，**私宅監置**について定め，また1884（明治17）年には公立精神病院への入院規則に警察署への届け出等を定めた。

　このように，明治・大正時代は，医療と治安が混在し，「病者」と称されつつ，社会防衛や治安の対象とされていた面が強い。

② 精神病者監護法（1900年）

　わが国が精神障害者に関する初の近代法制定の必要に迫られたのは1890年代である。1883（明治16）年に始まり10年以上の訴訟騒ぎとなった**相馬事件**と，江戸時代末期から明治のはじめに諸外国と結んだ不平等条約の改正に向けての国内法整備の必要，とによる。相馬事件を受け，精神障害者が不法に監禁状態に置かれることの是正を図る必要が生じ，同時に，対外的に社会的治安を改善する必要があった。それらを背景に，初めて国の法制度としての**精神病者監護法**が1900（明治33）年に制定された。

　精神病者監護法は，対象を監置や身体的拘束が必要な者と定めた。また，不法監禁を防ぎ，監護義務者を定め，診断書をもとに警察経由で地方長官の許可を得て，精神病者を私宅に監置することなどを法律で定めたものである。

　1889（明治32）年には，帝国大学医科大学に精神病学教室が開設された。二代目教授となった**呉秀三**は，櫛田五郎らと共に1910（明治43）年から6年間にわたり各地の私宅監置の実態調査を行い悲惨な現状を明らかにし，1918（大正7）年に『**精神病者私宅監置ノ実況及ビ其統計的観察**』を刊行した。

　「我邦十何万の精神病者は実に此病を受けたるの不幸の外に，此邦に生まれたるの不幸を重ぬるものと云うべし。精神病者の救済・保護は実に人道問題にして，我邦目下の急務と謂わざるべからず」。これは報告書に記載されている一文であり，今なお多くの精神医療従事者に響く学びの基礎とされている。

　本報告書の内容と，同時期に設置された内務省の保健衛生調査会による全国の患者実態調査を受けて，公立精神病院の必要性と建設に関する議論が起き，1919（大正8）年に精神病院法が制定された。

③ 精神病院法（1919年）

　精神病院法には，内務大臣が都道府県に公立精神病院の設置を命じることができ，建築・設備費の1/2，運営費の1/6を国庫補助することなどが規定された。しかし，当時は第一次世界大戦後の日中戦争から太平洋戦争へ向かう時代の最中で，法制定後も

財政状況等により官立精神病院の設置は進まず，8病院にとどまった。むしろ**代用精神病院**[*1]の設置が増え，また，病院不足による需要から私宅監置も廃止されなかった。入院を要する者には，「罪を犯した者で司法官庁が特に危険があると認める者」という要件の規定があり，社会防衛や治安目的が残存していた。

B ● 精神障害者の医療に関する法律の変遷〜戦後〜

1 精神衛生法（1950年）

1945（昭和20）年にわが国は敗戦を迎え，国の復興に邁進する時代に移り，新憲法体制下で国の責任に基づき公衆衛生や医療を進めることとなった。1948（昭和23）年には全面改正された**保健所法**が施行され，公衆衛生活動の拠点となった。これにより，警察行政の対象であった精神障害者の対策は，ようやく公衆衛生行政の対象に移行された。

1950（昭和25）年に**精神衛生法**が制定され，この時点で精神病者監護法および精神病院法が廃止となった。しかし，本法制定後も，社会防衛や治安対策の視点が中心となり収容政策が継続する流れとなった。「精神障害者の医療及び保護，発生の予防，国民の精神的健康の保持・向上」を目的に据えた精神衛生法の主な内容は**表2-1**のとおりである。

2 精神衛生法の改正

薬物療法の普及や作業療法等などの進展，同時期の海外の障害者施策理念および動向の影響を受け，わが国の強制的な入院による収容体制を省みて，早期発見や早期治療，社会復帰など一連の医療提供が展開できることを目指し，精神衛生法は施行後か

表2-1 ▶ 精神衛生法の主な内容

①この法律による定義「『精神障害者』とは，精神病者（中毒性精神病者を含む。），精神薄弱者及び精神病質者をいう」を規定
②都道府県に精神病院設置を義務づけ，精神衛生相談所や訪問指導を規定
③精神衛生審議会の新設し，
④精神衛生鑑定医制度を制定。
⑤医療や保護に関する規定の整備として，保護義務者制度，診察の申請通報（警察官通報，検察官通報，矯正保護施設長通報），入院形態（都道府県知事の命による措置入院制度および保護義務者による同意入院制度の新設），仮入院や仮退院，精神障害者の施設以外収容禁止規定などを規定
⑥精神病者監護法および精神病院法の廃止

---

*1 内務大臣は都道府県に精神病院の設置を命じることができ，併せて公立・私立病院を代用病院として指定することができた。

ら改正に向けた検討や動きがみられた。しかし同時期，現在もなお負の遺産とされる社会的入院の増加につながるような法改正も行われていった。その変遷をみておこう。

1　1954年第6次法改正

　1つは定義に関する改正である。戦後に青少年の覚せい剤等使用者が増え慢性中毒者について社会問題となったことを背景に，1954（昭和29）年に覚せい剤取締法が改正された際に，精神衛生法における対象の拡大と結びついた。1963（昭和38）年には麻薬もしくはアヘンの慢性中毒者は除外されることとなったが，精神障害者以外も対象定義されるという事態が容認されたことは問題認識としてもっておきたい。

　2つ目は，精神病床の増床につながる経済的助成策である。戦時中の病床減少が影響し，精神衛生法の施行後に病床不足が明らかとなった。1954年に行われた全国精神障害者実態調査によると，精神障害者の全国の推定数が130万人，うち入院を要する者が35万人とされるも，当時の病床数は3万床程度であった。そうしたことを受け，1954年の法改正時には，非営利法人の設置する精神病院の設置費および運営費について，新たにその2分の1以内を補助することとなり，病床や病院増につながった。その後1960（昭和35）年に医療金融公庫が開設され，精神科病院設置に対する低利長期融資の開始がさらに精神科病院開設の後押しとなり，1970（昭和45）年には精神病床は25万床まで急増した。

2　1961年改正と1958年の「精神科特例」

　1961（昭和36）年の法改正で，措置入院の国庫負担率が2分の1から10分の8へ引き上げられた。これにより，病床が増えただけではなく，措置入院患者も増え，1970年までに76,000人に達した。この策の背後には，入院患者の生活保護費による支出を減らす目的が大きかったとされている。以下の各都道府県知事あて厚生事務次官通達（発衛第311号）記載内容に改正主旨が読みとれる。「今回の改正は，措置入院費に対する国庫負担率の引上げ等により，自身を傷つけ，又は他人に害を及ぼすおそれのある精神障害者（以下「措置要件該当者」という。）はできるだけ措置入院させることによって，社会不安を積極的に除去することを意図したものであること」。

　措置入院患者が増えれば，本来はマンパワーがより多く必要になると考えられる。しかし，通称「精神科特例」により，少数職員での運営が可能とされた。「精神科特例」とは，1958（昭和33）年に各都道府県知事宛に発出された厚生省事務次官通知「特殊病院に置くべき医師その他の従業員の定数について」（発医第132号）である。「主として精神病又は結核の患者を収容する病室を有する病院（以下「特殊病院」という。）」においては，医療法の特例として3分の1の配置で構わないとされたのである。その後，2001（平成13）年の改正医療法によって一般精神科病院における看護配

置の基準は6対1から4対1まで見直されたものの医師等は変化なく，大学病院および100床以上の総合病院精神科病棟では看護師は3対1，医師も48対1から16対1とようやく一般病院並みとなったが，医師の基準見直しにより精神科病棟が閉鎖された大学病院もある。つまり，いわゆる「精神科特例」は実質的には残っており，マンパワーが乏しい医療機関もある。人材は重要な社会資源であるが，その不足は精神科医療の質の向上を阻害する要因であり大きな改善課題といえる。今なお生じている病院内での職員による患者への暴行などは人員不足が背景にあることも否めない。これだけ長年にわたり解消されないままであること自体は政策上の差別ともいえる。

3　1965年第12次法改正

この時期，1950年代から北欧では，知的障害者の施設内の画一的処遇を省みて，登場したノーマライゼーション理念が国をまたいで発展・展開した。また，アメリカでは1963年にケネディ大統領教書が公表されたことにより精神障害者の脱施設化が進められた。こうした海外の動向を受けて，国内でも精神衛生法の抜本的改正に向けた機運が高まりをみせた。

一方で1963年に実施された第2回全国精神衛生実態調査では，精神障害者の全国推計数は124万人，うち医療を受けている者は約3割，入院を要する者は28万人という結果が示された。そのようななか，改正への機運の高まりをくじく事件が1964（昭和39）年に起きた。統合失調症に罹患した青年による，**ライシャワー駐日アメリカ大使刺傷事件**である。マスメディアなどの厳しい取り上げ方，国務大臣の辞任などがあり，改正の方向は，治安強化の色彩が強いものへと傾いた。折しも刑法の分野での議論を発端にした「**保安処分**」[*1]の立法化に賛同する精神科医等の勢力がその動きを押したため，事件前に精神障害者の社会復帰の促進に向け地域ケアの方向へ改正を検討していたグループとの激論が国会に持ち込まれた。結果的に妥協の産物としての一部改正にとどまった精神衛生法の第12次改正の主な内容は**表2-2**のとおりである。

それでも，本改正により1950年代から1960年代前半に動き始めていた地域ケアを重視する流れが強まり，わが国でも欧米の脱施設化運動の影響が大きくなり社会復帰に向けた制度や施設の整備は進み始めた。しかし，「精神科特例」によるマンパワーの少なさや，医療の質を規定する大きな要素である診療報酬も低く押さえられていたため，収容型医療の体制が実質的に大きく変わることはないまま経過していった。この

---

*1　犯罪者の再犯防止目的で，1930年代以降の欧米諸国で刑法に規定され施行されてきた制度。責任無能力者等に対する治療・監護施設収容処分，アルコール・麻薬嗜癖者への矯正収容処分，精神病患者に対する社会治療処分などが含まれる。日本では1961年に「改正刑法準備草案」が公表されたが，その後，再犯危険の予測は人権侵害であると強い反対に遭い打破された。しかし，医療観察法新設時や相模原事件を受けた検討段階等で議論は続いている。

表2-2 ▶ 精神衛生法（第12次改正）の主な内容

①都道府県精神科病院の設置承認の権限を都道府県知事に委譲
②保健所を精神保健行政の第一線機関に位置づけ，相談や訪問指導業務を規定
③精神衛生相談員を新設し，配置可能に
④都道府県に技術的中核機関として精神衛生センターを設置
⑤通院医療費公費負担制度の導入
⑥措置入院制度の整備（通報制度の拡大強化，緊急措置入院制度，措置解除規定）
⑦保護拘束制度の廃止，など

間，政府はWHOから精神衛生顧問を招聘している。1967（昭和42）年から1968（昭和43）年にかけ3カ月間の来日をし，各地の機関等を訪問調査した**クラーク**（clark, D. H.）博士は，政府に対する有効な勧告（**クラーク勧告**）を1968年に行っている。精神病院の長期在院患者が増大し，地域精神衛生活動の発展が不十分であるとし，精神衛生を重要な部局とすることや，精神病院に対しては入院患者の増加を防ぐため，積極的な治療とリハビリテーションを推進すべきであるなどであったが，勧告が生かされることはなかった。

C 人権擁護と社会復帰支援を目指した改正による精神保健法への改称（1987年）

1965（昭和40）年の精神衛生法改正後20年が経過するなか，抜本的改正に向けた扉を開けた契機は，1984（昭和59）年に新聞報道で明るみに出た「**宇都宮病院事件**」という重大な人権侵害事件であった。精神科病院内で看護職員が患者に対する暴行により死亡させ，さらに，医師をはじめ病院として知っていた暴行等の実態を闇に葬る体制だったことなど，病院内の一連の問題が判明したものであった。これを機に，多くの精神科病院における非人道的な患者処遇が明らかになり，国内で社会問題化するに終わらず国際社会からも非難され，国際法律家委員会（ICJ）と国際医療職専門委員会（ICHP）の合同委員会が調査のために来日する事態となった。

国際的には，とくに医療における人権感覚が高まった時代である。1970年代から1980年代にかけて，インフォームドコンセントに関して**患者の権利章典**や**患者の権利に関するリスボン宣言**などが公表された。また，1991年には，国連総会で「**精神疾患を有する者の保護及びメンタルヘルスケアの改善のための諸原則**」が採択されている。

そうした時期に，わが国では宇都宮病院事件が発覚し，度重なった病院不祥事等は，精神医療の構造的問題であると認識された。日本政府は，国際人権連盟から，精神病院内の人権侵害事件は，国際人権B規約に違反し義務不履行状態にあると指摘され，対応を批難された。事態を矮小化した政府の反論に対し，国際的な調査団を派

表2-3 ▶ 精神保健法の主な内容

①入院制度の再編（本人の意思による任意入院制度の創設と本人の同意能力に支障がある
　際の医療保護入院と，従来からの措置入院の３つが主要な形態となる再編）
②保護義務者制度（のちに保護者制度）の導入
③精神保健指定医制度の導入
④応急入院制度の創設
⑤精神医療審査会（人権擁護機関）の設置
⑥入院時告知や入院中の行動制限に関する基準設置
⑦患者等の処遇改善請求・退院請求
⑧定期病状報告の創設
⑨精神科病院に対する厚生大臣等による報告徴収・改善命令の規定設置
⑩精神障害者社会復帰施設に関する規定の設置，など

遺して局面を打破したのは，法律家や関係者と共に動いた**障害者インターナショナル**（**DPI**）の当事者パワーである。この機運の高まりのなか，当事者や家族，精神医療関係者の団体から新法のあり方について多くの意見が出され，1987年に人権擁護と社会復帰を中心に据え，**精神保健法**が制定された。法の目的は以下である。

「精神障害者の医療及び保護を行い，（中略）その社会復帰の促進（中略）のために必要な援助を行い，並びにその発生の予防その他国民の精神的健康の保持及び増進に努めることによって，精神障害者等の福祉の増進及び国民の精神保健の向上を図ること」。

主な改正内容は**表2-3**のとおりである。

法附則の５年後見直し規定を受け，1993年にされた法改正の主な事項は以下である。
①**精神障害者地域生活援助事業（グループホーム）**の法定化，②**精神障害者社会復帰促進センター**の設置，③保護義務者の名称を**保護者**に変更，④精神障害者の定義規定の変更（医学上の用語に合わせた見直し），⑤仮入院期間の短縮，などである。

D • 精神保健福祉法の制定

1993年12月に，身体障害者と知的障害者が対象であった心身障害者対策基本法が改正され，**障害者基本法**が制定公布された。背景には国際障害者年キャンペーンや国連障害者の10年の取り組みが障害者の連帯を高めたことがある。また，精神疾患のある人は，疾病と同時に生活のしづらさという障害を併せ持つ存在であることを唱えた精神科医の説も大きい。本法は障害者施策に関する理念法の位置づけをもつものだが，その障害者の定義に精神障害者が初めて位置づけられた。

> 障害者基本法第2条：障害者の定義「身体障害，知的障害，精神障害（中略）が
> ある者であつて，（中略）継続的に日常生活又は社会生活に相当な制限を受ける
> 状態にあるもの」

　国には障害者基本法に基づき障害者基本計画の策定が義務づけられ，各地方公共団体にも障害者計画の策定が促されることとなった。また，戦後にできた保健所法が1994（平成6）年に地域保健法へと改正され，その視点は社会防衛的な公衆衛生に加え，広く地域住民の健康の保持や増進，多様なニーズに応えるものを目指すものとなった。

　1994年8月に公衆衛生審議会が出した意見書「当面の精神保健対策について」は，こうした動きを背景にしたものであり，精神保健法の改正へとつながった。

1 精神保健福祉法への改称と改正主旨（1995年）

　1995（平成7）年の法改正で「精神保健及び精神障害者福祉に関する法律」（通称，精神保健福祉法）という現在の名称になった。法の名称変更に現れているように，法目的に「精神障害者の自立と社会経済活動への参加の促進」「正しい知識の普及」が謳われ，保健医療施策中心であった法に福祉施策の充実のための項目が盛り込まれた。福祉施策に関する項目追加は精神保健法で社会復帰施設の法定化をしたことに始まる。その後1993年改正時に精神障害者の地域生活援助事業（グループホーム）の法定化がなされていた。

　法律名称や法目的の変更に加え，①精神障害者保健福祉手帳制度の創設がなされた。また，②精神障害者社会復帰施設として，精神障害者生活訓練施設（援護寮），精神障害者福祉ホーム，精神障害者授産施設，精神障害者福祉工場の4類型が規定された。③精神障害者社会適応訓練事業の法定化，④市町村が精神保健福祉に関する普及啓発や相談指導を行う役割をもつことが規定された。

　一方，精神科医療に関する改正点としては，①精神保健指定医制度の充実，②医療保護入院時の告知義務の徹底，③通院公費負担医療の事務合理化等，が規定された。同時に精神保健施策の予算捻出目的で，公費負担医療制度については保険優先に改められた。

2 精神保健福祉法改正（1999年）

　1999（平成11）年改正は，1993年改正時の附則における5年後見直し規定に基づく。なお続いていた病院不祥事を受けて公衆衛生審議会の意見具申「今後の精神保健福祉施策について」も影響している。意見具申の内容としては，精神障害者の人権への十分な配慮と，精神障害者のノーマライゼーションの推進，そして身近な地域にお

いて総合的な保健医療福祉サービスを受けることができる体制の整備の必要性について，である。

主な改正点は以下のとおりである。

①**精神医療審査会**の機能強化（委員数の上限を廃止，報告・調査の権限強化，審査会の事務を精神保健福祉センターにて実施）

②**精神保健福祉センター**の機能強化（医療審査会の事務，精神障害者保健福祉手帳および通院公費負担医療申請の判定業務を追加）

③**医療保護入院**の要件明確化（任意入院者との要件区分を明確化した）

④**保護者制度**の見直し（自傷他害防止監督義務の削除および任意入院患者および通院患者を保護義務の対象から除外）

⑤医療保護入院等のための**移送制度**創設（緊急入院を要する患者に対し都道府県知事等の責任により適切な病院へ移送する制度）

⑥在宅福祉サービスにおける**市町村**の役割の強化（福祉サービスの利用に関する相談・斡旋および通院公費負担制度の申請業務等を都道府県から市町村に委譲）

⑦社会復帰施設に**精神障害者地域生活支援センター**を追加

本改正は2000（平成12）年度から施行されたが，精神保健福祉センター・市町村の機能強化，精神障害者居宅生活支援事業に関する規定は2002（平成14）年度からの施行となった。**精神障害者居宅生活支援事業**とは，在宅福祉事業として**精神障害者居宅介護事業（ホームヘルプ）**，**精神障害者短期入所事業（ショートステイ）**を法定化し，既存の**精神障害者地域生活援助事業（グループホーム）**と合わせた3種の事業である。福祉サービスの利用に関する相談やあっせん業務が都道府県から市町村へ委譲された。従来は都道府県の保健所が精神障害者の相談に当たっていたが，その役割が市町村窓口へと移ることで，当初，市町村は混乱や戸惑いをみせた。しかし，住民に身近な行政で相談や資源整備につながる役割が果たされることは重要であり，他障害の福祉行政への遅れを取り戻す契機にもつながった。同時に保健所の精神障害者への支援の力が衰退する流れにもつながった。

3 精神保健福祉法改正（2005年）

本改正は，2005（平成17）年10月に成立した新法（**障害者自立支援法**）に関連したものである。精神保健法以来，徐々に膨らんできた福祉サービスに関する条項を障害者自立支援法へ移行することに伴う再編が行われた。主な改正点は**表2-4**のとおりとなる。

本改正で，精神保健福祉法上では第32条に規定されていた通院医療費公費負担制度は新法の**自立支援医療**として，第50条に規定されていた精神障害者居宅生活支援事業に関する事項および精神障害社会復帰施設に関する事項は，新法の**障害福祉サービス**等として再編規定された。そのほか，法文条項ではなく省令により精神障害者保健福

表2-4 ▶ 精神保健福祉法の主な改正点（施行期日順に記載）

2005年11月7日公布時施行
　「精神分裂病」の呼称を「統合失調症」に変更
2006年1月1日施行
　①市町村に対する精神障害者福祉に関する相談指導の義務化と精神保健相談員の任意配置を規定
　②地方精神保健福祉審議会の設置根拠を条例へ移行
2006年4月1日施行
　①精神保健福祉法の目的に「障害者自立支援法と相まって」と追記
　②通院医療費公費負担制度を自立支援医療に移行
　⑤精神障害者居宅生活支援事業の廃止（障害者自立支援法への再編）
2006年10月1日施行
　①精神医療審査会の合議体の構成を見直し（医療委員を3名から2名へ減数）
　②救急医療体制の整備に関して特定医師の役割を規定
　③改善命令に従わない精神科病院の名称，住所などを公表可能とした
　④任意入院患者の適切な処置の確保（任意入院患者に関する病状報告制度の導入）

祉手帳への写真の貼付が定められ，異なる議員立法により精神病院という呼称を精神科病院とすることなどが同時期に定められた。

　本改正で，残った福祉施策は精神障害者保健福祉手帳および精神保健福祉センターとなり，再び精神科医療の入院制度に関する規定が中心的な法律となった。この機に，精神保健福祉法の名称と内容の捻れが大きくなったといっても過言ではない。

4 精神保健福祉法改正（2010年）

　前述した障害者自立支援法は，市町村窓口における3障害のサービス一元化，支給決定の透明化・明確化，就労支援の抜本的強化など障害福祉施策の体系化を進めた。しかし，先行する介護保険システムを模した制度設計や利用料などについては，当初から反対が強くあった。そのありようが違憲であるとの訴訟が全国で起き，政府は原告と和解するとともに障害者自立支援法の見直しを迫られた。詳細は第3章に譲るが，当時は政権交代の下に国連の「障害者の権利に関する条約」批准のために国内法整備に向けた議論や検討が行われていた。本格的な見直しまでの間の「つなぎ法」とされる「障がい者制度改革推進本部等における検討を踏まえて障害保健福祉施策を見直すまでの間において障害者等の地域生活を支援するための関係法律の整備に関する法律」が2010（平成22）年12月に公布された。

　公布日の施行改正内容には，新たに発達障害者が同法の障害者の範囲に含まれることを明確化した障害者の範囲の見直しがある。2012（平成24）年4月施行の改正内容には，相談支援に関する事業の充実等があるが，その一つである地域移行支援・地域定着支援の個別給付化は，精神障害者の退院支援や地域生活支援も対象であり，大阪府のモデル事業に端を発した退院促進支援事業からの制度変遷が障害者自立支援法を

経て，福祉施策に関する法にしっかりと据えられてきたことを確認できる。

　精神保健福祉法の改正に関しては，精神科救急医療体制の確保についての規定がなされた。内容は後節に詳しい。また，精神障害者社会適応訓練事業が廃止された。

5 精神保健福祉法改正（2013年）

1 改正の経緯

　国内法整備課題につき2010年6月に閣議決定された「**障害者制度改革の推進のための基本的な方向について**」において，精神医療については以下3点の検討課題が指摘され，各課題を検討する場が設置された。

　　①精神障害者に対する強制入院，強制医療介入等について，いわゆる「保護者制度」の見直しも含め，そのあり方の検討。

　　②「社会的入院」を解消するため，精神障害者に対する退院支援や地域生活における医療，生活面の支援に係る体制の整備についての検討。

　　③精神科医療現場における現場における医師や看護師等の人員体制の充実のための具体的方策についての検討。

　①は厚生労働省内に立ち上げられた「新たな地域精神保健医療体制の構築に向けた検討チーム」で医療保護入院制度および保護者制度に関する検討がなされ，2012年6月にとりまとめがなされた。②についても同様の場で検討がなされ，アウトリーチ推進事業の取り組みにつながった。また2011（平成23）年9月に精神科救急医療体制に関する検討会の報告を基に整備方針が示された。③については，「精神科医療の機能分化と質の向上等に関する検討会」において，いわゆる「精神科特例」により一般の医療水準に比べて人員基準が貧しい現状の課題について検討され，2012年6月に今後の方向性がとりまとめられた。これらを踏まえて2013（平成25）年の法改正がなされた。

2 主な改正内容

　精神障害者の地域生活への移行の促進を目的に，概要としては4本の柱がある。**図2-1**に厚生労働省のウェブサイト掲載資料を転載する。

　最後にあるように法改正には盛り込めなかった継続検討課題も「検討規定」とされた。これらの継続検討課題等が実際に検討されるのは2021（令和3）年10月に設置された「地域で安心して暮らせる精神保健医療体制の実現に向けた検討会」を待つこととなった。

図2-1 ◆ 精神保健及び精神障害者福祉に関する法律の一部を改正する法律の概要
(平成25年6月13日成立、同6月19日公布)

精神障害者の地域生活への移行を促進するため，精神障害者の医療に関する指針（大臣告示）の策定，保護者制度の廃止，医療保護入院における入院手続等の見直し等を行う。

1. 概要

(1) 精神障害者の医療の提供を確保するための指針の策定

　厚生労働大臣が，精神障害者の医療の提供を確保するための指針を定めることとする。

(2) 保護者制度の廃止

　主に家族がなる保護者には，精神障害者に治療を受けさせる義務等が課されているが，家族の高齢化等に伴い，負担が大きくなっている等の理由から，保護者に関する規定を削除する。

(3) 医療保護入院の見直し

①医療保護入院における保護者の同意要件を外し，家族等（＊）のうちのいずれかの者の同意を要件とする。
＊配偶者，親権者，扶養義務者，後見人又は保佐人。該当者がいない場合等は，市町村長が同意の判断を行う。
②精神科病院の管理者に，
　・医療保護入院者の退院後の生活環境に関する相談及び指導を行う者（精神保健福祉士等）の設置
　・地域援助事業者（入院者本人や家族からの相談に応じ必要な情報提供等を行う相談支援事業者等）との連携
　・退院促進のための体制整備
　を義務付ける。

(4) 精神医療審査会に関する見直し

①精神医療審査会の委員として，「精神障害者の保健又は福祉に関し学識経験を有する者」を規定する。
②精神医療審査会に対し，退院等の請求をできる者として，入院者本人とともに，家族等を規定する。

2. 施行期日

　平成26年4月1日（ただし，1.（4）①については平成28年4月1日）

3. 検討規定

　政府は，施行後3年を目途として，施行の状況並びに精神保健及び精神障害者の福祉を取り巻く環境の変化を勘案し，医療保護入院における移送及び入院の手続の在り方，医療保護入院者の退院を促進するための措置の在り方，入院中の処遇，退院等に関する精神障害者の意思決定及び意思の表明の支援の在り方について検討を加え，必要があると認めるときは，その結果に基づいて所要の措置を講ずる。

https://www.mhlw.go.jp/seisakunitsuite/bunya/hukushi_kaigo/shougaishahukushi/kaisei_seisin/dl/hou_gaiyo.pdf 2020.

Ⅱ 「精神保健福祉法」の概要

　2014（平成26）年4月1日施行の現行「精神保健及び精神障害者福祉に関する法律」（精神保健福祉法）を概観する。以下に法の構成を記す。

A 精神保健福祉法の構成

第1章　総則（第1条～第5条）
第2章　精神保健福祉センター（第6条～第8条）
第3章　地方精神保健福祉審議会及び精神医療審査会（第9条～第17条）

　紙面の制約で法のすべてを概説することはかなわないため，以下に主要事項を概観する。該当の条文を囲みで掲載しているが，他法の名称は略称を用い，条文中に規定される要素をわかりやすく，①のような数字を用いたり，必要に応じて筆者が要約した箇所がある。

B ・ 目的および対象

　総則（第1章）に，法律の目的，主体，対象や定義など本法の土台となる非常に重要な項目が据えられている。

1 目的（第1条）

（第1条）　この法律は，①精神障害者の医療及び保護を行い，②「障害者総合支援法」と相まってその社会復帰の促進及びその自立と社会経済活動への参加の促進のために必要な援助を行い，③並びにその発生の予防その他国民の精神的健康の保持及び増進に努めることによつて，④精神障害者の福祉の増進及び⑤国民の精神保健の向上を図ることを目的とする。

この目的規定によれば本法は，精神保健の対象であるすべての国民と，医療および福祉の支援を要する精神障害者を対象にしているという理解が必要である。

2 　国及び地方公共団体の義務（第2条）

（第2条）　国及び地方公共団体は，①「障害者総合支援法」の規定による自立支援給付及び地域生活支援事業と相まつて，医療施設及び教育施設を充実する等精神障害者の医療及び保護並びに保健及び福祉に関する施策を総合的に実施することによつて精神障害者が社会復帰をし，自立と社会経済活動への参加をすることができるように努力するとともに，②精神保健に関する調査研究の推進及び知識の普及を図る等精神障害者の発生の予防その他国民の精神保健の向上のための施策を講じなければならない。

3 　国民の義務（第3条）

（第3条）　国民は，①精神的健康の保持及び増進に努めるとともに，②精神障害者に対する理解を深め，及び精神障害者がその障害を克服して社会復帰をし，自立と社会経済活動への参加をしようとする努力に対し，協力するように努めなければならない。

　国民の義務として，自身で精神的健康に努めるとするセルフケアが規定されている。また，精神障害者に対する理解や社会参加等への協力も努力義務として規定されている。

4 　精神障害者の社会復帰，自立及び社会参加への配慮（第4条）

（第4条）　医療施設の設置者は，施設運営に当たつては，医療を受ける精神障害者が，「障害者総合支援法」に規定する「障害福祉サービス事業」，「一般相談支援事業」その他のサービスを円滑に利用することができるように配慮し，必要に応じ，連携を図るとともに，地域に即した創意と工夫を行い，地域住民等の理解と協力を得るよう努めなければならない。
2　国，地方公共団体及び医療施設の設置者は，相互に連携を図りながら協力するよう努めなければならない。

5　定義（第5条）

> （第5条）　この法律で「精神障害者」とは，統合失調症，精神作用物質による急性中毒又はその依存症，知的障害，精神病質その他の精神疾患を有する者をいう。

　障害者基本法では，（精神）障害者を「障害及び社会的障壁により継続的に日常生活又は社会生活に相当な制限を受ける状態にあるものをいう」と規定しており，能力障害の低下（disability）に着目しているが，本法では，精神障害者について保健・医療の施策において予防，治療，リハビリテーションの対象として，精神疾患を有する者と医学的な概念でとらえた定義となっている。法による定義の違いに留意してほしい。精神障害は「疾病と障害を併せもち，それらが影響し合う結果，生活の経過が不安定になりやすい人々」と理解できる。このことが異なる定義の存在にもつながっている。

C　医療及び保護

　精神科病院への入院形態には，任意入院，医療保護入院，措置入院，応急入院がある。これらについては人権擁護の観点から各手続き等が規定されている。以下概観する。

1　任意入院（第20条，第21条）

> （第20条）精神科病院の管理者は，精神障害者を入院させる場合においては，本人の同意に基づいて入院が行われるように努めなければならない。

　任意入院制度は1987（昭和62）年の精神保健法改正時に創設された。精神科医療においては精神障害者本人の同意に基づく入院形態，つまり，本人の意思を尊重し入院治療を行うことは人権擁護の視点が乏しい時代が長かったことを省みるとき，たいへん重要である。本人自身が入院の必要性等を理解し治療を受けることが何よりも入院後の治療効果に大きく影響する。入院に際して，精神科病院の管理者には，本人に対する「病状ならびに入院治療の必要性について説明し，同意が得られるよう説得する努力」が課せられている。

　ここでいう「同意」とは厚生労働省の通知によれば「民法上の法律行為としての同意と必ずしも一致するものではなく，患者が自らの入院について積極的に拒んではいない状態をいうものであること」（平成12年障精発第22号）とされる。本人が納得して同意

するためには，医師をはじめ医療従事者の説明のあり方が問われる。患者や家族に対して，病状や提供する医療行為の内容やリスク，代替案など，また入院ではない場合に予測される結果等について，わかりやすい適切な説明を行うことが重要となる。

> （第21条） 精神障害者が自ら入院する場合においては，精神科病院の管理者は，その入院に際し，当該精神障害者に対して第38条の４の規定による退院等の請求に関することその他厚生労働省令で定める事項を書面で知らせ，当該精神障害者から自ら入院する旨を記載した書面を受けなければならない。

前半に記されている書面での告知は，法の施行規則第５条に定められた「入院に際してのお知らせ」に関する内容で，退院等請求のほか，①患者の同意に基づく入院であること，②行動の制限に関する事項，③処遇に関する事項，④退院の申出により退院できる旨並びに退院制限に関する事項などで，「**権利の告知**」とされる。ここには，原則，開放処遇であることや通信・面会の自由，退院や処遇改善の請求権などもふれられる。これらの手続きに関する実施が適正か否か確認するために，書面手続きと管理が不可欠である。後半に記されている当該精神障害者からの書面とは「**任意入院同意書**」と呼ばれ，本人の自署が必要となる。2000年には「**任意入院継続同意書**」も必要となり，2006年10月から，入院後１年以上経過した者や隔離等の開放処遇の制限を受けている者の定期病状報告制度や長期任意入院患者に書面の提出による同意の再確認を求める仕組みの導入が省令によりなされた。これらは任意入院期間の長期化を踏まえ，適正な入院の運用確保を目的とする仕組みである。形式的な書類業務として形骸化を防ぐためにも，ぜひ，精神保健福祉士は退院支援の契機として積極的に活用するように願いたい。

> （第21条） ５．６は略
> ２ 精神科病院の管理者は，任意入院者から退院の申出があつた場合においては，その者を退院させなければならない。
> ３ ただし，指定医による診察の結果，当該任意入院者の医療及び保護のため入院を継続する必要があると認めたときは，72時間を限り，その者を退院させないことができる。
> ４ 本手続きは，緊急その他やむを得ない理由があるときは，指定医以外の医師（特定医師[*1]の診察結果によっても12時間を限り，その者を退院させないことができる。

----

*1 精神科の経験が２年以上あり都道府県知事が認める「特定医師」制度は，2005年の改正時に新設された。背景には，夜間休日も精神科救急にかかわる入院の際の指定医不足がある。任意入院時も12時間に限り退院制限が可能である（精神保健福祉研究会監：四訂　精神保健福祉法詳解．中央法規出版, 2016, p.219.）

第1項にあったように退院の申出は自由であり，口頭でも書面でも，申出の相手も病院の管理者に遅滞なく伝えられる立場の者であればよいことになっている。退院制限については3〜4項の規定を確認されたい。

2　指定医の診察及び措置入院（第22条〜第32条）

■ 都道府県知事による入院措置

> （第29条）4は略
> 　都道府県知事は，第27条の規定による診察の結果，医療及び保護のために入院させなければその精神障害のために自身を傷つけ又は他人に害を及ぼすおそれ（自傷他害のおそれ）があると認めたときは，その者を国等の設置した精神科病院又は指定病院に入院させることができる。
> 　2　前項の場合において都道府県知事がその者を入院させるには，二人以上の指定医の診察を経て，要件について各指定医の診察の結果が一致した場合でなければならない。
> 　3　都道府県知事は，第1項の規定による措置を採る場合においては，当該精神障害者に対し，当該入院措置を採る旨，退院等の請求に関することなどを書面で知らせなければならない。

措置入院は決定権を都道府県知事がもつ行政処分上の入院，すなわち，本人の意思ではなく，自傷他害のおそれを要件とする非自発的入院（本人からすれば強制入院）である。それゆえ，厳格な手続きが欠かせない。

■ 診察及び保護の申請

都道府県知事は，第22条〜第26条までの規定による申請，通報または届出のあった者について調査のうえ必要があると認めるときは，指定医に措置入院診察をさせなければならない（第27条）とされるが，申請および通報には以下の7種類があり，口頭，電話等の文書によらない申請は，同条の申請とはみなされない。

> ①一般人申請（第22条），②警察官の通報（第23条），③検察官の通報（第24条），④保護観察所の長の通報（第25条），⑤矯正施設の長の通報（第26条），⑥精神科病院の管理者の届出（第26条の2），⑦医療観察法[1]対象者に係る通報（第26条の3）

----

[1]　2005年7月に医療観察法（心神喪失等の状態で重大な他害行為を行った者の医療及び観察に関する法律）施行に伴い，他害行為の中でも6種の重大な他害行為（殺人，放火，強盗，強制性交等，強制わいせつ，軽微なものを除く傷害）は医療観察法の対象となった。

措置入院が必要な状態か否かを見極める要否判定については，厚生労働大臣が定める基準（昭和63年4月8日告示128号）が示されており，指定医はその基準に従い診察することが求められる（第28条の2）。診察を実施する際に，都道府県知事は当該職員を立ち会わせる必要がある。また，指定医および前項の当該職員は，当該職務の際に必要な限度でその者の居住する場所へ立ち入ることができる。（第27条第3項，第4項）なお，指定を受けた指定医が当該職務を行う際は，公務員の立場となる。

3　入院措置の解除

　要措置となった患者の状態が要件を満たさなくなれば，直ちに行政処分にあたる措置を解除しなければならない。措置解除に関する条文は以下である。しかし，措置入院の状態になくなっても，なお入院による治療継続が必要であるとの判断となれば，他の入院形態へ移行して入院が継続されることとなる。

（第29条の4）

　都道府県知事は，措置入院者が，入院を継続しなくても，自傷他害のおそれがないと認められるに至つたときは，直ちに，その者を退院させなければならない。この場合においては，都道府県知事は，あらかじめ，その者を入院させている精神科病院又は指定病院の管理者の意見を聞くものとする。

2　前項の場合において都道府県知事がその者を退院させるには，その者が自傷他害のおそれがないと認められることについて，指定医による診察の結果又は次条の規定による診察の結果に基づく場合でなければならない。

（第29条の5）

　措置入院者を入院させている精神科病院又は指定病院の管理者は，指定医による診察の結果，措置入院者が，入院を継続しなくても自傷他害のおそれがないと認められるに至つたときは，直ちに，その旨，その者の症状その他事項を最寄りの保健所長を経て都道府県知事に届け出なければならない。

　緊急措置入院（第29条の2）については後段の表で確認してほしい。

4　措置入院の費用

　第30条は，措置入院ならびに緊急措置入院となった場合の入院費用に関する規定である。従来は都道府県が負担し，国がその4分の3を負担していたが，1995年に医療保健制度で給付される分については保険優先となった。また，本人または扶養義務者に資力があり負担できる場合には，費用の全額もしくは一部を徴収できると規定された。しかし，行政処分による強制入院であり，本人の意思に基づかない非自発的入院であるのに，本人による支払いを求める制度上の矛盾や公費負担をするべきとの指摘

がある。

③ 医療保護入院等（第33条～第33条の６）

１ 医療保護入院

第33条

　精神科病院の管理者は，次に掲げる者について，その家族等のうちいずれかの者の同意があるときは，本人の同意がなくてもその者を入院させることができる。

一　指定医による診察の結果，精神障害者であり，かつ，医療及び保護のため入院の必要がある者であつて当該精神障害のために第20条の規定による入院が行われる状態にないと判定されたもの

二　第34条第１項の規定により移送された者

２　前項の「家族等」とは，当該精神障害者の配偶者，親権を行う者，扶養義務者及び後見人又は保佐人をいう。ただし，行方不明者や未成年者等，除外者の要件あり。

３　精神科病院の管理者は，第１項第１号に掲げる者について，その家族等がない場合又はその家族等の全員がその意思を表示することができない場合において，その者の居住地（居住地がないか，又は明らかでないときは，その者の現在地）を管轄する市町村長（特別区の長を含む）の同意があるときは，本人の同意がなくてもその者を入院させることができる。

４　精神科病院の管理者は，緊急その他やむを得ない理由があるときは，指定医に代えて特定医師に診察を行わせ，診察の結果，任意入院が行われる状態にないと判定されたときは，十二時間を限り，その者を入院させることができる。

　医療保護入院は，行政処分ではないが非自発的入院であり，精神保健指定医の診断結果に基づき，本人の同意がなくても家族等の同意があれば，入院させることができる規定である。

　精神科病院の管理者は，十日以内に，その者の症状等を記載した「医療保護入院者の入院届」に，当該入院について同意をした者の同意書を添え，最寄りの保健所長を経て都道府県知事に届け出なければならない。また，精神科病院の管理者は，医療保護入院者を退院させたときも，十日以内に，その旨および厚生労働省令で定める事項を最寄りの保健所長を経て都道府県知事に届け出なければならない。

　精神科病院の管理者は，医療保護入院者に対し，「入院に際してのお知らせ」で当該入院措置をとる旨，また退院等の請求に関することなど権利事項の告知をしなければならない。ただし，４週間を経過する日までの間に，症状に照らし，その者の医療および保護を図るうえで支障があると認められる間においては，この限りでないとさ

れている。

　これらは診療録への記載が必要である。応急入院については表2-5で確認してほしい。

② 医療保護入院者の退院に向けた地域生活移行促進（2013年法改正）

　医療保護入院者が増えていること，在院機関が長期化していることを改善するために，第33条の6では，精神科病院の管理者は退院促進のための体制整備を図ることが義務づけられた。具体的には2014年4月1日以降に入院した入院1年未満の医療保護入院者について，入院時に定めた計画期間を過ぎた場合等に医療保護入院者退院支援委員会の開催が義務づけられた。そのために，精神科病院の管理者に対し，医療保護入院者の退院後の相談を担う「退院後生活環境相談員」の設置（第33条の4），および入院者本人や家族等からの相談に応じ必要な情報提供を行う相談支援事業者など「地域援助事業者」の紹介を行うこと（第33条の5）が義務づけられた。本内容の詳細は後節に譲る。

③ 医療保護入院制度の課題

　前述したように，2013年の法改正で従来の保護者規定が廃止され，家族等の同意となった。家族等が強制入院の同意者となることによる本人との関係悪化への影響および法的な優先順位が消えたことなど，改正以前に存在した法制度上の課題より一層問題が生じると多方面から批判の声があがった。また，従来の市町村長同意は形式的なものに陥っていて，むしろ人権問題となっていると指摘されていたが，改正により家族等の存在があれば市町村長同意が使えなくなり，早期に治療導入が必要な際に難が生じるとの問題点も指摘された。そもそも，医療保護入院の判断基準のあいまいさゆえに生じる地域や機関による格差が指摘されて久しい。そして，福祉サービスの整備が進むなか，いつまでも「保護」の役割を医療に求めるべきではないとの根本的な問題認識もあるが，いずれも改正なく今に至っている。**表2-5**に，精神科病院の入院形態についてまとめたものを記しておく。

4 入院の方法（移送制度等）（第34条）

　措置入院の際などの移送は従来から行われていたが，1999年の法改正で医療保護入院等のための移送制度として新設された。第34条新設以前は，措置要件には至らないものの，病状悪化しても自ら医療受診しない患者を病院に連れていく役割は保護者にあるとされた。しかし，この役割を担うことで患者との関係悪化が懸念されることや，実際に説得は容易ではなく，多くの保護者や家族は困り果てる状況にあった。場合により民間の警備会社に依頼する事例もあり，人権問題につながりかねないとの認識が背景にあり，公権による移送制度創設につながった。都道府県知事は，精神保健

表2-5 ▶ 精神科病院の入院形態

形態		要件など	対象
自発的入院	任意入院 (法第20条)	精神保健指定医の診察不要	入院を必要とする精神障害者で，入院について本人の同意ある者が対象
非自発的入院（強制入院）	措置入院 (法第29条)	精神保健指定医2名の診断の結果が一致した場合に都道府県知事が措置	入院させなければ自傷他害のおそれのある精神障害者
	緊急措置入院 (法29条の2)	措置要件に加え，急速な入院の必要性を認めることが条件で，1名の精神保健指定医の診察でよいが，入院期間は72時間以内に制限	
	医療保護入院 (法33条)	精神保健指定医（又は特定医師）の診察および家族等のうちいずれか1名の同意が必要（特定医師の場合，12時間の制限）	入院を必要とする精神障害者で，自傷他害のおそれはないが，任意入院を行う状態にない者
	応急入院 (法33条の7)	医療保護要件に加え，急速を要し，家族等の同意が得られない者が対象。精神保健指定医（又は特定医師）の診察が必要で，入院期間は72時間以内（特定医師の場合12時間）に制限	応急入院の対象は「入院を必要とする精神障害者で，任意入院を行う状態になく，急を要し，家族などの同意が得られない者」

指定医の診察の結果，緊急に入院を要するにもかかわらず，本人の同意に基づいた入院を行う状態にないと判断された精神障害者について，その家族等のうちいずれかの者の同意があるときは，医療保護入院させるための応急入院指定病院に移送することができる。本制度は，家族等が説得の努力を尽くしても本人の同意が得られない場合に限り緊急避難的に行われるべきものである。都道府県知事は，日ごろから地域保健活動や事前調査を十分に行い，精神障害者の人権に配慮した運用実施をすることが求められる。

移送制度の運用実施に関して近年の実績を「衛生行政報告例」でみると，2016（平成28）年度は105件，2017（平成29）年度は89件，2018（平成30）年度は78件となっている。実施されていない都道府県のほうが多く，「手続きが煩雑で利用しにくい」との声も多いという。制度創設の背景にあった民間警備会社による移送の現状も今なおある。移送ではなく，アウトリーチの推進が求められる。

⑤ 精神保健指定医制度（第18条〜第19条の6）

法の第18条には**精神保健指定医**に関する規定がある。精神保健指定医制度は，1987年精神保健法において，厚生労働大臣が指定する制度として創設された。厚生労働省の資料によると2017年4月現在，全国の精神保健指定医数は14,944人である。制度創

設の背景として，精神科医療では患者の意に反した強制入院や行動制限を行うことから，人権に配慮した医療行為を適切に行える高い資質が求められたことがある。そのため限定した業務を行う資格としての精神保健指定医制度が創設されている。

　精神保健指定医の指定の要件として，以下の規定があるが，指定医の資格を不正取得する事案の発覚により，2016年に精神保健指定医の取り消し処分（第19条の2）を89名も受ける事態が起きた。そのため，2019（令和元）年7月1日から(c)の厚生労働大臣が定める精神障害および程度の一部が改正されている。また，ケースレポートの審査に加えて口頭試問を実施することや，指導医の要件等の見直しなどが行われた。

(a)　医師として5年以上診断または治療に従事し，

(b)　そのうち3年以上精神障害の診断または治療に従事した経験を有すること。

(c)　厚生労働大臣が定める精神障害について，措置入院者，医療保護入院者または医療観察法入院対象者の中から，診断または治療に従事した経験を有すること。

(d)　その症例についてレポートを提出すること。

(e)　厚生労働省令で定める研修の課程を修了すること。

(f)　また,指定後5年ごとに研修を受けなければならない。

　精神保健指定医には，一般的な指定医としての職務と，公務員としての職務がある。一般的な指定医としての職務は，精神科病院等の臨床機関で行う医療保護入院等の入院や行動制限の医学的な要否判定を行う。具体的には以下となる（第19条の4第1項）。

(a)　任意入院者の入院継続についての判定

(b)　措置入院者の入院継続についての判定

(c)　医療保護入院，応急入院の要否および任意入院が行われるか否かについての判定

(d)　入院患者の行動制限に要否の判定

(e)　措置入院者の定期病状報告に係る診察

(f)　医療保護入院者の定期病状報告に係る診察

(g)　措置入院者の仮退院（一時退院させて経過をみること）についての判定

公務員としての職務は以下となる。（第19条の4第2項）

(a)　措置入院および緊急措置入院の要否判定

(b)　措置入院または緊急措置入院もしくは医療保護入院または応急入院のための

第2章

移送を行うにあたって行動制限の要否判定

(c) 医療保護入院および応急入院のため移送の必要性についての判定

(d) 都道府県知事の指定を受け，措置入院者の入院継続についての要否判定

(e) 医療保護入院者の入院届または定期病状報告に対して精神医療審査会が必要と認めた場合の当該医療保護入院者の診察

(f) 都道府県知事の求めにより任意入院者の入院の必要性について審査するため精神医療審査会が必要と認めた場合の当該任意入院者の診察

(g) 退院請求または処遇改善請求を行った入院者についての入院の要否判定。または処遇の適正の審査を精神医療審査会が必要と認めた場合の当該入院者の診察

(h) 厚生労働大臣または都道府県知事が必要と認めた精神科病院への立ち入り検査時の入院者の診察

(i) 精神科病院管理者から退院制限を受けている任意入院者，医療保護入院者および応急入院者について入院を継続する必要があるかどうかの判定

(j) 都道府県知事が精神障害者保健福祉手帳の返還を命じようとする際の診察

　指定医確保の観点から，2010（平成22）年の法改正において，指定医は勤務する医療施設の業務に支障がある場合その他やむを得ない理由がある場合を除き，都道府県知事から公務員職務への求めがあった場合には，応じなければならないという規定が新たに追加された（第19条の4第3項）。なお，措置入院等を行う精神科病院においては，常勤の精神保健指定医を置かなければならないこととなっている（第19条の5）。

6 精神科病院における処遇等

1 処遇（第36条）

　本来，医療においては患者の人格や尊厳が尊重され，行動の自由やプライバシーなどの権利が保障されるべきである。しかし，現状の精神科医療制度において精神障害者の医療保護と適切な治療を受ける権利保障の観点から，強制的な要素を完全になくすことが難しいとされ，重大な課題となっている。法の第36条には入院患者についての処遇についての規定が，以下のように設けられている。処遇とは，精神障害者に対して行う医療保護的措置のことを意味する。

第36条　精神科病院の管理者は，入院中の者につき，その医療又は保護に欠くことのできない限度において，その行動について必要な制限を行うことができる。
2　精神科病院の管理者は，前項の規定にかかわらず，信書の発受の制限，都道府県その他の行政機関の職員との面会の制限その他の行動の制限であって，厚生

労働大臣があらかじめ社会保障審議会の意見を聴いて定める行動の制限については，これを行うことができない。

3　第1項の規定による行動の制限のうち，厚生労働大臣があらかじめ社会保障審議会の意見を聴いて定める患者の隔離その他の行動の制限は，指定医が必要と認める場合でなければ行うことができない。

　第36条の具体的な基準については，1988（昭和63）年の厚生省告示第130号「精神保健及び精神障害者福祉に関する法律第37条第1項の規定に基づき厚生労働大臣が定める基準」に5項目（①基本理念，②通信・面会，③患者の隔離，④身体的拘束，⑤任意入院者の開放処遇の制限）について示されている。基本理念として，入院患者の処遇は，患者の人権に配慮しつつ適切な医療の確保および社会復帰の促進に資するものでなくてはならないこと。ゆえに，行動制限が必要とされる場合には，その旨を可能なかぎり患者本人に説明し，状態に応じて最小制限により行わなければならないこと（「最小限自由制限の原則」）が記されている。

　精神科病院の管理者は，入院形態にかかわらず，医療または保護に欠くことのできない限度内で入院患者に対し必要な行動制限を行うことができると規定されている。告示には，通信・面会の自由および隔離・拘束に関しそれぞれ基本的な考え方が記されている。

　通信・面会については，「患者と家族，地域社会等との接触を保ち，医療上も重要な意義を有するとともに，患者の人権の観点からも重要な意義を有するものであり，原則として自由に行われることが必要である」とされる。信書の発受の制限，都道府県および地方法務局，その他の人権擁護に関する行政機関の職員ならびに患者の代理人である弁護士との電話，面会の制限等についてはいかなる場合でも認められない。ただし，信書の発受において，患者宛の郵便物等に刃物や薬物等の異物の同封が明らかと判断される場合は，例外的に当該患者自身に郵便物を開封させ，異物を取り出したうえで郵便物を渡し，医師は診療録にその旨の記載をする必要がある（今現在も通信面会の自由が規定に反して行われている機関もある。また通信の自由のために院内に利用可能な公衆電話設置などの規定があるが，近年は携帯電話の普及および院内利用許可状況の増加もあり公衆電話設置がされなくなった病院が増え，問題視されている）。

　隔離については，患者の症状からみて，隔離以外の方法では危険を回避することが著しく困難であると判断される場合に，その危険を最小限に減らし，患者本人の医療または保護を図ることを目的として行われるものとされている。12時間を超えない範囲なら精神保健指定医の判断ではなく医師の判断でよしとされる。制裁や懲罰あるいは見せしめのために行われるようなことは厳にあってはならないものとする（本記述があるのは，そういう実態があるからという見方ができる）。なお，本人の意思によ

る閉鎖的環境の部屋への入室の場合は隔離にはあたらないが，必ず本人の意思による旨の書面を得ることとしている。

身体的拘束とは当該患者の生命の保護および重大な身体損傷を防ぐための身体の一時的抑制であって，ほかに代替方法がない場合にのみ行われる行動制限のことである。目的外で制裁や懲罰目的で行われた場合は逮捕監禁罪に該当する。近年身体拘束は増えており，実際に身体拘束による傷害致死といえる事件が時々生じている現状があり，身体拘束をめぐる訴訟が起きている。指定医が入院患者に対してこれらの行動制限を実施した場合は，定められた事項について診療録に記載する必要がある（第19条の4の2，施行規則第4条の2第5号）。本人の意思能力に基づき治療拒否権は認められなければならず，だからこそ，丁寧なインフォームドコンセントが求められる。

2 　相談，援助等（第38条）

「精神科病院その他の精神障害の医療を提供する施設の管理者は，当該施設において医療を受ける精神障害者の社会復帰の促進を図るため，当該施設の医師，看護師その他の医療従事者による有機的な連携の確保に配慮しつつ，その者の相談に応じ，必要に応じて一般相談支援事業を行う者と連携を図りながら，その者に必要な援助を行い，及びその家族等その他の関係者との連絡調整を行うように努めなければならない」と規定する。

3 　定期報告と審査等（第38条の2～3）

定期の病状報告および報告に対する審査制度は，1987年の精神保健法により，入院患者の人権擁護を強化するために新設されたものである。都道府県知事は，精神科病院または指定病院の管理者に対して，措置入院者および医療保護入院者にかかる定期の報告（**定期病状報告**）を義務づけているほか，改善命令等を受けた精神科病院の管理者に対しては，任意入院者についても病状報告を求めることができるとされている。また，都道府県知事は，精神科病院の管理者からの報告を精神医療審査会に通知し，当該入院患者の入院の必要性について審査を求めなければならない。

措置入院は入院から3カ月後，以降は入院から6カ月ごと，医療保護入院は入院から1年ごとに定期病状報告書を最寄りの保健所長を経て都道府県知事に提出しなければならない。2013年改正により，医療保護入院者の定期病状報告書に入院推定期間を超えた場合には，**退院後生活環境相談員**がその理由などを記載することとなった。任用資格として最多の精神保健福祉士は重要な役割を担っている。後節に詳細を譲る。

4　退院等の請求，退院等の請求による審査と報告徴収等（第38条の4 ～6）

　入院患者やその家族等は，都道府県知事に対して，①措置入院者の場合は措置解除をすること，その他の入院患者の場合には精神科病院の管理者に対して退院命令をすること，②精神科病院の管理者に処遇改善命令をすること，等を求めることができると定められている。都道府県知事は，これらの請求を受けたときは，その内容を精神医療審査会に通知をして審査を求め，その結果に基づいて必要であれば精神科病院の管理者に対して当該入院患者の措置を解除し，退院および処遇改善を命じなければならない。都道府県知事は，請求者に対しても精神医療審査会の審査結果およびその結果に基づき採った措置について通知しなければならない。さらに，厚生労働大臣または都道府県知事は，必要があると認める場合において，精神科病院の管理者に対し，当該入院患者の処遇に関して報告を求めることができるだけでなく，①診療録その他の帳簿書類の提出命令，②精神科病院への立ち入り検査，③精神保健指定医による当該入院患者の診察，等を行うことができると定められている。

5　改善命令等（第38条の7）

　厚生労働大臣または都道府県知事が精神科病院の管理者に対して行う入院患者の処遇改善命令および退院命令についての規定である。精神科病院の管理者がこれらの命令に従わない場合は，当該精神科病院の名称および情報を公表することができるほか，時間を定めて入院にかかる医療提供の全部または一部の制限命令ができるとされている。

7　精神医療審査会（第12条～第14条）

　都道府県（指定都市）に置かれる精神医療審査会の設置および業務規定である。精神医療審査会は，先述してきたように①精神科病院の管理者から医療保護入院の届出，措置入院および医療保護入院の定期病状報告に関する審査，②入院中の者またはその家族等からの退院請求または処遇改善請求に関する審査を行う。

　精神医療審査会の委員は，①精神障害者の医療に関し学識経験を有する者（精神保健指定医に限る），②精神障害者の保健または福祉に関し学識経験を有する者，③法律に関し学識経験を有する者のうちから，都道府県知事が任命する。任期は2年である。

　精神医療審査会は，委員5人による合議体で審査の案件を取り扱う。合議体の構成委員は，精神保健指定医2人，精神障害者の保健または福祉に関し学識経験を有する者1人，法律家委員1人かそれ以上の員数とされている。精神医療審査会の運営については，「精神医療審査会運営マニュアル」が厚生労働省通知により発出されている。運営マニュアルには，精神医療審査会の基本理念のほか，審査会の事務，審査委

員，合議体，退院などの請求の処理，定期報告の審査などが定められている。強制的な入院や行動制限などを行わなければならない場合がある精神科医療の特殊性を踏まえて，医療の提供と人権の擁護の観点から審査を行うとしている。現状の課題としては，請求審査にかかる期間が長いこと，地域によって合議体の数に格差があり，それが審査運営の格差につながっていること，処遇改善や退院請求がほぼ通らないことなどのほか，事務局機能を精神保健福祉センターが担っていることで第三者的機関となり得ていないことがあげられる。

8 指　針

2013年の法改正により，厚生労働大臣は，精神障害者の障害の特性その他の心身状態に応じた良質かつ適切な精神障害者に対する医療の提供を確保するための指針を定めなければならないとなった。指針に定める事項は以下の４項目である。①精神科病床の機能分化に機能分化に関する事項，②精神障害者の居宅等における保健医療サービスおよび福祉サービスの提供に関する事項，③医師，看護師その他の医療従事者と精神保健福祉士その他の専門的知識を有する者との連携に関する事項，④その他の重要事項。

本告示は2014年３月に示された。

III 精神障害者の医療に関する課題と精神保健福祉士の役割

精神科医療は，本来精神障害者の地域生活を支えるための手段の一つである。しかし，わが国では，世界的に見ても異常に多い精神病床数を維持するために，入院患者が必要になるという本末転倒な状況になっている。

本節では，精神科病院を中心とした精神科医療に関する課題を確認するとともに，精神科医療チームの一員として活動する精神保健福祉士の役割と課題についても理解していく。

A 精神保健福祉法における精神保健福祉士の役割

1 入院制度と精神保健福祉士の役割

精神保健福祉法第38条「相談，援助等」には，患者の社会復帰の促進を図る観点から，彼らの相談に応じ，必要に応じて一般相談支援事業者（地域移行支援・地域定着支援を担当する事業者）などと連携を図りながら必要な援助を行い，家族や支援関係

者との連絡調整を行うように努めなければならないと規定されている。

　ここでは，入院期間を入院時，入院中，退院時の3段階に分け，その場面ごとで行われる「相談，援助等」の具体的内容について確認していく。

1　入院時における精神保健福祉士の役割

　精神保健福祉士は，入院に対する本人の不安や入院のきっかけとなった出来事などに対して入院時から可能な範囲で対処することが必要である。とくに初めて精神科病院に入院する場合や非自発的入院の場合，本人や家族は，入院に対して強い不安や心配を抱くことが多い。そのため，彼らの不安や心配を受け止めるとともに，彼らに必要な情報（例えば，精神保健福祉士との連絡方法）を伝え，必ず援助するという姿勢を，彼らに伝えることが重要である。

　また，入院時には，医師などから「入院同意書」や「入院に際してお知らせ」などの必要書類が次々に提示され，一気に説明されるために混乱してしまう本人や家族も多い。医療スタッフなどからの説明について，彼らが十分に理解できていない場合には，精神保健福祉士が，「今」彼らに必要な情報を，わかりやすく伝えることも必要である。

　とくに救急で搬送されてきたような場合，病院側の都合で，一方的に情報を収集したり，長時間説明したりしてはいけない。当面必要な情報だけを収集して，まずは，本人や家族に，少しでも落ちついてもらうことを優先する。

　出会いの段階で「自分の気持ちを聴いてくれない援助者」とクライエントにとらえられると，その後の信頼関係の形成に影響を与えるため，注意が必要である。

2　入院中の精神保健福祉士の役割

　精神保健福祉士は，時間をかけて入院患者本人とかかわり，彼らから直接思いを聴かせてもらう。精神障害者の中には，自分の体験や考え方を否定され続けてきた人が少なくない。妄想や幻聴と思われる話であっても，彼らは，実際に体験して不安などを感じている。精神保健福祉士は，その体験を否定するのではなく，彼らのかたわらにいて，その体験を聴かせてもらう姿勢を示す。

　精神保健福祉士が，そうした姿勢をとると，彼らから徐々に本音が語られるようになる。その思いを受け止め，彼らの希望を実現したり，生活上の課題を解決するための方法を考えたりしながら，彼らと一緒に退院に向けた支援計画を作成していく。

　また，本人から入院処遇のあり方についての相談があった場合は，権利擁護の視点で問題解決にあたるとともに，本人が精神医療審査会や弁護士などへ連絡ができる環境を確保することも重要である。

　入院中の援助は，主治医や担当看護師などとチームで行う。そのため，本人の了解を取ったうえで，支援チーム内で情報を共有し，本人や家族も参加する形でケア会議

第2章

を実施することが重要である。本人からの了解が取れれば，一般相談支援事業者など
にも連絡し，入院中からケア会議に参加してもらえるように調整を行う。

3　退院時における精神保健福祉士の役割

　退院の方針が決まった時点で，退院に向けた具体的な準備を本人と共に始める。彼
らの望む生活の実現に向けて，一緒に住まいを探したり，必要な家財道具を購入した
りするための外出同行などを行う。

　本人が，退院後に障害福祉サービスや医療サービスの利用を検討している場合は，
併せて施設見学の調整や同行を行う。見学後に，本人がサービス利用を希望した際に
は，サービス利用に向けた申請手続きなどを本人と共に行う。

　こうした業務は，病院の精神保健福祉士だけが担うものではなく，退院後にケアマ
ネジャーとしてかかわる相談支援専門員などに担当してもらうこともある。本人が障
害者総合支援法の障害福祉サービスの利用を希望する場合は，計画相談が必要となる
ため，入院中に相談支援専門員（介護保険サービスを利用する場合は介護支援専門
員）につなげておくことが継続的な支援を行ううえで重要になってくる。

　退院直前には，地域生活に向けた練習や生活に必要な物品の購入などのために，退
院後の住まいに外泊することも多い。本人の不安が強い場合は，後述する退院前訪問
指導などを用いて，外泊先を訪問し，生活の場で出てきた困りごとに対して，その場
で対処したり，一緒に対応策を考えたりする。

　退院日は，なるべく本人のために時間を確保し，必要性に応じて，彼らの引っ越し
を手伝う。退院日は，本人にとって，自由な生活に戻れるうれしい日であるととも
に，地域生活への不安や病棟仲間との別れに直面する日でもある。

　また，引っ越しのための荷造りや荷物運びは，家族を頼ることができない人たちに
とって，身体的にだけでなく，精神的にも疲れることである。家族が引っ越しを手伝
えない場合，精神保健福祉士が引っ越しを手伝うことで，彼らとの信頼関係がより強
くなる。この信頼関係は，地域生活で困ったことが起きたときに相談してもらうため
の基盤となるので大切にする必要がある。

2　退院後生活環境相談員としての精神保健福祉士の役割

　精神保健福祉法第33条の４では，精神科病院の管理者は，医療保護入院者が入院し
て７日以内に**退院後生活環境相談員**を選任しなければならないとされている。退院後
生活環境相談員は，１人につき，概ね50人以下の医療保護入院者を担当し，医療保護
入院者本人や家族等からの相談に応じ，早期の退院に向けた中心的役割を担う。

　退院後生活環境相談員となれるものとしては，精神保健福祉士，保健師，看護師，
社会福祉士などであって，精神障害者に関する業務に従事した経験を有する者と施行
規則に定められているが，その多くは精神保健福祉士である。ここでは，医療保護入

院における退院後生活環境相談員の役割について確認していく。

1　入院時の業務

　退院後生活環境相談員は，入院に際して，医療保護入院者およびその家族等に対して，①退院後生活環境相談員の役割，②地域援助事業者（一般相談支援事業者など）の紹介を受けることができること，③医療保護入院者退院支援委員会および退院後の生活環境にかかわる者に委員会への出席の要請を行うことができること，などについて説明を行う。

2　退院に向けた相談支援業務

　退院後生活環境相談員は，入院中，医療保護入院者およびその家族等からの相談に応じるとともに，退院に向けた意欲喚起や退院に向けた具体的な取り組みについて本人と相談する。

　退院に向けた相談支援を行うに際して，退院後生活環境相談員は，主治医の指導を受けるとともに，担当看護師などの支援チームのメンバーとの連携を図ることも必要である。

　また，本人や家族等が地域援助事業者の紹介を希望した場合や，退院後生活環境相談員が地域援助事業者を紹介することが望ましいと考えた場合，退院後生活環境相談員は，本人や家族等に地域援助事業者の紹介を行う。そのため，普段から地域援助事業者の情報を収集し，整理しておくことが必要である。

　本人が退院後に医療サービスや障害福祉サービスの利用を希望する場合は，退院後生活環境相談員は，地域援助事業者などと連絡調整を行い，退院後にサービスが利用できるように，事業者の見学や障害支援区分認定のための手続きなどを行い，退院後の生活環境の調整に努める。

3　医療保護入院者退院支援委員会に関する業務

　退院後生活環境相談員は，医療保護入院者の早期退院に向けた取り組みを審議する医療保護入院者退院支援委員会の開催に向けた調整や運営の中心的役割を担う。また退院後生活環境相談員は，医療保護入院者退院支援委員会において，早期退院に向けた充実した審議が行われるように努める。

③　非自発的入院と精神保健福祉士の役割

1　わが国の非自発的入院の課題

　非自発的入院とは，法律に基づき，入院患者本人の意志に反して強制的に入院させることを意味する。わが国では，措置入院（精神保健福祉法第29条），緊急措置入院（同法第29条の2），医療保護入院（同法第33条），応急入院（同法第33条の7）が非

自発的入院に該当する。

　非自発的入院の制度を有する国は多いものの，入院期間に限定のある国がほとんどである。ただし，入院期間に限定は加えていても，更新を認めている国はある。しかし，わが国のように入院時から入院期間に限定を加えていない国は特異である。こうしたわが国の入院制度は国際的批判を受けており，2022年8月に行われた障害者権利条約の対日審査では，精神科病院における非自発的入院を可能にしている法律の廃止や無期限の入院を止めることなどを求める勧告が出された。以下，措置入院と医療保護入院の課題について確認していく。

② 措置入院の課題

　行政措置による非自発的入院の制度を有している国は多い。入院基準についても，わが国と同様に自傷他害を要件として実施している国も少なくない。しかし，多くの国では，入院期間の上限を規定するなど一定の制限を加えている。

　医療観察法が施行され，かつてのように他害行為を犯した精神障害者に対する治安的機能として措置入院が使われることは少なくなっているものの，他害行為を行うおそれのある者に対する予防拘禁的な機能は，いまだに有している。

　また，相模原事件では，犯人が措置解除とともに退院して犯行に及んだため，2017（平成29）年に国会に提出された精神保健福祉法改正案では，「措置入院者が退院後に医療等の継続的な支援を確実に受けられる仕組みの整備」が示された。

　法案自体は，衆議院解散により廃案となったものの，国は，精神保健福祉法第47条の相談指導業務の一環として継続支援を行うためのガイドラインを示しており，都道府県，保健所を設置する市，特別区に，退院後支援計画の作成や退院後支援の実施などを求めている。この退院後支援は，対象者の同意が必要であり，強制的に支援を行うことはできない。しかし，法案の提出された背景を考えれば，危険な精神障害者を地域において管理するという一面があることは否定し難い。

　1964（昭和39）年のライシャワー駐日アメリカ大使刺傷事件後に改正された精神衛生法においても，保健所を地域の精神衛生の第一線機関として，治安的機能も担わせたことに重なる部分もあり，今後の法改正の動きを注視しておく必要がある。

③ 医療保護入院の課題

　非自発的入院の制度をもつ国は多いものの，医療保護入院のように「家族等の同意」を入院の要件としている国は，わが国と韓国くらいである。医療保護入院は行政の公的責任が不明瞭で，本人や家族に対して重い負担を課す，多くの問題を内包した入院制度といえる。以下，具体的に制度の問題点を見ていく。

　第一に，医療保護入院は，精神障害者家族に負担を強いる入院制度である。

　医療保護入院では，家族等がいる場合には，「家族等の同意」が必須である。その

ため家族は，遠方に住んでいようと，高齢であろうと，医療保護入院となった場合には病院に出向かざるを得ない。保護者制度が廃止理由の一つとして，家族の高齢化があげられていたが，家族等による同意が入院の要件として残ったため，負担感が軽減したという実感をもつ家族は少ない[*1]。

加えて，この要件は，本人が「家族よって無理矢理入院させられた」という思いを抱く原因にもなる。この要件が原因の一つとなり，退院後に本人と家族との関係が悪化するケースも少なくない。

また，任意から医療保護に入院形態を変更する際の手続きの煩雑さを回避するために，本人が入院に同意したとしても，医療保護入院で入院させるケースがある。とくに認知症の場合，本人の意向が変わりやすいため，医療保護入院で入院させてしまうケースも多い。

第二に，医療保護入院は，非自発的入院でありながら，入院期間の上限が規定されていない入院患者の人権を軽視した制度である。

2013（平成25）年の精神保健福祉法改正により，入院時に推定される入院期間を示すことになり，「推定される入院期間」を超えるものに対しては，医療保護入院者退院支援委員会において速やかに審査を行うことになった。しかし，入院期間に上限が定められているわけではないため，際限なく非自発的入院を継続できる制度であることに変わりはない。加えて，改正法の施行以前から入院している者については，病院の管理者が審議の必要性と認めた者に限定している。そのため，医療保護入院が長期入院の温床となっている状況については大きく変わらない。

第三に，医療保護入院は，非自発的入院でありながら，行政措置ではないために医療費の公費負担がない。そのため，入院患者本人が医療サービス（入院）の提供を拒否しているにもかかわらず，本人が入院費を支払わざるを得ない仕組みになっている。

この医療費の問題については，家族が入院費用を支払ったり，本人が知らないままに，家族が本人の障害年金を使って医療費を支払ったり，生活保護の医療扶助で支払われたりしているため，あまり表面化していない。しかし，この入院費の問題も，医療保護入院における公的責任の不明瞭さを示すものであり，検討が必要である。

❹　非自発的入院における精神保健福祉士の役割

近年，国が示す精神科医療の機能分化の流れに合わせ，急性期治療にシフトする精神科病院が増加している。この急性期治療を中心とした病院経営と認知症患者の増加

---

*1 『平成29年度　精神障がい者の自立した地域生活の推進と家族が安心して生活できるための効果的な家庭支援等のあり方に関する全国調査報告書』によると，2017年に全国精神保健福祉会連合会（みんなねっと）が実施した調査では，保護者制度廃止後の家族の「負担が減った」と回答した人の割合は6.5%，「ほとんど変わらない」と回答した人の割合は45.2%であった。

により，医療保護入院者が増加しているとの指摘もある。医療保護入院の増加は，自分で治療を受けること，あるいは受けないことを決定する機会を，精神障害者から奪っている。

そのため，自己決定の尊重を専門職の責務として倫理綱領に規定している精神保健福祉士は，この医療保護入院の増加という状況と入院制度そのものについて，批判的視点で検討しなければならない。また，措置入院の退院後支援においても，自治体の精神保健福祉相談員が，退院後支援の担い手として規定されており，精神保健福祉士もその役割を担うことになる。

国家資格化以降，国の制度・政策に精神保健福祉士が位置づけられるようになり，精神保健福祉士の職域は拡大し，収入も安定するようになってきた。しかし，そうした自分たちの利益と引き換えに，「クライエントの社会的復権・権利擁護と福祉のための専門的・社会的活動を行う」という精神保健福祉士本来の役割が脅かされているという一面もある。

これからの精神保健福祉士は，現行の制度や政策を活用して，精神障害者の社会的復権・福祉と権利擁護を目指すとともに，自らの本来の役割に照らして制度や政策を批判的に検討し，変化をもたらすことが求められている。

④ 精神科病院における処遇と精神保健福祉士の役割

1 行動制限と人権侵害

精神保健福祉法第36条では，医療または保護に欠くことのできない限度において入院患者に対して必要な行動制限を行うことができると規定されている。行動制限には，隔離と身体的拘束（以下，拘束）のほか，通信や面会の制限，任意入院者の開放処遇の制限などが含まれる。

近年，隔離や拘束を受けている入院患者数は増加している。とくに拘束は，2003（平成15）年に5,109人であったのが，2015（平成27）年には10,298人となっており，約2倍に増加している。

加えて，2012（平成24）年に石郷岡病院（千葉県）の隔離室で起きた准看護師2名による患者暴行，2017年に大和病院（神奈川県）で起きた拘束されていたニュージーランド人が死亡した問題，2020（令和2）年に大きく報道された神出病院（兵庫県）における患者虐待など，わが国の精神科病院では，いまだに行動制限を伴う人権侵害が繰り返されている。

また，精神科病院では隔離や拘束のほかにも入院患者の権利を侵害する問題が数多く存在する。精神保健福祉法第36条には，人権擁護に関する行政機関の職員や患者の代理人である弁護士との電話については制限することはできないと規定されている。しかし閉鎖病棟内の公衆電話が職員に見える位置に置かれていれば，患者が行政機関や弁護士に電話することは難しい。

信書の発受についても，第36条において制限することはできないと規定されている。しかし，郵便局員が入ることのできない閉鎖病棟の中では，病院職員を介して精神医療審査会や弁護士に手紙を出すことになるため，権利が守られているとは言い難い。

国は診療報酬を用いて，行動制限の減少に向けた誘導を行っている。行動制限最小化委員会の活動を行っていることを加算の算定要件としたり，認知症ケア加算において身体的拘束を実施した日は減算にしたりしているが，拘束が増加している現状からも，その効果が十分に表れているとは言えない。

❷　人権侵害に関する精神保健福祉士の役割

精神保健福祉士は，精神障害者の社会的復権・権利擁護と福祉のための専門的・社会的活動を行う専門職である。しかし，精神保健福祉士が，精神保健福祉法や診療報酬に位置づけられるようになって以降も，隔離・拘束は増え続けており，精神障害者に対する権利侵害の歯止めにはなっていない。

また，精神保健医療福祉の歴史を振り返ると，精神保健福祉士が権利侵害の歯止めになっていないだけでなく，入院患者の権利を侵害した事件も起きている。

碧水荘病院事件（東京都）では，入院患者の使役に精神科ソーシャルワーカーが加担していたことが，朝日新聞において報道された。宇都宮病院事件（栃木県）では，精神科病院の経営者の行った人権侵害を防止する役割を果たせなかったばかりか，加担した自称，精神科ソーシャルワーカーが存在した。

精神科病院に勤務する精神保健福祉士は，所属機関からの要請と入院患者の権利擁護の間でジレンマを感じるはずである。精神保健福祉士は，所属機関に問題がある場合には，倫理綱領に記載されているように，機関に対して適切・妥当な方法や手段によって提言できるように努め，改善を図らなければならない。

そして，場合によっては，クライエントの権利を守るために，たとえ所属機関の不利益となっても告発などの行動をとらなければならない。しかし，そのような行動をとることは，精神保健福祉士個人にとって大きなリスクも伴う。

精神科病院に所属する精神保健福祉士が，入院患者の権利を擁護しようとすれば，倫理的ジレンマに直面することになる。そうした場合は，個人で闘い続けるだけではなく，職能団体である日本精神保健福祉士協会，精神医療人権センター，精神医療問題に詳しい弁護士などと連携して，クライエントを守るとともに，自分をも守ることが必要である。

❸　精神医療審査会における精神保健福祉士の役割

2013年に改正された精神保健福祉法では，精神医療審査会（精神保健福祉法第12条）のメンバーとして，「精神障害者の保健又は福祉に関し学識経験を有する者」が

新たに規定され，精神保健福祉士が委員として参画しやすい条件が整備された。

　精神保健福祉士が精神医療審査会の委員として活動することにより，外部の第三者機関としての立場から入院患者の処遇に対してチェックを行い，入院患者の人権を守る体制を整えていくことが重要である。

⑤ 精神科救急と精神保健福祉士の役割

　精神保健福祉法第19条の11では，都道府県に対して，精神障害の救急医療が適切かつ効率的に提供されるように，夜間や休日において精神障害の医療を必要とする精神障害者や家族などからの相談に応ずること，救急医療を提供する医療施設間の連携を確保することなど，地域の実情に応じた精神科救急医療体制の整備を図るように努めることを求めている。

　そのため，都道府県および指定都市は，精神科救急医療体制整備事業を実施し，緊急な医療を必要とするすべての精神障害者が，迅速かつ適正な医療を受けられるように以下の体制整備を行っている。

1 精神科救急医療体制連絡調整委員会

　都道府県および指定都市は，精神科救急医療体制の円滑な運営を図るための精神科救急医療体制連絡調整委員会を必ず設けなければならない。この委員会は，実施主体である都道府県および指定都市，医師会，精神科病院協会，消防機関，一般救急医療機関などの関係者によって構成される。

　この委員会では，精神科救急医療圏域の精神科救急医療体制の状況についての事業評価および検証を行い，身体合併症を有する急性期患者を含む精神科救急医療体制機能の整備を図るとともに関係者間の相互理解を深める。

2 精神医療相談事業

　都道府県および指定都市は，とくに休日や夜間帯における精神障害者や家族などからの相談に対応するため，精神保健福祉センターや精神科救急情報センターなどに精神医療相談窓口を設けて，精神医療相談事業を実施している。

　この相談窓口には，精神科の臨床経験を有する精神保健福祉士や看護師など地域の精神保健福祉対策に精通した者が配置され，精神障害者の症状の緩和が図れるよう適切に対応するとともに，必要に応じて医療機関の紹介や受診指導を行う。

3 精神科救急情報センター

　精神科救急情報センターとは，身体合併症を有している者も含め，緊急な医療を必要とする精神障害者の搬送先となる医療機関との円滑な連絡調整などを担う。原則24時間365日対応することになっており，精神科の臨床経験を有する精神保健福祉士や

看護師など地域の精神保健福祉対策に精通した者が配置されている。

　一般の救急医療機関や消防機関などからの要請に対し，精神障害者の状態に応じて外来受診可能な医療機関，または入院可能な医療機関を紹介する。加えて，適正かつ円滑に移送（精神保健福祉法第34条）を実施するために，医療機関との連絡調整を行うことを通して保健所などを支援する。

　移送は，本人の意思に反して応急入院指定病院に搬送する制度であり，直ちに入院させなければならない状態にありながら，家族等が説得の努力を尽くしても本人の理解が得られない場合に限り，緊急避難的に行う制度である。

　そのため，都道府県の精神保健福祉相談員（精神保健福祉士や保健師など）が事前調査を行い，本人に主治医や支援関係者がいる場合には，事前に連絡を入れ，状況把握に努めることが必要である。

B ● 精神科医療の課題と精神保健福祉士の役割

1 退院支援を阻む課題

1 精神科病院の課題

　国は，「精神保健医療福祉の改革ビジョン」において「入院医療中心から地域生活中心へ」という方針を示して以降，診療報酬を用いて精神病棟の機能分化を促進し，入院期間の短期化に向けた政策誘導を行っている。こうした流れのなかで，経営上の理由などから診療報酬の高い精神科救急入院料や急性期治療病棟を選択する精神科病院が多くなり，そうした病院を中心に，入院期間が短期化しつつある。

　しかし，そのような病院では，一定の入院期間を超える入院者を，他の病院に転院させることで病床回転率を上げ，収益性を高める傾向が強い。2017年度の統計資料によると，入院期間が「1年以上5年未満」および「5年以上」の長期入院者の退院後の行き先として「他の病院・診療所に入院」がもっとも多く，「5年以上」では41.7％となっており[1]，その傾向が推察される。

　一方で，病床回転率の高い病院から追い出された患者を引き受けることで，報酬単価は低くても，病床稼働率を上げることで経営を維持しようとする病院もある。こうした病院は，入院期間を定めずに入院患者を受け入れるため，転院を依頼する側の病院や入院先を探す生活保護ケースワーカーたちにとっては，使いやすい存在である。

　こうした病院は，身寄りがない人や認知症の人を受け入れるが，その人たちが，地域に退院するための積極的な治療や支援を行うことは少ない。こうした病院のなかには，看護師などの資格を有する高齢者を低賃金の常勤職員として雇用し，書類上では，医療法に基づく人員配置基準を満たしているところがある。しかし，実際には，社会保険料のかからないアルバイト職員を近隣病院から集め，最低限の人員で看護業

務などを行っていた。このような病院では，慢性的なマンパワー不足の状態のため，身体的拘束などの行動制限が多くなる傾向がある。

また，積極的に退院支援を行わないために「棺桶退院」「棺箱退院」と呼ばれる死亡退院も多い。

宇都宮病院事件（1984年），大和川病院事件（1993年），朝倉病院事件（2000年）などは，似たような背景をもつ病院で起きた事件である。こうした事件の背景には医療機関に患者を紹介した行政機関や地域社会の存在があることも忘れてはならない。こうした状況のなかで，精神科病院における人権侵害が今も続いている。

わが国の精神病床数は，2018（平成30）年には，32万9,692床となり，漸減傾向が続いている[2]。しかし，世界的に見れば，異常に多い精神病床数を維持し続けている。そして，全国の精神科病院では，毎年1万人を超える人たちが，死亡退院となっている[3]。この人権侵害を解消するためには，早期かつ大幅な精神病床の削減が求められる。

2　地方における退院支援を阻む課題

地方では，過疎化や少子化などの影響に加え，若年層が都市部へ流出し，医師や看護師などの医療スタッフを集めにくい状況にある。また，公立病院は，全病院のうち6割が赤字経営という報告[4]もあり，多くの医療スタッフを必要とする入院病棟をなくし，外来診療のみに切り替える病院も増えつつある。

このように地方で生活する精神障害者は，入院が必要になると，数10kmあるいは100km近く離れた他の自治体にある精神科病院に入院せざるを得ないことがある。その場合，退院後の支援を，入院している病院が行えないため，長期が入院化したり，退院後のアフターフォローを受けるために病院の近くに退院したりすることがある。その結果，入院する前に住んでいた地域には，精神障害者の生活を支えるための社会資源が育たず，ますます精神障害者の住みにくい地域となってしまう。また，精神科外来すらない地域では，通院すること自体が難しいため，一度入院してしまうと地元に帰りにくくなる傾向がある。

このような地方で入院病棟を有している精神科病院が，退院を促進させ，病床を削減させるためには，近隣の自治体や地域の支援関係者と地域精神医療の体制整備について検討を行い，巡回診察などの仕組みづくりを併せて行うことが不可欠である。

また沖縄県では，本土復帰に伴う特別措置として「精神障害者医療費特別公費負担制度」があり，復帰前に制度を利用・申請していた人は，現在も入院医療費を含めた医療費が公費で負担されている。そのため，家族が退院を渋り，社会的入院の温床となっているとの指摘もある。こうした問題を，沖縄県の問題としてではなく，われわれの問題として検討していくことが必要である。

❸ 退院支援における病院勤務の精神保健福祉士の役割

　精神科病院の二極化の流れのなかで，退院支援における精神保健福祉士の役割も変化しつつある。大別すると，急性期の入院患者に対する退院支援と長期入院者に対する退院支援に分けることができる。

　急性期の入院患者に対する退院支援では，早い段階から入院の原因となった問題，とくに環境の問題について，本人と共にアセスメントを行い，その問題への対処方法について検討していく。併せて，本人や環境のストレングスに着目し，本人の希望を実現するための方法を，本人と共に検討して，早期の退院を実現していく。

　一方で，長期入院者の退院支援では，①退院を諦めた人たちが「退院したい」と言えるように働きかけること，②退院困難とされている人たちの退院の可能性を再検討することが重要になってくる。

　長期入院者は，本来退院支援をするはずの医師，看護師，精神保健福祉士などから，適切な援助を受けられず，放置され続けたために，長期間にわたり入院している。

　そのため，長期入院者の中には，病院の援助者に対して，信用できない思いを抱いている人も少なくない。そうした人たちへの退院支援では，援助者のペースや都合で，一方的に退院支援を進めていくのではなく，彼らの気持ちやペースを尊重して，本人の望むこと（外出や外食など）を一緒に行うことから始めていく。

　病院の精神保健福祉士に時間的余裕がない場合は，地域移行支援を担う一般相談支援事業者に協力してもらい，相談支援専門員やピアサポーターなどに，本人の希望を叶えるための支援をお願いする。そうした援助者との「人と人」としての「かかわり」を通して，長期入院者の援助者に対する不信感を取り除き，信頼関係を醸成して，具体的な退院支援へとつなげていく。

　また，精神科病院の治療者や援助者は，院内での長期入院者の様子を見て，「退院は難しい」と思い込んでいる場合が多い。そのような場合，精神保健福祉士を中心に退院阻害要因と考えている内容についての再検討を行い，本人や環境のストレングス，とくにインフォーマルな資源に目を向け，退院の可能性を探っていく。

　精神科病院の援助者たちは，長期入院者や障害が重い人の退院先としてグループホームなどに固執する傾向がみられる。しかし，介護サービス包括型グループホームの場合，グループホーム職員が介護も行うため，外部からの支援の導入に制度的制限がある。

　一方，アパートなどのインフォーマルな資源の場合は，外部からの援助を導入をしやすく，濃厚なアウトリーチによる支援が可能である。実際，重度精神障害者がACT（assertive community treatment）などを活用して地域生活を送るケースも増えてきており，多様なインフォーマルな社会資源を用いることで，地域生活は可能になる。

精神科病院の精神保健福祉士は，長期入院者の退院を諦めずに，その可能性を探り続けることが必要である。そして，外部の一般相談支援事業者（相談支援専門員やピアサポーター）などが自由に院内に出入りして，退院希望者の掘り起こしができるように，院内調整を行い，退院を促進するための環境整備を行うことが求められる。

　また，精神科病院の二極化のなかで起きる入院患者の移動は，1つの医療機関だけで解決できない地域全体の課題である。各地域の精神保健福祉士協会や協議会などの外部の機関を活用して，行政や相談支援事業者などと状況を共有し，地域全体の課題として見えるようにしていくことが大切である。

　近年，診療報酬において，精神保健福祉士の配置が規定されるようになってきている。専従の精神保健福祉士を配置した退院支援部署において退院支援計画を作成した際に算定される退院調整加算や，病棟に専従の精神保健福祉士1名を配置することなどによって算定される精神保健福祉士配置加算などに加え，地域移行機能強化病棟，精神科救急病棟，精神科急性期治療病棟では，精神保健福祉士の配置が規定されている。精神療養病棟では，退院支援相談員の配置が規定されており，主に精神保健福祉士がその役割を担っている。

　このように診療報酬に規定されることで，精神科病院における精神保健福祉士の配置が進み，退院支援において重要な役割を担うようになってきている。

　精神保健福祉士には，そうした状況を活かして，所属機関に対して適切に働きかけ，医療機関の都合を一方的に患者に押しつけるような状況の改善を図り，長期入院の解消に向けて退院支援を続けていくことが求められる。

② アウトリーチと精神保健福祉士の役割

■ 医療機関におけるアウトリーチ

　援助者が，地域に住むクライエントを訪問して直接支援をしたり，地域に出向いて，地域住民のニーズを発見したりすることをアウトリーチという。

　精神科病院では，精神保健福祉士や看護師などが，アウトリーチの手法を用いて精神科退院前訪問指導や訪問看護を行う。

　精神科退院前訪問指導では，入院患者の円滑な退院を図るために，精神保健福祉士や看護師などが，退院先である自宅などを訪問し，退院後の生活に向けた必要な支援や調整などを行う。自宅への訪問だけに限らず，家財を購入するための外出や福祉サービスの申請のための役所への同行なども行う。

　訪問看護では，看護師や精神保健福祉士が，地域で暮らす精神障害者の自宅などを訪問し，精神障害者本人やその家族に対して，看護および社会復帰指導を行う。服薬や健康状態の確認に加え，精神保健福祉士が訪問する場合は，生活上の困りごとや福祉サービスの利用に向けた相談なども行う。

　精神科退院前訪問指導や訪問看護は，精神障害者が実際に生活するなかで発生した

課題について，実際の生活の場で直接支援を行えるというところに大きな特長がある。

　例えば，新聞の勧誘を断ることができずに1日に5誌を購読することになった人は，退院して2週間のうちに家の中が新聞紙であふれかえる状態になった。しかも，ゴミの分別ルールが，病院と違ったため，ゴミを捨てることもできず，ゴミと新聞紙に埋まった部屋での生活に疲れ果てていた。精神保健福祉士が訪問し，その場で新聞販売店に連絡を入れて解約を行い，後日ゴミ出しに合わせて看護師が訪問し，一緒にゴミを捨てたことにより，徐々に安定した生活を送るようになった。

　こうした訪問看護は，精神科診療所や訪問看護ステーションも実施しており，地域における精神障害者支援の欠かすことのできないツールの一つとなっている。また，医師による訪問診療も広がりつつある。

　また，近年では，重度精神障害者を対象にしたケアマネジメントであるACTも徐々に広がりつつある。現在は，訪問看護ステーションによる訪問看護，特定相談支援事業者による計画相談，診療所による往診などを組み合わせて，ACTチームとして一体的にアウトリーチサービスを提供しているところが多い。ACTでは，利用者のニーズに応じたサービスを，多職種チームで，24時間365日提供することにより，重度精神障害者の地域生活を実現している。提供するサービスは，訪問看護であげた支援に加え，買い物の同行や余暇活動への同行など幅の広い支援が行われている。

　また，地域で暮らす精神障害者は，家族との同居率が高いため，訪問看護などによる家族支援も行われている。精神障害者本人に加えて家族の相談も受けることにより，家族関係の調整を行い，高EEの状態に陥らないように支援を行う。

　アウトリーチによる家族支援では，個々の家族に訪問して家族心理教育を行うメリデン版訪問家族支援が注目を集めている。診療報酬の枠内で実施する医療機関も出てきており，今後の普及が期待される。

❷　精神科医療機関によるアウトリーチの課題

　利用者である精神障害者にとり，アウトリーチは，前述のようなメリットがあるとともに，いくつかのデメリットもある侵襲性の高い支援でもある。

　まず，利用者の中には，他者が訪問してくることにより，プライバシーや自分の生活に踏み込まれるという思いをもつ人がいる。援助者は，過度に利用者のプライバシーに踏み込むことがないように注意するとともに，自分の価値観や生活スタイルを押しつけないように意識する必要がある。掃除をしていなかったり，無駄遣いしたりした場合でも，援助者が一方的に注意や指導をすると，自分のやり方を否定された，子ども扱いされたととらえる利用者もおり，訪問拒否につながる。

　次に，少しでも具合が悪い様子を見せると，援助者に無理やり入院させられるのではないかという不安をもつ人もいる。訪問看護は，早期介入することができるが，入

院をしたくない人は，援助者に生活を管理されたと感じてしまう。そのような不安を抱える人の支援では，1つの医療機関で抱え込まずに，外部の訪問看護ステーションや相談支援事業者などのアウトリーチも活用して，本人が安心して利用できる工夫を行うことが必要である。

また，訪問看護を利用することにより，精神障害者であることが近所の人にばれてしまうのではないかという不安をもつ本人や家族も多い。そうした不安をもつ人へ訪問する場合は，医療機関名の入った車で訪問しない，医療機関名の入った服を着て訪問しないなどの配慮を行うことが必要である。

❸　アウトリーチにおける精神保健福祉士の役割

アウトリーチは，看護師や医師などの医療職と共に行うことが多い。多職種チームによる支援のなかで，精神保健福祉士に求められる役割は，精神保健福祉士が大切にしている「生活者の視点」や「人と状況の全体性」などの視点，「クライエントの自己決定の尊重」などの理念などをチームアプローチに織り込むことである。

地域で暮らすということは，精神障害の有無にかかわらず，お金を使い過ぎたり，恋愛でトラブルになったりと，さまざまな生活上の問題に直面することでもある。

精神保健福祉士は，クライエントのありのままの姿や，その人なりの生活のあり方を認め，彼らの自己決定を尊重する。生活上の問題が起きないように先回りして，彼らに注意や指導をするのではなく，そうした問題が起きたときに，彼らと共に考え，伴走し続けることが精神保健福祉士の役割である。

アウトリーチでは，精神保健福祉士が直に地域の様子を見ることができるため，クライエントと彼らを取り囲む状況との関係性をとらえやすい。精神保健福祉士は，「人と状況の全体性」の視点でクライエントを理解し，彼らを取り囲む状況に対してもアプローチしていく。

また医療機関の精神保健福祉士にも，個別のアウトリーチを通して見えてきた地域課題を抽出し，サービス担当者会議や協議会などを通して，地域の関係機関と情報を共有して精神障害を有していても暮らしやすい地域づくりのための活動を担うことが求められる。

③　意思決定支援と精神保健福祉士の役割

❶　意思決定支援

意思決定支援とは，自ら意思を決定することに困難を抱える障害者が，自らの意思が反映された生活を送ることができるように，可能なかぎり自分で意思決定できるよう支援するとともに，支援を尽くしても本人の意思の推定が難しい場合に限り，本人の最善の利益を検討するために支援者が行う支援の行為および仕組みをいう。

障害者総合支援法第42条では，指定障害福祉サービス事業者および指定障害者支援

施設等の設置者に対して，第51条の22では，指定一般相談支援事業者および指定特定相談支援事業者に対して，障害者の意思決定の支援に配慮するよう努めることが規定されている。2017年には，厚生労働省から「障害福祉サービス等の提供に係る意思決定支援ガイドライン」が示された。

ガイドラインでは，事業者は，意思決定支援責任者を配置することが望ましいとされている。意思決定支援責任者は，相談支援専門員またはサービス管理責任者が兼務すると考えられており，本人から話を聴いたり，生活の様子を見たり，関係者からの情報を収集したりすることを通して，本人の意思を確認し，意思決定支援計画（サービス等利用計画や個別支援計画）を作成する。

また，意思決定責任者は，意思決定支援会議を企画・運営するなどの意思決定支援の枠組みを作る役割を担うとされている。この意思決定支援会議とは，相談支援専門員が行うサービス担当者会議やサービス管理責任者が行う個別支援会議と一体的に実施することが考えられており，いわゆるケア会議のことを指す。本人が参加し，本人の意思を確認し，彼らの最善の利益を検討する仕組みである。

このように障害福祉サービスの利用における意思決定支援とは，これまでの相談支援や障害福祉サービスに，意思決定支援の理念や仕組みを付加させる形で，障害者本人の意思決定を支援するための枠組みといえる。

また，厚生労働省からは，「認知症の人の日常生活・社会生活における意思決定支援ガイドライン」「身寄りのない人の入院及び医療に係る意思決定が困難な人への支援に関するガイドライン」「人生の最終段階における医療の決定プロセスに関するガイドライン」が示されており，医療の場にも意思決定支援の必要性が高まっている。

また，精神科医療においては，患者と医師との共同意思決定（shared decision making；SDM）が注目を集めている。患者と医師が対等な関係性の下で，治療目標や治療方法などについて，情報を共有・検討し，治療内容を決めるプロセスを意味する。この共同意思決定については，国立精神・神経医療研究センター精神保健研究所において，新しいシステムが開発されており，今後の普及が期待されている。

2 精神科病院における意思決定支援の課題

精神科病院における意思決定支援の課題としては，①意思決定支援の基盤となる精神障害者（患者）と治療者との対等な関係性の構築のしづらさ，②精神障害者本人の決定やペースを治療者が尊重しにくい環境などがあげられる。

精神科医療機関の精神保健福祉士は，①クライエントと自らが置かれている状況を理解し，②その状況においても，援助者が彼らと比べて相対的に力を有していることに自覚的になり，③1つの医療機関で抱え込まず，外部の支援関係者（一般相談支援事業者など）と共に支援を行うことで，クライエントの意思やペースを尊重できる環境を確保することが大切である。

3 意思決定支援における精神保健福祉士の役割

　ケースワークの歴史において，初めて援助関係にこだわり，援助関係の意義を具体的に提示した研究者である**バイステック**（Biestek, F. P.）は，人は自己決定を行う生まれながらの能力を備えており，クライエントが自己決定したときにケースワークは効果を上げると指摘している[6]。

　そのため，ソーシャルワーカーである精神保健福祉士は，クライエントが自己決定を行う能力を限定的にとらえる意思決定支援や成年後見制度に対して，拒否感を感じてしまう傾向がある。

　加えて，精神保健福祉士の職場でもある精神科病院は，精神障害者の意向を制限する機能（非自発的入院や行動制限）を有している。そのため，入院患者からすれば，そこに勤務する精神保健福祉士も，自らの意向を抑圧する側の人間としてみられてしまうこともある。

　精神保健福祉士は，ソーシャルワーカーとして自己決定を尊重したい気持ちと病院職員として制限する側にならざるを得ない現実というジレンマのなかで実践を行うことになる。

　さらに，精神保健福祉法第51条11の2では，市町村長が，とくに必要があると認めるときは，成年後見制度の審判を請求することができると定められている。また，精神保健福祉法第51条11の3には，市町村は，後見，保佐，補助の業務を適正に行うことができる者の家庭裁判所への推薦などの必要な措置を講ずるよう努めなければならないと規定されている。都道府県に対しても，市町村と協力して後見等の業務を適正に行うことができる人材の活用を図るため，助言その他の援助を行うように努めなければならないとしている。

　このように精神保健福祉法においても，「後見，保佐及び補助の業務を適正に行うことができる」者が求められており，親族以外の第三者後見人が増えている状況のなかで，その人材として精神保健福祉士への期待も大きい。そうした社会的要請もあり，日本精神保健福祉士協会も認定成年後見人ネットワーク「クローバー」を創設し，成年後見人の紹介などを行っている。

　しかし，後見人や保佐人は，精神保健福祉法において，医療保護入院の同意を与える「家族等」として規定されており，非自発的入院という本人の意思に制限を加える役割を担う。そのため，精神障害者の権利擁護のための専門職であるはずの精神保健福祉士が，一方で精神障害者の権利や意思を制限する役割を担うことにもなる。このように精神保健福祉士が後見人や保佐人を務めることは，自ら難しい立場になることを受け入れることでもある。

　では，自ら意思を決定することに困難を抱える精神障害者の意思決定を支援する人物には，どのような条件が求められるのであろうか。

　その役割を担うことができる人物には，意思決定支援が必要とされる精神障害者の

意思表示の仕方，彼らの希望や好み，決まるまでにかかる時間などを，よく知る人物であることが求められる。彼らと長い時間を共に過ごし，彼らとの信頼関係を構築し，彼らの意思やペースを尊重できる能力と環境を有する援助者でなければ，その役割を担うことは難しい。

　そう考えると，これまでかかわりのない援助者が，急に意思決定支援を行うことには無理がある。現行の枠組みの中では，計画相談を担当する相談支援専門員や利用期限のない障害福祉サービス事業者，あるいは ACT チームの精神保健福祉士などが，彼らの意思やペースを尊重できる環境にあり，その役割を担いやすい立場にあると考えられる。

　このように現状では，自ら意思を決定することに困難を抱える人の意思を知り，尊重することには，多くの困難がつきまとう。精神保健福祉士は，今ある制度を使うだけにとどまらず，個々の事例を通して，彼らの意思決定を支援するための障害福祉サービスや精神医療のあり方を検討するとともに，その効果などを示して，よりよい支援体制を整備していくことが求められる。

Ⅳ 　医療観察法の概要と精神保健福祉士の役割

A ● 医療観察法の概要

　心神喪失等の状態で重大な他害行為を行った者の医療及び観察等に関する法律（医療観察法）は，その条文の第1条で「心神喪失等の状態で重大な他害行為を行った者に対し，その適切な処遇を決定するための手続等を定めることにより，継続的かつ適切な医療並びにその確保のために必要な観察及び指導を行うことによって，その病状の改善及びこれに伴う同様の行為の再発の防止を図り，もってその社会復帰を促進することを目的とする」としており，この法律の最終的な目的を対象者の社会復帰と位置づけている。この法律における**「重大な他害行為」**とは，**殺人，放火，強盗，傷害**（軽度のものを除く），**強姦，強制**わいせつ，の6罪種をいう。

　医療観察法では，適切な処遇を決定するための司法手続きとして「審判制度」を新たに設けている。その審判決定に従って，医療観察法における対象者（以下，対象者）に，厚生労働省が指定する指定入院医療機関や指定通院医療機関による専門的な司法精神科医療・リハビリテーション・社会復帰援助等が提供されることになっている。

　また，法務省では，全国の**保護観察所**に**社会復帰調整官**（精神保健福祉士などを中心に，精神保健福祉関連分野に豊富な経験をもつ者より任命）を配し，審判における対象者などの生活環境調査，入院中の対象者の入院生活と退院予定地域などの生活環

境調整，そして，通院・地域処遇において対象者に継続した医療等を確保するための対象者の見守り，処遇全般の調整・援助など精神保健観察を行わせることとしている。

1 審判および入院・通院処遇の流れ

　医療観察法では，重大な他害行為を行った者に対し，心神喪失や心神耗弱を理由に不起訴や裁判での執行猶予等の決定がなされると，検察官は医療観察法による申し立てを行うことになっている。検察官からの申し立てが地方裁判所に受理されると，地方裁判所は厚生労働省が指定した鑑定医療機関に対象者を鑑定入院させ，在院を命じる決定を行う（**図2-2**）。鑑定入院命令により対象者は，審判決定がなされるまでの期間（標準で2カ月，延長した場合3カ月程度），鑑定医療機関に入院することになる。そして，地方裁判所から任命された鑑定医により，医療観察法による群判のための鑑定を受けることになっている。またこの期間内に，保護観察所の社会復帰調整官による生活環境調査のための面接が行われる。

　検察官の申し立てにより地方裁判所で行われる審判は，当初審判と呼ばれる。当初審判では，対象者が鑑定入院中の2～3カ月程度の期間内に群判が行われ，①指定入院医療機関への入院決定，②指定通院医療機関への通院決定，③医療観察法で処遇しない決定（不処遇決定）が下されることになっている。このほか医療観察法には，対象者，家族，付添人，または指定入院医療機関の管理者，保護観察所の長などから出される退院許可，入院継続，通院期間延長処遇終了の申し立てによる審判などがある。

図2-2 ◆ 医療観察制度における処遇の流れと携わるスタッフ等

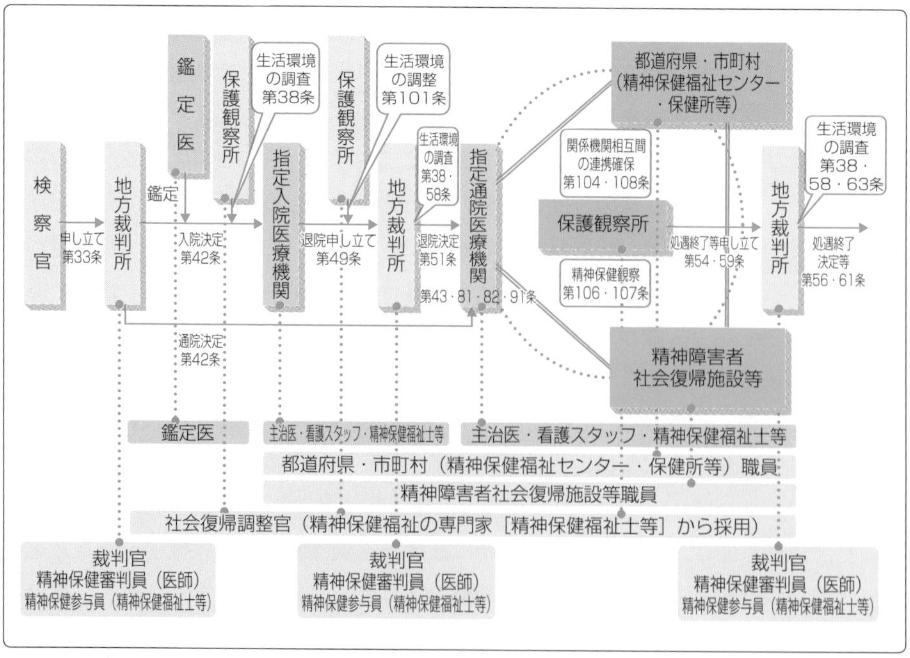

2 処遇の内容

1 入院処遇

（1）指定入院医療機関（医療観察法病棟）の構造と機能

　指定入院医療機関は，厚生労働省令で定める基準に適合する医療観察法の入院施設である。開設者の同意を得て厚生労働大臣が指定する。

　標準的な指定入院医療機関の医療観察法病棟（**図2-3**）は，病棟内を急性期，回復期，社会復帰期などに区分したユニットをもち，また，各種セラピールームや作業療法室，ケア会議室を病棟内に整備している。そして治療や社会復帰の進行に合わせて対象者が，病棟内の各ユニットを移行していくことで，各ユニットにおける対象者の治療内容や治療目標を明確にでき，それらに合わせた疾病教育やリハビリテーション，社会復帰援助などの必要な関連プログラムを有効に運用することができるような構造となっている。

　「**入院処遇ガイドライン**」[*1]には，入院処遇の目的・理念として，①ノーマライゼー

図2-3 ◆ 医療観察法病棟の一例

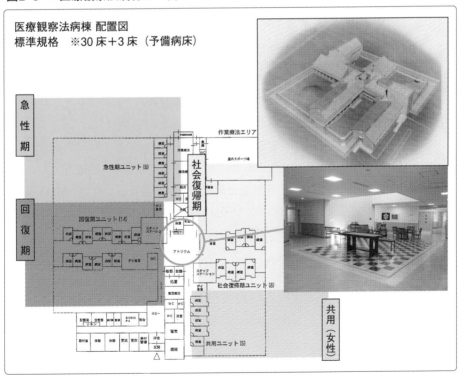

---

*1　指定入院医療機関の対象者の処遇，施設運営方法などについては，厚生労働省の入院処遇ガイドラインや指定入院医療機関運営ガイドラインに細かく定められている。

図2-4 ◆ 多職種チームによる医療

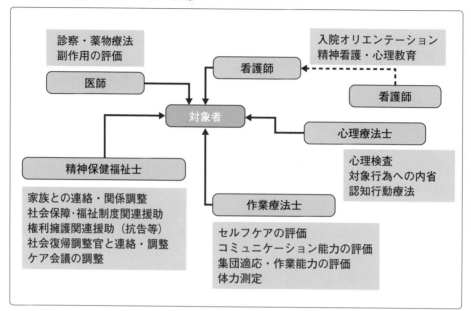

指定入院医療機関への医療観察法の対象者(以下,対象者)が入院すると,その対象者ごとに担当の医師(1名),看護師(1〜2名),作業療法士(1名),臨床心理技術者(1名),精神保健福祉士(1名)がそれぞれ選任され,その対象者の担当多職種チーム(5〜6名)が編成される。

ションの観点も踏まえた入院対象者の社会復帰の早期実現,②標準化された臨床データの蓄積に基づく多職種のチーム(MDT)[*1]による医療提供,③プライバシー等の人権に配慮しつつ透明性の高い医療を提供,の3点があげられており,それらを踏まえて指定入院医療機関では医療を提供している。

多職種チーム医療(**図2-4**)の実際の運用では,1人の対象者に対して5職種6名で担当多職種チームを編成して入院から退院まで一貫して担当し,治療方針やその実施,評価,社会復帰の方向性までを担当多職種チームによる話し合い(**MDT会議**)と合意で決定していくことを特徴としている。また,その決定に際しては,対象者の意向が尊重され,話し合いや決定の過程に対象者が参加することを重視している。さらに,指定入院医療機関には多彩な治療プログラムが設定されており,対象者と多職種チームで話し合い,治療プログラムの活用を決定している。

退院に向けては,入院当初より,退院予定地の保護観察所(社会復帰調整官)と協力体制を整え,退院調整,社会復帰援助のため,対象者のケアマネジメントを中心と

---

*1 医療観察法病棟は,英国とほぼ同様の基準で,医師,看護師以外に作業療法士,臨床心理技術者,精神保健福祉士,を専任で配置している。指定入院医療機関における多職種チーム(MDT)とは,この医師,看護師,作業療法士,臨床心理技術者,精神保健福祉士の5職種,あるいは薬剤師も入れた6職種による治療チームを指している場合が多い。

図2-5 ◆ 入院処遇における CPA 会議（ケア会議）イメージ

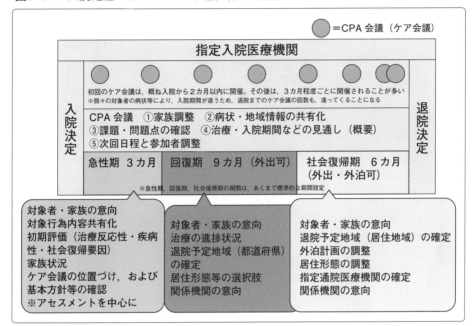

した **CPA 会議**（care programme approach meeting）[1]（対象者，病院関係者と地域関係者が退院支援，地域調整を行うためのケア会議）を定期的に開催し，入院時から退院を見通した医療を重視している（**図2-5**）。

（2）対象者の入院（処遇）の期間と各期の特徴（図2-6）

　指定入院医療機関では，概ね18カ月（厚生労働省の標準的モデル）での入院対象者の退院を目指している。各期の標準期間は，急性期（1～12週／3カ月），回復期（13～48週／9カ月），社会復帰期（49～72週／6カ月）程度となっている。厚生労働省の入院処遇ガイドラインでは，原則，対象者は，急性期では，外出も外泊もできない。しかし，回復期になると，通常，病棟スタッフが付き添っての外出が可能となり，社会復帰期になると，病棟スタッフが付き添って外出および外泊が可能となる。

　この18カ月の入院（処遇）期間を標準として，入院における治療・リハビリテーション・社会復帰支援が行われていく。ただ，これらの各期の期間，全体の入院期間

---

*1 英国の司法精神医療のケアマネジメントの手法を導入した退院調整のためのケア会議。英国では，複数の関係機関が連携して精神障害者の退院支援，社会復帰援助を行っていかなければならないケアの難しいケースに対して，「CPA（Care Programme Approach）」というケアマネジメントを導入し対応している。その内容は，①利用者中心主義（利用者の参加と意向の尊重），②ケア会議によるケア計画の調整と作成（透明性の確保，有機的な連携体制の構築），③文書化されたケア計画（ケア計画への契約的手法の導入），④説明と同意，⑤関係機関の役割分担と緊急時対応の明確化，⑥ケアの総括責任者（ケアコーディネーター）の選任（責任の明確化），⑦情報の迅速な集約化と共有化，⑧定期的な見直し（ケア計画の変更の機会の確保と即応性のある柔軟な運用），などを特徴としており，関係機関が有機的に連携できる地域ケア計画を作成していくためのケアマネジメントの手法とされている。

図2-6 ◆ 入院処遇の概要と医療観察法手続き

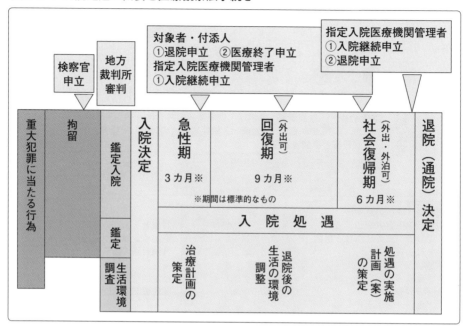

とも，それぞれモデルとして標準的期間であり，各対象者の個別の病状などにより，短くなることもあれば，長くなることもある。

　各期における治療目標は，急性期では，身体的回復と精神的安定，治療への動機づけの確認，対象者との信頼関係構築，回復期においては，病識の獲得と自己コントロール能力の獲得，日常生活能力の回復，社会復帰期では，障害の受容，社会生活能力（服薬管理，金銭管理等）の回復と社会参加の継続等となっている。

　以下に，各期の特徴的な指定入院医療機関（医療観察法病棟）のかかわりについて述べる。

①急性期（3カ月を目安）

　急性期には，対象者との関係構築や治療への動機づけを高めていくことを重視する。そのため，担当多職種面接を実施し，疾患のことや対象行為のこと，治療プログラムの選択などに関して対象者と話し合う機会をもち，双方向性のコミュニケーションを通して，対象者が自身の思いや考えを安心して表現できることや治療の決定に参加できることを実感してもらう。また，早期より疾患・服薬心理教育プログラムを開始し，疾患について考える機会をもてるように支援する。

②回復期（9カ月を目安）

　回復期では，個別面接や内省の集団プログラムへの参加を通して，対象者が対象行為の振り返りを行い，被害者への共感性を育むなど内省を深めていくことを支援する。また，疾患についての理解とともに衝動性や怒りのマネジメント，コミュニケー

ションなど個々の課題に取り組み，自己コントロール能力を身に着け，生きやすさを獲得できるように支援する。生活空間であるユニットで行われるユニットミーティングへの参加を通して，日常生活のなかで起こる問題を実際に解決していく過程を体験することや，対人トラブルを実際に解決できる体験を積み重ねていくことで，問題解決能力や対人関係能力を高めることが期待できる。

また，回復期からは申請により外出も可能となり，環境変化による状態評価や病棟内で獲得できたものを実際場面で活用していくことが可能となる。

③社会復帰期（6カ月を目安）

社会復帰期には，退院後の生活や支援体制の確立を目指し，急性期から定期的に実施していたCPA会議を頻繁に実施する。また，対象者自身も社会復帰講座などの集団プログラムに参加し，どのような社会資源が活用可能なのかを知る機会をもち，対象者自身が退院後の生活に関心をもち，希望を述べることができるように支援している。また，外泊を通して，退院後の支援者との交流を深め，救助行動を確認することや，退院後の生活スケジュールを実際に行ってみることで無理がないか確認することなど退院に向けて準備していく。また，クライシスプランも作成し，退院後の支援者も含めて共有することで，実践可能なプランにし，対象者が安心して退院できるように支援する。

（3）指定入院医療機関における治療・リハビリテーション・社会復帰支援

①治療プログラム

治療プログラムについては，指定入院医療機関の各職種が職種自体の特性を活かしながら作成と運営を行っている（**図2-7**）。こうした多様な治療プログラムが，単にプログラム内だけの効果にとどまらず，対象者の回復や社会復帰のために十分に機能するためには，多職種が，相互に連携し協働してプログラムを行うことが必須である。

指定入院医療機関では，対象者の精神状態や生活状況の評価とともに，看護師を中心とした心理教育（疾病教育，服薬教育），臨床心理技術者を中心とした認知行動療法やSST，作業療法士を中心とした各種の作業療法，精神保健福祉士を中心とした権利擁護講座や社会復帰講座などの治療プログラム，MDT会議やCPA会議，地域生活での危機予防・危機介入の計画としてのクライシスプランの作成等，多様な治療的な取り組みが行われているが，通常，いずれも一職種だけで実施・運営されることはなく必ず複数の職種が関与している。多職種のかかわり方としては，内省プログラムや作業療法プログラムなどのように，臨床心理技術者や作業療法士がプログラムの主たる進行役を務め，その他の職種がサポート役としてかかわる場合や，病棟全体ミーティングやMDT会議，CPA会議などのように全職種が共同で行うもの，物質使用障害治療プログラムや，WRAPなど，職種の枠を超えて担当職員を固定して行うものなどもあり，各職種のかかわり方自体も多様になっている。

図2-7 ◆ 医療観察法病棟治療プログラム

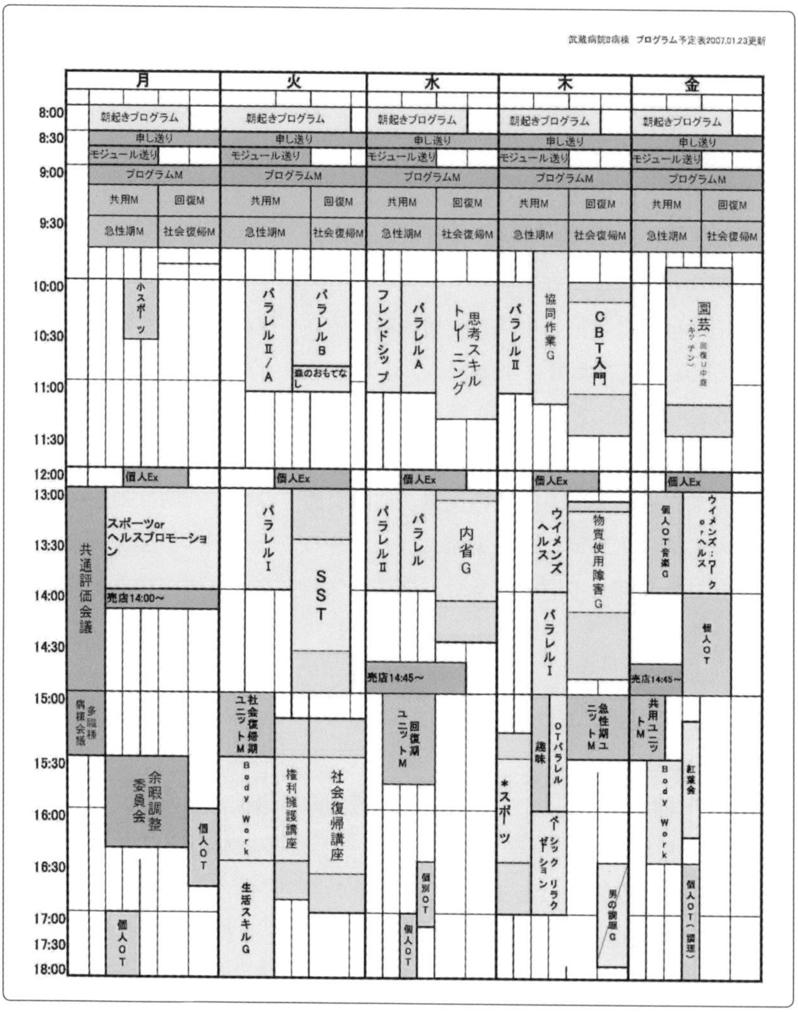

武蔵病院2病棟　プログラム予定表2007.01.23更新

時間	月	火	水	木	金
8:00–8:30	朝起きプログラム	朝起きプログラム	朝起きプログラム	朝起きプログラム	朝起きプログラム
8:30	申し送り	申し送り	申し送り	申し送り	申し送り
	モジュール送り	モジュール送り	モジュール送り	モジュール送り	モジュール送り
9:00	プログラムM	プログラムM	プログラムM	プログラムM	プログラムM
	共用M／回復M	共用M／回復M	共用M／回復M	共用M／回復M	共用M／回復M
9:30	急性期M／社会復帰M	急性期M／社会復帰M	急性期M／社会復帰M	急性期M／社会復帰M	急性期M／社会復帰M
10:00–11:30	小スポーツ	パラレルⅡ／A、パラレルB、森のおもてなし	フレンドシップ、パラレルA、患者スキルトレーニング	パラレルⅡ、協同作業G、CBT入門	園芸（園復U・中庭・キッチン）
12:00	個人Ex	個人Ex	個人Ex	個人Ex	個人Ex
13:00–14:30	スポーツorヘルスプロモーション、共通評価会議、売店14:00〜	パラレルⅠ、SST	パラレルⅡ、パラレル、内省G、売店14:45〜	ウイメンズヘルス、物質使用障害G、パラレルⅠ	個人OT音楽、ウイメンズ・ワーク、ウィ・ヘルス、個人OT、売店14:45〜
15:00–16:30	多職種病棟会議、余暇調整委員会、個人OT	社会復帰ユニットM、Body Work、権利擁護講座、社会復帰講座、生活スキルG	回復期ユニットM、個別OT	OTパラレル趣味、急性期ユニットM、*スポーツ、ベーシックリラクゼーション、男の調理G	共用ユニットM、Body Work、紅茶会、個人OT（調理）
17:00–18:00	個人OT	生活スキルG	個人OT		

②外出・外泊の実施

　指定入院医療機関では退院後の地域生活を想定し，治療的意義とリスクアセスメントを十分に協議し外出・外泊を計画，実施している。外出・外泊は，原則として指定入院医療機関スタッフが2～3名同伴し，退院後に対象者を支援する家族や関係機関職員等が介入する機会を積極的に設け，対象者と指定入院医療機関職員，退院後の支援者とが共に状態の評価を行い今後の課題を共有し，退院後の治療へとつなげている。

③退院支援

　この制度では，指定入院医療機関に入院した人が，その地元等において円滑に社会復帰できるよう，入院当初から，退院に向けた取り組みを継続的に行うこととしてお

り，CPA 会議といわれる病棟内のケア会議を定期的に開き，対象者，担当多職種チーム，社会復帰調整官，退院地域の関係機関が参加し，ケアマネジメントの手法を用いて退院後のケア計画などを作成している。保護観察所は，指定入院医療機関や地元の都道府県・市町村などの関係機関と連携して「生活環境調整」を行い，退院地の選定・確保や，そこでの処遇実施体制の整備を進めることとしている。

そして，入院対象者の治療が進み，もう医療観察法における入院治療が必要ないと指定入院医療機関（担当多職種チーム）が判断した場合，指定入院医療機関は，裁判所へ退院許可申し立てを行わなければならないとされている。

（4）治療評価会議，病棟運営会議，倫理会議

指定入院医療機関は，対象者の症状の段階に応じ，人的・物的資源を集中的に投入し，専門的で手厚い医療を提供していく。指定入院医療機関の病棟の多職種チーム（精神科医，看護師，精神保健福祉士，作業療法士，心理士）により，①入院対象者の治療方針，治療プログラムの内容や治療効果については，治療評価会議（週1回）で検討される。②とくに，治療ステージ（急性期，回復期，社会復帰期）の移行や外出，外泊など重要な決定については，再度，運営会議（月1回）で検討される。また，倫理会議（原則月2回）では，精神症状により意思伝達能力や判断能力が損なわれている，あるいはインフォームドコンセントが得られない場合に，精神医学の専門家の外部委員を含む倫理会議で，非自発的治療の適否について事前評価を行う。

② 通院処遇

（1）通院処遇（地域処遇）の概要とその期間

医療観察制度による通院処遇（**図2-8**）は，裁判所において退院決定または通院決定を受けた日から，原則3年間とされているが，対象者の病状や状況等により裁判所の決定で短縮される場合もある。また，3年を経過する時点で，なお医療観察制度による処遇が必要と認められる場合には，裁判所の決定により，その後，2年を超えない範囲で，通院期間を延長されることがある。

通院の期間は，前期通院治療（6カ月），中期通院期間（18カ月），後期通院期間（12カ月）の原則3年，なお本制度による処遇が必要と認められる場合には，裁判所の決定により，通じて2年を超えない範囲で，通院期間を延長することができる。ただし，裁判所の決定で延長をしても最長5年間を超えることはできない。また，その期間終了前でも，保護観察所長もしくは対象者本人，その保護者または付添人の申し立ての結果，裁判所において処遇終了決定を受けた場合は，医療観察制度による処遇は終了する。

（2）指定通院医療機関における治療・リハビリテーション・社会復帰支援等

この制度における通院医療は，厚生労働大臣が指定する指定通院医療機関で行われる。医療観察法における通院医療費の全額国費で支払われる。ただ，指定通院医療機

図2-8 ◆ 通院処遇の概要と医療観察法手続き

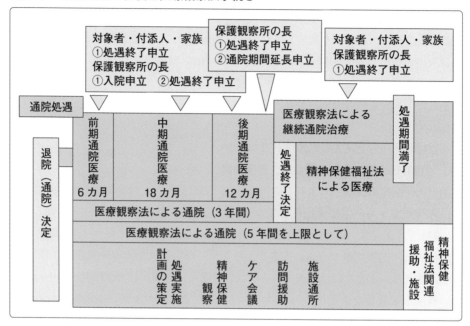

関における入院医療費は，精神保健福祉法での入院の場合，対象者の自己負担となる。

通院処遇では，保護観察所が，作成する「処遇の実施計画」に基づき，対象者個々の病状や生活環境に応じて，必要となる医療，精神保健観察，援助等が提供されることになっている。具体的には，対象者は，指定通院医療機関に通院し，訪問看護，デイケアなどを受けながら，保護観察所による精神保健観察や行政機関，精神障害者等福祉関係機関により行われる各種援助などの必要な福祉サービスなどを受け，病状の改善と社会復帰に努めることになっている。

そして，保護観察所が定期的に主催する「ケア会議」に協力し，地域社会における処遇に携わる関係機関等が通院対象者に関する必要な情報を共有し処遇方針の統一を図る。また，処遇の実施計画の見直しや各種申し立ての必要性等について検討していくことになっている。

指定通院医療機関では，1カ月に一度以上，対象者に個別の治療計画を策定し，定期的に対象者の評価を行うなど各職種が連携を図りながら，医療を提供するために，対象者を担当する多職種チームにより「多職種チーム会議」を開催することが義務づけられている。この指定通院医療機関内の多職種チーム会議では，必要に応じて，当該医療機関以外の地域の医療・保健・福祉関係者および社会復帰調整官の参加を求めていく。また，対象者に対して複数の指定通院医療機関から医療が提供される場合（訪問看護等を他の機関との連携で行う場合）には，医療機関相互の連携を十分に保

つため，定期的に評価等の会議を行うこととされている。また，通院の決定を受けた対象者は，継続的な医療を確保することを目的に社会復帰調整官による精神保健観察が実施される。通院（地域）処遇の対象者は，任意入院はもとより，措置入院，医療保護入院も可能であり，その入院の期間中も精神保健観察は続く。また，社会復帰調整官は，対象者および家族，関係機関担当者などと，ケア会議を開催する。

通院（地域）処遇にかかわるスタッフは，このような医療観察制度における通院（地域）処遇の概要，その規則，注意点などをよく理解しておかなければならない。また，指定入院医療機関でのCPA会議で行った話し合いの内容や決定事項などは再度，振り返りを行っておく。そして，退院後のケア計画の中心となる地域処遇実施計画や緊急時対応計画（クライシスプラン）の案をチェックして，通院（地域）処遇開始後の治療，生活，支援などの具体的なイメージを通院（地域）処遇にかかわるスタッフや社会復帰調整官などと，よく共有化しておく必要がある。また，前述の退院許可申立審判の制度概要をよく理解しておくとともに，裁判官，精神保健審判員，精神保健参与員の対象者への質問，とくに，①退院後の居住地や利用予定の社会復帰施設の確認，②地域生活のイメージや希望（現実的計画性）の確認，③処遇実施計画案（クライシスプランを含む）に対する認識とその履行（具体的実行性）の確認，④対象行為への内省，⑤再他害行為の予防のために必要なスキルの確認などが，退院後の対象者の通院（地域）処遇に重要なものについての対象者の態度や発言内容について，通院（地域）処遇開始前に，通院（地域）処遇にかかわるスタッフや社会復帰調整官などで，よく共有化しておかなければならない。

B 医療観察法における各ステージでの精神保健福祉士の役割の概要

医療観察制度においては，それぞれのステージで，ソーシャルワーカーが専門的なかかわりをもっている。医療関節制度の審判部分に関与する精神保健参与員，入院処遇や通院処遇で対象者の治療・リハビリテーション・社会復帰援助にかかわる指定入院医療機関，指定通院医療機関のソーシャルワーカー，地域の社会復帰施設や関係行政機関・相談機関などでかかわるソーシャルワーカー，そして，全体を通して，法務省保護観察所の職員の立場でかかわることになる社会復帰調整官などである。

1 精神保健参与員の役割

医療観察法では，医療観察法の対象者の処遇の要否および内容を決定する審判制度に，裁判官と共に，精神医療・福祉の関係者をかかわらせることとしている。検察官の医療観察法の申し立てを受けて，地方裁判所は，厚生労働大臣により作成される精神保健判定医の名簿の中から**精神保健審判員**を任命する。精神保健審員が任命される

と裁判官と精神保健審判員により合議体がつくられ，処遇事件を取り扱うことになる。**精神保健参与員**については，裁判所（合議体）は，処遇の要否およびその内容につき，精神保健参与員の意見を聴くために，これを審判に関与させると規定されている。「精神保健審判員」「精神保健参与員」は，ともに地方裁判所の非常勤職員であり，特別職の公務員という位置づけにおいて，その業務を行うことになっている。医療観察法の審判では，裁判官と精神科医師である精神保健審判員による合議体がつくられ，対象者の処遇の要否および内容を審議していく。

　医療観察法の審判において，精神保健参与員は，精神保健福祉分野の専門家として，福祉職の立場から，精神障害者の社会復帰について意見を言い，専門分野の知識と経験で助言等を行うことが求められている。そのため，精神保健参与員は，精神保健福祉に専門的な知識を有する者として，5〜7年程度以上の実務経験のある精神保健福祉士や長期にわたり精神保健福祉分野を専門として担当してきた保健師等の中から選任され，精神保健審判員と同様に厚生労働大臣作成の名簿に登録されたものから，裁判所（合議体）により任命されることになっている。そして，その知識や経験等に基づき裁判官と精神保健審判員による合議体に，適切な判断を行うための専門的知識や有益な意見を提供することとなっている。

　精神保健参与員の審判関与について，医療観察法では「特に（精神保健参与員が）必要がないと認めるときは，この限りでない」とされており，精神保健参与員を医療観察法の審判に必ず関与させなくてはならないというわけでない。しかし，医療観察法が対象者の社会復帰を目的とした法律であるため，精神障害者の保健および福祉の専門家である精神保健参与員の意見は，重要なものであるとされており，最高裁判所による医療観察法の解釈においても，原則として処遇事件に精神保健参与員を審判に関与させ，意見を聴くことが求められている。精神保健参与員の関与が「特に必要がないと認めるとき」とは，申し立てが不適法である等，申し立て自体を却下すべき場合や入院継続の確認の申し立てなどで，明らかに病状・生活環境に変化がなく入院継続確認決定をすべき場合などがあげられている。

② 指定入院医療機関の精神保健福祉士の役割

　指定入院医療機関におけるソーシャルワーカーの特徴的なかかわりの一つに，対象者への**権利擁護**の取り組みがあげられる。医療観察法病棟は，法的にも物理的にも非常に拘束力の強い施設であるため，対象者の権利を保護するための諸制度（裁判所への抗告や退院請求，退院許可申立の方法，付添人の依頼，厚生労働省への処遇改善請求，強制治療と倫理会議等）の説明や手続きへの支援が必要かつ重要である。そのため，対象者と，それぞれの関係機関（裁判所，検察庁，弁護士会，地方厚生局，保護観察所等）との間に立ち，調整や支援を行うことが必要となる。なお，法施行当初からしばらくは，入院対象者の権利擁護について，条文や取り決めはあっても，その運

用については，標準的な手続きさえ決まっていないものも多くあった。そのため，指定入院医療機関のソーシャルワーカーが，各関係機関と協議，模索しながら，相互に連携し，できるかぎり利用しやすく，対象者の権利が擁護されるシステムを作り，改善を重ねてきた。現在では，入院決定となった対象者に対する抗告の説明から，退院許可申立審判での裁判所との調整等，対象者の権利擁護に関する部分は，ほぼ指定入院医療機関のソーシャルワーカーが担っている。

　もう一つの，指定入院医療機関におけるソーシャルワーカーの特徴的なかかわりは，対象者の**退院調整**を含む**社会復帰援助**である。重大な他害行為を行った対象者の退院調整，社会復帰援助は，対象者の再他害行為の防止と円滑な社会参加という，一見相反することを目指すことや，地域の支援者に，他害行為歴のある対象者を支援することに対する不安を乗り越えて理解を得ることなど，慎重さ，丁寧さが求められることが多い。反面，それらを理由に，対象者が社会的入院とならないようにすることは，ソーシャルワーカーとしての責務である。退院調整のケア会議などにおいて，医療観察制度の目的や手続き，対象者や関係者の意向や現状の病状や状況を十分に理解し，社会復帰調整官と連携しながら，慎重に退院調整を進めると同時に，担当ソーシャルワーカーを含む多職種チームのスタッフは，皆，対象者，家族，関係者と共に，対象行為の重大さや，被害感情，自身にある応報感情などに向き合い，整理しながらケースを進めていく必要がある。

③ 指定通院医療機関における精神保健福祉士の役割

　指定通院医療機関では，ノーマライゼーションの観点も踏まえた通院対象者の社会復帰の早期実現を目指し，プライバシー等の人権に配慮しつつ透明性の高い医療を多職種のチームにより提供することが求められている。また，指定通院医療機関においては，当該通院対象者の状況に応じて専門的な通院医療を提供するとともに，一時的な病状悪化の場合などには，精神保健福祉法等により，入院医療を提供していくことになっている。

　通院期間は，「通院前期（通院開始後6カ月まで）」「通院中期（通院開始後6カ月以降18カ月まで）」「通院後期（通院開始後12カ月以降）」の3期に分けられており，3年以内に一般精神医療への移行を目指している。そのため，対象者ごとに治療計画を作成し，定期的な評価を行うとともに，治療への動機づけ等を高めるために，十分な説明を行い通院対象者の同意を得られるように努める（必要に応じ当該対象者が参加する多職種チーム会議も実施する）。保護観察所他の保健・医療・福祉の社会資源と連携をとりつつ対象者を支援することになっている。

　指定通院医療機関の精神保健福祉士は，これらのことを踏まえて通院対象者の援助を行っていくことになる。まず，指定通院医療機関の精神保健福祉士は，鑑定入院から地方裁判所の審判の決定により医療観察法の通院となる（直接通院）や審判の入院

図2-9 ◆ 社会復帰調整官の役割

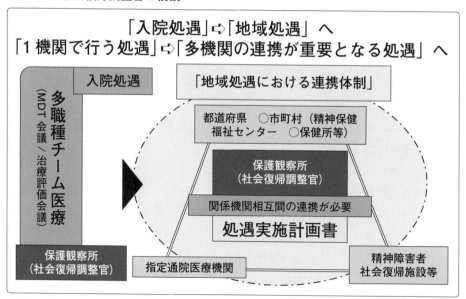

「入院処遇」⇨「地域処遇」へ
「1機関で行う処遇」⇨「多機関の連携が重要となる処遇」へ

入院処遇

多職種チーム医療
（MDT会議／治療評価会議）

「地域処遇における連携体制」

都道府県　○市町村（精神保健
福祉センター　○保健所等）

保護観察所
（社会復帰調整官）

関係機関相互間の連携が必要

処遇実施計画書

保護観察所
（社会復帰調整官）

指定通院医療機関

精神障害者
社会復帰施設等

多機関の多職種チームよる連携が有効に行われていくためには，指針となる「処遇実施計画（ケア計画）」とそれを作成し，運営していくための「ケアマネジメント」の方法が重要となる

決定による指定入院医療機関の入院を経て通院となる（移行通院）について，それぞれ地方裁判所，保護観察所，指定通院医療機関，強制機関等と指定通院医療機関との窓口となり保護観察所の社会復帰調整官と連携しながら，対象者の受け入れのための各種関係機関との調整などを行っていく。そして，保護観察所が定期的に主催する「ケア会議」に協力し，地域社会における処遇に携わる関係機関等が通院対象者に関する必要な情報を共有し処遇方針の統一を図る。また，処遇の実施計画の見直しや各種申し立ての必要性等について検討していくことになっている。

　指定通院医療機関内においても多職種チームの一員として，通院対象者に個別の治療計画を作成し定期的に当該通院対象者の評価を行うなど各職種が連携を図りながら社会復帰援助を中心に，治療やリハビリテーションに積極的にかかわることになる。とくに，指定通院医療機関による訪問看護等を中心とする訪問援助やデイケア，作業療法等の精神科リハビリテーションでの対象者との直接援助や調整などについては，指定通院医療機関の精神保健福祉士が中心となって業務を行っている。

④ 社会復帰調整官の役割（図2-9）

　保護観察所においては，医療観察制度による処遇に従事する専門スタッフとして，精神保健福祉士の有資格者など同法の対象となる人の社会復帰を促進するために必要な知識および経験を有する**社会復帰調整官**が配置され，医療観察制度における「審判」「入院処遇」「通院・地域処遇」などの各場面において，以下のように対象者

の生活状況を見守り，必要な指導や助言を行うとともに，関係機関相互の連携・調整役等を担っている。

①生活環境調査

　保護観察所（社会復帰調整官）が行う生活環境の調査とは，裁判所の求めに応じ，対象となる人の住居や家族の状況，利用可能な精神保健福祉サービスの現況など，その生活を取り巻く環境について調査するもの。調査は，本人や家族等の関係者と面談するほか，関係機関に照会するなどして行われ，その結果は，医療観察法の当初審判における資料（生活環境等結果報告書）となっている。

②生活環境調整

　指定入院医療機関に入院した人が，その居住地等において円滑に社会復帰できるよう，入院当初から，退院に向けた取り組みを継続的に行うことになる。保護観察所（社会復帰調整官）が行う生活環境の調整とは，保護観察所が，本人から退院後の生活に関する希望を聴取しつつ，指定入院医療機関や退院予定地の精神保健福祉関係機関と連携して，退院地の選定・確保のための調整や，そこでの処遇実施体制の整備を進めるものである。

③精神保健観察

　医療観察制度の対象となる人の病状の改善と社会復帰の促進を図るためには，必要な医療の継続を確保することが重要である。この制度では，継続的な医療を確保するため，保護観察所の社会復帰調整官が，必要な医療を受けているかどうかや本人の生活状況を見守り，必要な指導や助言を行う。

◆保護観察所が主催する「ケア会議」

　保護観察所は，地域社会における処遇に携わる関係機関が，対象者に関する必要な情報を共有し，処遇方針の統一を図るほか，処遇実施計画の見直しや各種申し立ての必要性等について検討するため，定期的または必要に応じ，ケア会議を開催する。

C ● 医療観察法（制度）の課題

　欧米諸国では100年以上の長い歴史のある司法精神医療も，わが国ではまだ，始まって間もない。そのため，司法関係者が言うところの「医療観察法の対象者」は，「犯罪を犯した（自分の意思で）精神障害者ではなく，精神症状の悪化により心神喪失・耗弱（幻覚妄想）状態で，犯罪行為を行ってしまった精神障害者である」という対象者像についても，私たちは，理屈としては理解していても，実感として，まだ整理できていないところがある。そして，いたずらに本人の反省を求めたり，「本人が対象行為を覚えていないというのは，反省が足りないからだ」などの発言や，逆に現状では，（精神症状）再発のリスクが高くなってきている状態にもかかわらず「本人が二度とやらないと固い決意をしているので大丈夫と思う」などの意見が，退院調整

のケア会議（CPA会議）や地域でのケア会議などで，精神医療・保健・福祉の専門家からも散見されている。また，私たちは，支援の対象者に対して，応報感情を整理しながら支援者としてかかわる，自身の危険に配慮しながら支援者としてかかわるなどの状況に慣れていない。

欧米諸国では，前述の「精神症状の悪化により心神喪失・耗弱（幻覚妄想）状態で，犯罪行為を行ってしまった精神障害者」のみならず，自分の意思で犯罪を犯した人の社会復帰についても福祉の領域として多くのソーシャルワーカーがかかわっており，それぞれのソーシャルワーカーが知識やスキルを蓄積し，この領域における福祉の専門家として支援を行っている。

わが国でも，近年，刑務所や更生保護施設に社会福祉士や精神保健福祉士が配置され，また，就労支援や居住施設関連支援，高齢者や知的障害者への支援など，この領域にかかわるソーシャルワーカーは増えており，ソーシャルワーカーがかかわることへの社会的要請も強くなっている。

わが国における司法精神医療・保健・福祉領域でのソーシャルワーカーのかかわりは，まだ始まったばかりであり，今後「社会的入院」「再他害行為」「被害者感情」「応報感情」など整理しなければならない問題や課題も多く，また，かかわるソーシャルワーカーとしての葛藤も大きい。しかし，前述のように司法福祉や司法精神医療・保健・福祉領域にソーシャルワーカーがかかわることへの社会的な要請も強くなってきている。これからのソーシャルワーカーには，これらの問題や課題に葛藤を抱え，試行錯誤しながら，きちんと向き合い，知識とスキル，倫理観を高めていくことが求められていると思われる。

引用文献

1）厚生労働省：精神保健医療福祉の現状．2020年．
https://www.mhlw.go.jp/content/12200000/000607971.pdf
2）厚生労働省：平成30（2018）年医療施設（動態）調査・病院報告の概況．2019．
https://www.mhlw.go.jp/toukei/saikin/hw/iryosd/18/
3）厚生労働省：長期入院精神障害者の地域移行に向けた具体的方策の今後の方向性．2014．
https://www.mhlw.go.jp/file/05-Shingikai-12201000-Shakaiengokyokushougaihokenfukushibu-Kikakuka/0000051138.pdf
4）総務省自治財政局：公立病院の経営状況（平成30年度決算）．2019．
http://www.nga.gr.jp/ikkrwebBrowse/material/files/group/2/06_siryou4.pdf
5）北村　毅：沖縄の精神保健福祉のあゆみ．北村　毅編著，沖縄における精神保健福祉のあゆみ―沖縄県精神保健福祉協会創立55周年記念誌，沖縄県精神保健福祉協会，2014，pp.9-94．
6）F・P・バイステック著，尾崎　新，福田俊子，他訳：ケースワークの原則―援助関係を形成する技法．新訳改訂版，誠信書房，2006．

参考文献

1）厚生労働省：平成28〜30年度衛生行政報告例の概況．
https://www.mhlw.go.jp/toukei/list/36-19a.html
2）大谷　實：新版精神保健福祉法講義．成文堂，2010．
3）精神保健医療福祉白書編集委員会編：精神保健医療福祉白書2018/2019―多様性と包括性の構築．中央法

　　　規出版，2018.
4）高柳　功，植田孝一郎編著：精神保健福祉法の最新知識―歴史と臨床実務．中央法規出版，2002.
5）金子　努，辻井誠人編著：精神保健福祉士への道―人権と社会正義の確立を目指して．久美，2009.
6）岡田靖雄：日本精神科医療史．医学書院，2002.
7）篠原由利子：戦後の精神医療状況と WHO クラーク勧告．佛教大学社会福祉学部論集，（16）：39-63，
　　　2020.
8）岡崎伸郎：精神保健医療のゆくえ―制度とその周辺．日本評論社，2020.
9）社団法人日本精神保健福祉士協会，日本精神保健福祉学会監：精神保健福祉用語辞典．中央法規出版，
　　　2004.
10）厚生労働省：地域で安心して暮らせる精神保健医療福祉体制の実現に向けた検討会.
　　　https://www.mhlw.go.jp/stf/shingi/other-syougai_322988_00011.html

第 **3** 章

精神障害者の
生活支援に関する制度

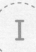

Ⅰ　精神障害者の生活支援制度

　生活支援という言葉は，1990年代から社会福祉・介護の領域で広く使用されるようになり，政策のキーワードとして強調されることも多い。こうした潮流のなかで精神保健福祉領域における生活支援は，1970年代の精神科ソーシャルワーク実践を通して生成した固有の理念と方法という特性をもっている。

　本章では，生活支援と精神障害者福祉に関する法制度との関係性を理解するために，第Ⅰ節では，精神保健福祉領域における生活支援の生成の歴史を概観し，生活支援の意義と基本的考え方を理解する。併せて精神保健福祉士としての課題を考える。そのうえで，基盤となる障害者総合支援法の中から第Ⅱ節では相談支援，第Ⅲ節では居住支援，第Ⅳ節では就労支援を取り上げて精神保健福祉士の役割を学ぶ。

A　生活支援の生成の歴史

　精神保健福祉領域の生活支援の展開は，政策的関心や法制度に規定されながら，先進諸国の障害福祉の理念やソーシャルワークなどから学び，現在も生成途上にある。最初に，精神保健福祉の政策や法制度の変遷とともに生活支援の生成の歴史的経緯を概観する。

1　萌芽期

　1960年代の精神科医療は，精神衛生法の下で，精神病院の整備が急がれ，民間の精神病院が増加を続けている時期である。当時は，精神障害者はその疾病の特性から，社会と隔絶した環境で医療と保護を行うこともやむを得ないという考え方が一般的であった。その一方で薬物療法の導入によって，開放化運動や職親と連携しながら共同住居を運営するなど，社会復帰のための先駆的な試みも始まっている。このような状況のなかで，精神病院に新たな職種として精神科ソーシャルワーカー(以下，PSW)が採用されて，人手不足を補いながら，入院患者の生活改善や外勤作業療法などに取り組み始めている。

　この時期のPSWについて**坂上祐子**は，「PSWは従来の精神病院に希薄であった『患者＝生活者観』を強化し，病院の業務のなかに患者の利益擁護ないし不利益の防止という視点とその具体化を導入しようとしているといえる。雑務としての取扱いしかうけていなかった諸務をこのあらたな視点から再評価し再構成することによって，精神病院の社会的機能を人権意識不在の隔離から病気をもった人間のための医学的治療と社会的援助へと変革する可能性が生まれてくる。(中略) いまひとつPSWが重

視しているのは病院内での患者の生活条件の改善と民主化である。閉鎖病棟の雰囲気が暗く患者に活気がないなどは多くの人が指摘しつづけてきた問題点であるが、PSWもまた新しい職種であっただけに新鮮な観察眼でこの状況をとらえ、院内での患者の生活プログラムに工夫をこらしたり、設備改善をはかったりしている。この面でのPSWのとりくみはすでに昭和30年代前半のころからはじめられ、現在まで引きつがれ拡大している。PSWの関心が初期には精神内界への働きかけにあったとはいうものの、同時に精神医学的視点だけでなく人間として患者をとらえる視点が生きつづけてきたことは注目されるべきPSWの特性である」[1]とまとめている。

1965（昭和40）年には精神衛生法の一部改正によって、都道府県に精神衛生の技術的中枢機関として**精神衛生センター**の設置とともに**保健所**が地域精神衛生の第一線機関として新た位置づけられて、PSW等の**精神衛生相談員**が配置され、相談、訪問体制が強化されることになった。しかし、精神障害者の生活を地域で支えるよりも、入院にかかわる相談が多く、当時の精神衛生法体制の下では、「Y問題」に象徴されるように、本人に会うこともないまま、家族の話を聞いただけで精神病と判断し、警察の応援を求めて強制入院させるという「入院先行・本人不在」になる危険性があった。

PSWは、当時の精神病院のパターナリズムや治療的悲観論に対して、**自己決定の原理**を掲げ、イギリスの**ジョーンズ**（Jones, M.）の治療共同体などから学びながら、入院患者の生活改善や職親と連携して外勤作業など、手探りで社会復帰活動に取り組んでいる。また、地域の中では、法制度上に位置づけられたPSWの業務が対応の仕方によっては人権侵害になり得ることが提起され、何のために、誰に対して、どのような役割を果たすのかという人権感覚と専門性を改めて点検する時期でもあった。

2 生成期

1970年代になると、精神病院の開放化と連動して大阪府の浅香山病院などでは、病院周辺のアパートに退院し、PSWがかかわることで地域での生活を維持するといった活動もみられる。この時期には、病院と社会（家庭、地域）の中間の施設も制度化されるが、これら中間施設は「医療的ケアが希薄で、新たな収容施設化を招く」と精神科医などから反対が強く、その後の設置は進まなかった。

1970（昭和45）年に、埼玉県の精神病院のPSWであった**谷中輝雄**が、受け入れ先がないという理由で入院を続けざるを得ない人々に対して、自ら地域に出て、住まいと働く場を用意することから「**やどかりの里**」を始めている。谷中は「医療の傘の下」でなければ精神障害者の福祉も成り立たない状況のなかで、退院した患者が何か事件を起こしたときに誰が責任を取るのかと批判されながら、当時を振り返って「常に二つのことを否定してきた。一つは第二の精神病院をつくってはならない。もう一つは社会福祉施設化してはならない。これらを前提に『精神障害者』にとって、社会復帰する際どのような援助が必要かを模索してきたのが『やどかりの里』であった」[2]

と述べている。

　1974（昭和49）年には，福島県でも「私たちに生きられる場所を見つけてください」という患者の要請を受けて共同住居として「**あさかの里**」が始まった[3]。1970年代後半から1980年代にかけて，地域の中では，精神障害者の家族会等による小規模作業所や共同住居づくりが地方自治体の助成もあって全国各地に広がっている。在宅精神障害者のグループ活動を始める保健所も徐々に増加し，1975（昭和50）年には，社会復帰相談指導事業として国庫補助化された。

　また，精神障害者と地域住民の交流を媒介するボランティア活動も始まり，1984（昭和59）年には神奈川県社会福祉協議会による初めての精神保健ボランティア養成講座が開催された。1981（昭和56）年には，精神科医の**蜂矢英彦**が，精神障害（統合失調症）が生活障害を有していることに気づきながらも病者として扱われ，障害福祉的施策が皆無であることを批判して，「**疾病と障害の共存**」としてとらえ，医療（治療）の対象とするのみではなく，リハビリテーションと福祉（**生活支援**）の対象とするように提唱している[4]。

　1980年代に入ると，北海道の帯広・十勝圏域では，各精神科病院のPSWがチームを組んで保健所訪問のなかから「精神病になっても決して精神病院に彼らの人生を埋もれさせてはいけない」と，共同住居の「生き場づくり」や「地域生活支援のネットワークづくり」へと展開している[5]。1983（昭和58）年には，東京都の板橋区で「**JHC板橋**」が精神障害者の相互支援システムを基盤に，参加・協働ネットワークによる「あたたかいまちづくり」の取り組みを始めた[6]。翌年には，北海道の浦河町で，精神障害等を抱えた当事者の生活共同体，働く場としての共同体，ケアの共同体という3つの性格を有する地域活動拠点となる「**べてるの家**」が設立される[7]。

　この時期は，PSWが精神科医療の枠を超えて，精神障害者と共同生活をしながら拠点づくりや支援ネットワークづくりの生成期であるといえよう。なお，これらの実践は，その後，精神障害者の地域生活支援のモデルとして**世界心理社会的リハビリテーション学会**（World Association for Psychosocial Rehabilitation；**WAPR**）に評価され，ベストプラクティスに選ばれている[8]。

③　制度化期

　1987年（昭和62）年に精神障害者の人権擁護と社会復帰の促進を2本柱とした**精神保健及び精神障害者福祉に関する法律（精神保健福祉法）**が成立した。**社会復帰施設**が法定化されるとともに，1993（平成5）年の改正時には，**精神障害者地域生活援助事業（グループホーム）**が新設されている。また，同年，**障害者基本法**が成立し，精神障害者が障害者福祉の対象として法的に位置づけられた。併せて1997（平成9）年には，精神保健福祉の施策を遂行する人材として，PSWの国家資格を規定した**精神保健福祉士法**が成立している。1999（平成11）年の精神保健福祉法改正では，**地域生**

活支援センターが社会復帰施設として位置づけられた。また，2002（平成14）年度からは，他の障害者と同じように，市区町村が障害福祉サービス利用に関する窓口になる。市区町村が実施主体となっているグループホームを加えて，**ホームヘルプ**，**ショートステイ**が創設された。

　こうした流れに呼応するように，2005（平成17）年には，**障害者自立支援法**が施行されて，自立支援給付と地域生活援助事業を2本柱として福祉サービスが制度化されて，2013（平成25）年の**障害者の日常生活及び社会生活を総合的に支援するための法律（障害者総合支援法）**に受け継がれる。生活支援の拠点として位置づけられていた地域生活支援センターは10年で役割を終え，地域生活支援事業として相談支援事業と地域活動支援センターなどに分けられて，市町村等の創意工夫により，地域の特性や利用者の状況に応じて柔軟にサービスを行うことになった。2006（平成18）年には，障害者や家族が必要な支援を適切に受けられるようにインフォーマルなサービスを含めた社会資源を改善・開発して，利用者と家族，その地域に住む人，支援サービス提供者などを包括的につなぐ役割を担う**相談支援専門員**が任用資格として制度化されている。

B ・ 生活支援の意義と基本的考え方

　生活支援の始まりは，入院の必要性がないにもかかわらず，地域生活の条件が整わないために長期間入院生活を続けていた中高年の統合失調症患者をPSWが「生活者」としてとらえ，パートナーとして「当たり前の生活」を取り戻す実践であった。生活支援の意義と基本的考え方をまとめておこう。

1 患者・病者から生活のしづらさをもつ生活者へ

　岩本正次は1968（昭和43）年に出版された『生活科学入門』の中で，「生活には生活を支え，また疎外する生活の基盤があり，生活者はそのなかで生活を守り，向上させようとする。したがって，生活要求がゆがめられながらも，一定の方向に充足するという事実が明らかになってきた」と述べ，「生活とはある条件の下において，人々の要求がいろいろの手段を用いて充足される過程の総体である」[9]と生活の定義を試みている。そして，精神障害者が当たり前の生活を手に入れたくても，実現できないことに生活上の困難さがあることを**「生活障害」**と呼んだ。

　谷中輝雄[10]は**「生活障害」**を**「生活のしづらさ」**に置き換え，障害を固定したものではないと指摘する。そして，地域の中で，生活者として生活を主体的に再開しようとすると「生活のしづらさ」が顕在化してきて，生活者として生きていくために必要な物や事が明らかになってきたと述べている。また，「生活のしづらさ」は障害を特定のものではなく，誰もが抱える特徴としての「生活のしづらさ」という概念とと

もに，障害は社会がつくり出すものであるという見方を提示している。

　さらに，生活を「ごくあたりまえの生活」とし，①あたりまえの人として，②あたりまえのつき合い，③あたりまえの生活，④ごくあたりまえの生活の4つに分けて説明している。①のあたりまえの人としては，「たとえ『症状』を持っていても，(中略)『病者』として扱うのではなく，『生活者』として見做すこと」が基本的考え方，視点であるとした。②のあたりまえのつき合いは，「一人前の人として，責任能力ある人として，彼らとあたりまえにつき合っていくことが大切」であり，自己決定を尊重していくことが中心となるとした。③のあたりまえの生活では，「権利としてのあたりまえの生活を保障するという側面と，あたりまえの生活を可能にしていく過程という側面との両側面」を指摘し，後者のあたりまえの生活を手にすることに重点を置いて，「精神障害者にとってあたりまえの生活を手に入れることは容易ではない。しかし，時間が経過する中で，ゆっくりとではあるが，あたりまえの生活を手に入れることは，十分に可能なことである」とした。さらに④のごくあたりまえの生活では，「ごく」に「その人なりの」とか「その人らしい」といった意味を込め，「精神障害者を普通の人にとか，普通の生活の状態に戻す，というようなレベルのことを意味しているのではない。(中略) その人なりの生活，その人らしい生活を認めるということは，普通の状態へ持っていくための訓練や指導を抜きにして，生活を支えていくということであり，それが『生活支援』の原点なのである」とした。

　ソーシャルワーカーの立場から，**窪田暁子**は，精神障害リハビリテーションを行う多くの職種の人たちと共に「生活」について考えてみたいとして，「あえて常識となっている「生活」というものを漠然としたままで使いたいと言い，常識とされる基本的視点として生活を3つの次元でとらえ，「(1) 生命活動としての側面，(2) 日々の暮らしの側面，(3) 人生，生涯といった側面である。これら3つを視野に入れた時初めて，『生活の全体性』を見失わずに捉えることができる」と述べている[11]。

　さらに，「社会福祉は3つの側面の中で特に，2点目の『日々の暮らしの側面』を中心に仕事をしてきた。もちろん，(1) 生命活動としての側面も，(3) 人生，生涯といった側面も切り離しがたく結びついての『日々の暮らし』なのである。このことを大切にすることが，生活支援の出発点である。不都合や障害があっても，それらを抱えながらの日々の暮らしは，医療とも深く結びついたものである。日々の暮らしの中からこそ『生活習慣』は生み出されるものである。『生活リズム』というものが個体・生命活動のリズムでもあり，社会的に，歴史や文化の中で生態のリズムも含めたものとして規定されてくるのも，生活の中からである。(中略) そのように考えた時，『どういう人生を生きたいのか？』という問いは，日々の暮らしに深く影響してくるものなのである。(中略)『日々の暮らしにおける変化』から，日々の暮らしと結びついた『生きる目標』というものが生まれてくる」[11]とした。

　「生活のしづらさ」についても，「この言葉もそれとしてはかなり曖昧であり，ま

た，あたかも居住場所を確保することの難しさや，生計を維持することの困難といった経済面とは無縁な，むしろ本人の主観を軸としたものと誤解される不安があって，ソーシャルワーカーの行うような全般的な生活援助を適切に表現していないことの悩みが，現場に強いことも否めない」として，「一つは，これまで生活問題と称してきた概念の内容に，単に日常生活あるいは家計ということに限定せずに，その人の人生の歩みのすべてを含ませていたことを明確に表現したいこと。もう一つは，そのうえでなお，生命活動と生涯の二つの次元の問題への援助活動をそれぞれ中心的に扱う医学や宗教などとは異なり，福祉援助は明らかに日々の暮らしのなかに反映されている具体的な課題を主として取り扱い，日々の暮らしを成立させ，発展させてゆくことを目標としている仕事であること」という二つのことを含めて，「生の営みの困難」ととらえることを提案し，「最初のアセスメントから始まって，援助の計画，評価に至るすべての過程において『生』と『生の営みとしての生活』を視野に入れていなければならない。しかも，『生』という全体のなかでの課題をとらえることによって，具体的困難への福祉制度の活用という作業に加えて，長期にわたる生活設計や家族関係の調整など，また職業，教育，医療など，『生の営み』を支えるさまざまな領域における援助との連携が深いものになる」とした[12]。

② 段階的な生活指導や訓練から生活支援へ

生活支援は，精神障害者の主体性を尊重し，指導や訓練といった一方向性のかかわりから，生活の自律および市民的権利の回復，さまざまな社会参加形態を認め，パートナーとしての対等性や双方向性のかかわりへの転換である。働けることが退院の1つの条件となっていた初期の社会復帰活動は，**グリーンブラット**（Greenblatt, M.）の精神科病院から地域社会へ段階的に復帰させる考え方を参考にしながら，院内作業から外勤作業を経て，職親などの会社に就職するというステップ方式をとることが多かった。

谷中は，このような社会復帰活動との違いを明確にして，生活支援の6つの特徴を以下のように整理している[10]。

■ 選択肢を多く

1つの選択のインフォームドコンセントよりも，選択肢を多くしてインフォームドチョイスをしてもらうほうが本人の自己決定の促しや主体性の確立の促しになる。

② ステップ方式をとらない

階段を登らせるように社会生活を営むうえでマスターしてほしいことを順番にこなしていけるように進めるのではなく，本人の望む生活をしてみて問題がある部分を支援していく。問題から考えるのではなく，本人の夢から現実の課題を共に考え，支援

に取り組む。

③ 自然な形で地域に住むこと

「普通の暮らし」を押しつけ，できないことを指導・訓練するのではなく，「その人なりの生活」を保障するために，さまざまなサービスや人を用意して支援していく。

④ 意思のない人ではないということ

意欲はなくても，意思のない人ではないので，待つことが大切である。その人の意思，希望を尊重し，その希望の実現化に向けて，共に行動するパートナーとなることが援助者に求められる。

⑤ 一人歩きではなく，仲間との連帯のなかでの自立ということ

依存しないで独立するのではなく，仲間の支え合いのなかで生活できるように支援する。生活支援の中心は，仲間づくりや仲間の支え合いを軸に活動が展開され，自立に対する考え方も「仲間との連帯のなかでの自立」と考える。

⑥ 生産より，出会いと創造へ

生産第一の考えから，「出会い」と「創造」をテーマに働くことを位置づけ，地域の中にいろいろな働く場をつくり上げていくことも重要なことである。

③ 個別の生活支援から地域生活支援システムの構築へ

住む場所や働く場所を用意することから始まった生活支援は，同じ障害をもつ仲間づくりや憩いの場の確保などへと徐々に活動が広がるとともに，ボランティアや地域住民との相互交流を含めたサポートネットワークづくりに発展している。こうした提起を踏まえて，先駆的な生活支援の実践から学び，地域特性に見合った地域生活支援システムの構築が課題となっている。

そのために必要な要件として，**石川到覚**は，「市民性を土台に据え，①当事者性を発揮するセルフヘルプ・グループメンバー，②素人性を活かすボランティア，③専門性を有するソーシャルワーカーという３つの特性を有する人々のトライアングル間での交互作用を高める関係力により，そこでの協働の実践を循環させることである（中略）このモデル構造の基盤には，三者が共通する『市民性』の保持を重視することであり，（中略），新たな地域を創出するすべての担い手が堅持すべき理念や価値の共有でもって，地域において多くの社会資源を生み出せる」[13]としている。

また，**田中英樹**は，生活支援を非医療的な支援の枠組みで狭義にとらえたうえで，エンパワメントやオルタナティヴの視点に立ち，医療やリハビリテーションを変容させ，それらを包摂した「**統合的生活モデル**」の確立を提起している[14]。

こうした提起を踏まえて，先駆的な実践から学び，地域包括ケアシステムの一環として地域生活支援システム構築が求められているといえよう。

C ● 生活支援に関連する法制度と精神保健福祉士の課題

もともと生活支援は，相談支援を基盤に，住む場所や働く場所など必要な社会資源を当事者や関係者と共に創出しながら，支援を提供する組織そのものや地域社会も変え，国の政策に反映させるソーシャルアクションが一体となった実践であった。

現在は，障害者総合支援法によって精神障害者の生活支援に必要な福祉サービスも障害という枠組みで一元的に提供されるようになっている。併せて，担い手のPSWも精神保健福祉士という名称の国家資格になった。法制度が変化し，実践現場が拡大するなかでの精神保健福祉士の課題を考える。

1 法制度・政策の中の精神保健福祉士

精神保健福祉士の実践は，生活支援にかかわる社会資源が皆無に近かったPSWの時代に比較して大きく変化した。生活支援の生成の歴史で明らかなように，精神障害者が置かれている状況を「何とかしよう」という取り組みから始まっている。そこで何が必要となるかが明らかになり，そのためにどこに働きかければよいのかという社会資源開発の方法や連携の仕方を身につけてきた。さらに，地域の課題もこうした実践を通して初めて見えてくるという面がある。しかし，法制度によって福祉サービスが細分化された今，法制度の枠組みや所属機関の経営・効率などの観点から，福祉サービスを当てはめて業務をこなすだけでは，結果的に，クライエント（利用者）を選別して切り捨て，画一的な支援計画を作ることになって，ソーシャルワーカーとして目指す役割や機能が十分に発揮できない。

岡本民夫も「本来ソーシャルワークはこうした法制度枠内の利用者や対象を主たる業務として機能してきたわけではない。むしろ法制度対象外，つまりこれらではカバーすることのできない課題にコミットし，かかわり，働きかけ問題の諸点を掘り起こし，明確化することから援助がスタートするものであり，さらには法制度の枠内におけるサービスであっても利用者のニーズを充足できない内容のものも多々あり，これらの課題を解明し，明瞭化して解決をしていかなければならない，いわゆる待ったなしの事態にも対応していかなくてはならない。その意味で今ソーシャルワーカーは急変する福祉環境のなかでいかなる位置づけと方向性を持つかがきわめて重要な課題となっている」[15]と述べている。

精神保健福祉士はソーシャルワーカーの国家資格であることに立ち帰り，福祉サービスを当てはめる業務を見直して，生活者としてのクライエント（利用者）のいるところから始めて，自己決定を尊重するかかわりが支援の基本であることを忘れるべき

ではない。法制度に規定された福祉サービスの活用や調整にとどまらず，いわゆる
「制度の狭間」にあるニーズ充足が困難な課題に対しても，フォーマル，インフォーマルの社会資源を改良，あるいは新たな社会資源を開発し，当事者と協働してさまざまなレベルでの社会資源をネットワーク化して支援の幅を広げることが求められるのである。

② 地域包括ケアシステムのなかの精神保健福祉士

2021（令和2）年に，厚生労働省は，**精神障害にも対応した地域包括ケアシステム**の構築を推進する観点から，有識者や当事者等を構成員とした「精神障害にも対応した地域包括ケアシステムの構築に係る検討会」を開催し，報告書を取りまとめている[16]。

報告書では，同システムの構築においては，日常生活圏域を基本として，市町村などの基礎自治体を基盤として進めること等についても盛り込まれ，今後，この報告書を踏まえ，必要な諸制度の見直し等具体的な取り組みについて検討し，その実現を図ることとなった。

地域の課題は複雑化しているため，特定の機関や専門職による援助だけでは対処することはできない。そのため，当事者を中心として，その周囲に複数の機関，専門職，地域住民等がネットワークを形成し，連携と協働により援助を展開することが求められる。

谷中は，精神保健福祉法に生活支援の拠点として位置づけられた地域生活支援センターを関係者のネットワークを形成する要として期待していた[17]。

しかし，障害者自立支援法が施行され，地域生活支援センターが10年で役割を終え，地域生活支援事業として相談支援事業と地域活動支援センターなどに分けられ，市町村等の創意工夫により，柔軟にサービスを行うことになった。そのため，活動内容は，各事業所内に限られており，相談支援業務などの利用者が増加して忙しいため，必ずしも地域における関係者のネットワークづくりまで手が回らないのが現状であろう。

現在，2012（平成24）年から法定化された（自立支援）協議会に地域の関係者が集まり，個別の相談支援の事例を通じて明らかになった地域の課題を共有し，その課題を踏まえて，地域のサービス基盤の整備を着実に進めていくネットワークづくりの役割を担っているが，その活動は沈滞化し，なかには形骸化しているといわれている。

精神障害にも対応した地域包括ケアシステムを構築するためには，精神保健福祉士が（自立支援）協議会に積極的に参加して，これまで精神障害者の生活支援を通して取り組んできた①社会資源の開発，②精神科医療や精神科リハビリテーションとの連携，③当事者，ボランティア，地域住民との協働によるネットワークづくりを進める活動などを積極的に提言していくことが期待される。

Ⅱ 相談支援制度と精神保健福祉士の役割

A • 相談支援制度の概要

相談支援が制度上位置づけられたのは，2006（平成18）年施行の「障害者自立支援法」である。2012（平成24）年改正では，「障害者が，さまざまなサービスや地域資源等も活用しながら，地域で自立して安心して暮らしていけるよう，①地域における相談支援体制の強化，②ケアマネジメントの充実，③自立支援協議会の充実，という観点から障害者の相談支援の充実を図るべき」[18]とされ，地域における総合的相談支援体制の整備のため基幹相談支援センターの設置，自立支援協議会の法定化，地域移行支援や地域定着支援の個別給付化による地域移行の取り組みの強化，サービス等利用計画作成費の対象者の拡大と支給決定と連動したケアマネジメントプロセスの見直しが盛り込まれた。2012年4月からサービス利用計画作成のための相談支援は「特定相談支援事業」における「計画相談支援」として位置づけられるとともに，その対象者は「市町村の支給決定を経て障害福祉サービスを利用する者」となり，範囲が大幅に拡大されることとなった。

障害者総合支援法における「相談支援制度」は，都道府県等から指定を受けた事業者が実施する「指定一般相談支援」，市町村から指定を受けた事業者が実施する「指定特定相談支援」「指定障害児相談支援」，そして，市町村の責務である地域生活支援事業として，「障害者相談支援事業」「基幹相談支援センター」が位置づけられている（図3-1，表3-1）。

1 計画相談支援

市町村が指定する指定特定相談支援は「計画相談支援」と「基本相談支援」である。「**計画相談支援**」（障害者総合支援法第5条第18項）は，障害福祉サービスを申請した障害者または地域相談支援を申請した障害者の「**サービス利用支援**」と，支援決定後に定期的にサービス等の利用状況の検証を行い計画の見直しを行う「**継続サービス利用支援**」がある。計画相談支援は，2012年改正によって，原則，サービスを利用するすべての障害者にその対象が拡大された。「計画相談支援」は，一定の経験年数があり，かつ指定の研修を修了した「**相談支援専門員**」のみが行うことのできる独占業務となる。相談支援専門員は，精神保健福祉士資格取得し，5年以上従事している者は相談支援業務（日常生活の自立に関する相談に応じ，助言・指導等の支援を行う業務）に3年以上従事している場合に初任者研修を受け取得できる。

「**基本相談支援**」（障害者総合支援法第5条第19項）は，障害者および障害児，家族

図3-1 ◆ 障害者総合支援法における相談支援事業の体系

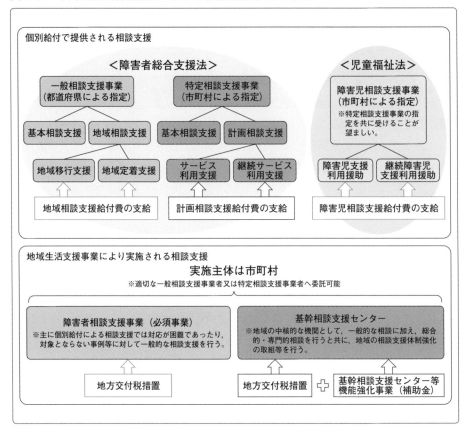

資料　厚生労働省：障害者総合支援法・児童福祉法における相談支援（サービス提供）の基本. 2019, p.7.
http://www.rehab.go.jp/College/japanese/kenshu/2019/files/servicekanri_0302.pdf

などからの相談に応じ，必要な情報の提供および助言を行い，市町村や障害福祉サービス事業者等との連絡調整などを総合的に供与するものとしている。ただし，サービス利用支援および継続サービス利用支援に関するものを除いている。障害者総合支援法では，この基本相談支援に対する報酬は設定されておらず，「計画相談支援」の対象者で随時相談があり，電話による対応が頻回にある場合は，報酬が設定されている「継続サービス利用支援」（モニタリング）の回数を増やすなどの対応を行うことで，業務の均衡化を検討するようにされている。

■1 サービス利用支援

　「**サービス利用支援**」（障害者総合支援法第5条第22項）とは，障害福祉サービスの利用を希望するすべての障害者等に対して，その心身の状況，環境，利用に関する意向その他の事情を勘案し，支援の種類，頻度，時間数などを記載した「**サービス等利用計画**」を作成する。この「サービス等利用計画」がサービス支給決定の根拠とな

表3-1 ▶ 障害者総合支援法の相談支援の概略

相談支援事業名等	配置メンバー	業務内容	備考
基幹相談支援センター ※交付税措置 ＋ 地域生活支援事業等 補助金	定めなし（地活要綱例示） 主任相談支援専門員 相談支援専門員 社会福祉士 精神保健福祉士 保健師　等	・総合的・専門的な相談の実施 ・地域の相談支援体制強化の取組 ・地域の相談支援事業者への専門的な指導助言・人材育成 ・地域の相談機関との連携強化 ・地域移行・地域定着の促進の取組 ・権利擁護・虐待の防止	左記業務内容実施に向けた人員配置と研修の実施 ■1,741市町村中 473市町村　(H28.4)　27% →518市町村　(H29.4)　30% →650市町村　(H30.4)　37% ■719カ所　(H30.4)
障害相談支援事業 実施主体：市町村→指定特定相談支援事業者、指定一般相談支援事業者への委託可 ※交付税措置	定めなし	・福祉サービスの利用援助（情報提供、相談等） ・社会資源を活用するための支援（各種支援施策に関する助言・指導） ・社会生活力を高めるための支援 ・ピアカウンセリング ・権利擁護のために必要な援助 ・専門機関の紹介　等	地域の実情に応じた役割・機能分化による委託と基幹との一体的運営も考えられるが、業務及び業務量の整理等市町村の体制整備を検討の上実施 ■全部又は一部を委託90% 市町村で直営実施10% 単独市町村で実施59% ※H30.4時点
指定特定相談支援事業所 指定障害児相談支援事業所 ※報酬で対応	・専従の相談支援専門員（業務に支障なければ兼務可） ・管理者	計画相談支援等 ・サービス利用支援, ・継続サービス利用支援 ※特定事業所加算を受けている場合は24時間対応及び困難事例にも対応する場合あり	■7,927カ所　(H27.4)　15,575人 8,684カ所　(H28.4)　17,579人 9,364カ所　(H29.4)　19,083人 9,623カ所　(H30.4)　20,418人 ※障害者相談支援受託事業所数 2,189カ所　(23%)
指定一般相談支援事業所 ※報酬で対応	・専従の指定地域移行支援従事者（兼務可）、うち1以上は相談支援専門員 ・管理者	地域相談支援等 ・地域移行支援 ・地域定着支援　等	■3,357カ所　(H28.4) →3,420カ所　(H29.4) →3,397カ所　(H30.4)

資料　厚生労働省：障害者総合支援法・児童福祉法における相談支援（サービス提供）の基本. 2019, p.8.
http://www.rehab.go.jp/College/japanese/kenshu/2019/files/servicekanri_0302.pdf

第3章

図3-2 ◆ サービス利用支援の流れ

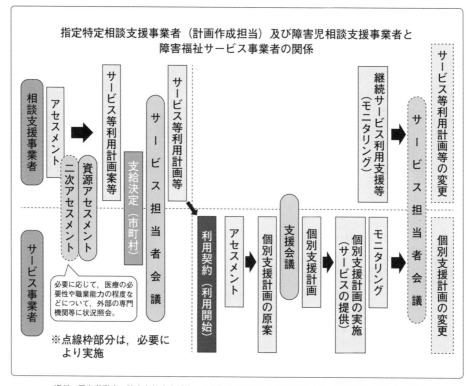

指定特定相談支援事業者（計画作成担当）及び障害児相談支援事業者と
障害福祉サービス事業者の関係

資料　厚生労働省：障害者総合支援法・児童福祉法における相談支援（サービス提供）の基本. 2019, p.71.
http://www.rehab.go.jp/College/japanese/kenshu/2019/files/servicekanri_0302.pdf

る。原則，特定相談支援支援事業所が市町村から依頼を受けて作成するが，利用者や
その家族等が作成することもできる。

　具体的な流れは，①利用者の居宅等への訪問面接によるアセスメントを行い，
「サービス等利用計画案」を作成，②「サービス等利用計画案」を利用者に交付，③
「サービス等利用計画案」に基づいて市町村が希望するサービス内容の支給決定をし
た後，障害福祉サービス事業者等と連絡調整を行うとともにサービス担当者会議等を
開催し，「サービス等利用計画案」の内容に意見を求める，④サービス担当者会議で
の意見を参考に「サービス等利用計画」を作成し，利用者に交付する（**図3-2,
3-3**）。

　「サービス等利用計画」は本人の意向を確認しながら，本人の思い・希望を尊重し
た計画を作成していく。「サービス等利用計画」の中で，「こうやって生活したい」「こ
んなことをやってみたい」という本人の思い・願いを踏まえた，希望する生活の全体
像が記載されていることが大切である。また，本人がもっている力や強みなどを見出
し，サービスを受けながらも本人ができる役割について明確に記載され，本人が意欲
を高め自分のこととしてとらえられるような表現で記載する。本人が優先的に解決し

図3-3 ◆ サービス等利用計画案　書式例

利用者氏名		障害支援区分		相談支援事業者名	
障害福祉サービス受給者証番号				計画作成担当者	
地域相談支援受給者証番号					

計画案作成日		モニタリング期間(開始年月)		利用者同意署名欄	

利用者及びその家族の生活に対する意向(希望する生活)	
総合的な援助の方針	
長期目標	
短期目標	

優先順位	解決すべき課題(本人のニーズ)	支援目標	達成時期	福祉サービス等 種類・内容・量(頻度・時間)	課題解決のための本人の役割	評価時期	その他留意事項
1							
2							
3							
4							

資料　厚生労働省：障害者総合支援法・児童福祉法における相談支援(サービス提供)の基本. 2019, p.33.
http://www.rehab.go.jp/College/japanese/kenshu/2019/files/servicekanri_0302.pdf

たいと思う課題や取り組みたい意欲的な課題から優先する等，本人の意向を十分くみ取り，本人が試行錯誤して時には失敗から学ぶことも視野に入れ，段階的に達成可能(スモールステップ)で具体的な目標を定め，計画を作成していく。

「サービス等利用計画」には，本人の「希望」や「目標」が明示され，それを達成するために障害福祉サービスを含む社会資源の種類・内容，どのくらいの量(頻度・時間)利用するのかなどが記入される。「サービス等利用計画」の「サービス」とは，個別給付に関係する「障害福祉サービス」であり，「サービス等」とはあらゆる「社会資源」を指している。「サービス等利用計画」に障害福祉サービスに加え，インフォーマルな支援や資源も含め，生活にかかわるあらゆる社会資源の活用を考えていく。家族，職場，隣人，友人，ボランティアなど，本人をサポートできる社会資源を掘り起こし，「サービス等利用計画」に盛り込むことが大切である。「サービス担当者会議」は，本人を中心に考えて作成した計画に基づいた支援を推し進めていくプロセスの一つである。相談支援専門員は，「サービス担当者会議」において，支援チームから「自分の生活を応援してくれる」と本人が実感できる場となるよう調整していく。

「**個別支援計画**」は，利用する障害福祉サービス事業所のサービス管理責任者が本人と話し合いながら作成する。「サービス等利用計画」に基づいて，障害福祉サービス事業所がどのような目的・目標をもち，どのように支援していくのかを示した詳細

図3-4 ● モニタリングの実施標準期間

モニタリングの実施標準期間と実施イメージ

対象者	期間
①新規又は支給決定の内容に著しい変更があった者	1月間※利用開始から3月のみ
②集中的な支援が必要な者	1月間
③就労定着支援，自立生活援助，日中サービス支援型共同生活援助の利用者	3月間
④居宅介護，行動援護，同行援護，重度訪問介護，短期入所，就労移行支援，自立訓練の利用者	3月間
⑤生活介護，就労継続支援，共同生活援助（日中支援型を除く），地域移行支援，地域定着支援，障害児通所支援の利用者	6月間※65歳以上で介護保険のケアマネジメントを受けていない者は3月間
⑥障害者支援施設，のぞみの園，療養介護入所者，重度障害者等包括支援の利用者	6月間

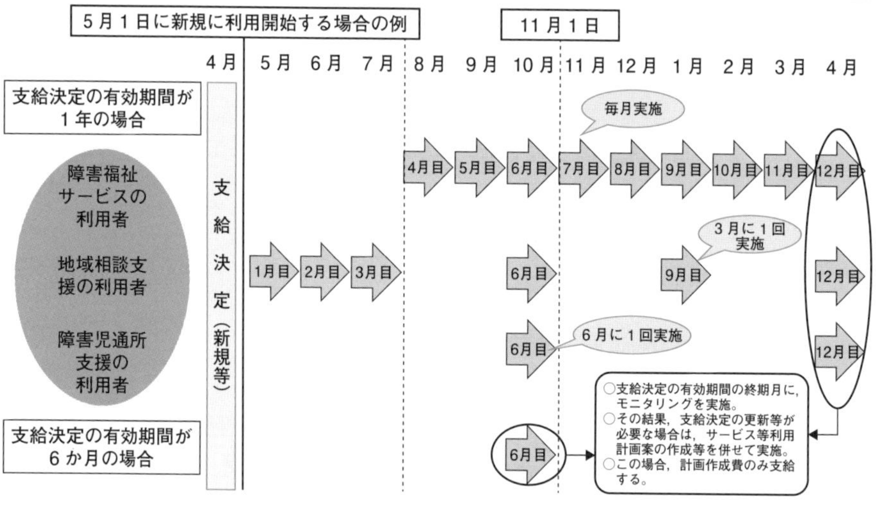

資料　厚生労働省：障害者総合支援法・児童福祉法における相談支援（サービス提供）の基本. 2019, p.19.
http://www.rehab.go.jp/College/japanese/kenshu/2019/files/servicekanri_0302.pdf

な利用計画である。相談支援専門員とサービス管理責任者が連携し，それぞれの機能が十分活かせるよう，具体的な内容にしていくことが求められる。

2 継続サービス利用支援とモニタリング

「**継続サービス利用支援**」（障害者総合支援法第5条第23項）は，サービスの支給決定後に，利用者本人等の心身の状況，置かれている環境，援助の方針や解決すべき課題，目標や達成時期等を勘案して市町村が決定した期間ごとに，サービス等の利用状況の検証を行い計画の見直しを行う（**モニタリング**）ものである。モニタリングの標準期間は，一定の目安として厚生労働省の省令（省令事項：則第6条の16）で図のように定められている（**図3-4**）。

② 地域相談支援

2004（平成16）年に厚生労働省精神保健福祉対策本部が提示した「**精神保健医療福祉の改革ビジョン**」では，「国民の理解の深化」「精神医療の改革」「地域生活支援の強化」という柱が掲げられ，「入院医療中心から地域生活中心へ」という方策を今後10年間で進め，併せて「受入条件が整えば退院可能な者（約7万人）」についても10年後の解消を目標とした。2014（平成26）年には，厚生労働省の検討会で「**長期入院精神障害者の地域移行に向けた具体的方策の今後の方向性**」が取りまとめられ，長期入院精神障害者の地域移行を進めるため，本人に対する支援として，「退院に向けた意欲の喚起（退院支援意欲の喚起を含む）」「本人の意向に沿った移行支援」「地域生活の支援」を徹底して実施することや精神医療の質を一般医療と同等に良質かつ適切なものとするため，精神病床を適正化し，将来的に不必要となる病床を削減するといった病院の構造改革が必要であるといったことが示された（**図3-5**）。

長期入院者の退院を進める施策として，国は2003（平成15）年に「精神障害者退院促進支援モデル事業（～2005年度）」を開始し，「精神障害者退院促進支援事業（2006～2007年度）」「精神障害者地域移行支援特別対策事業（2008～2009年度）」「精神障害者地域移行・地域定着支援事業（2010～2011年度）」を経て，2012年度より障害者自立支援法（現障害者総合支援法）に「**一般相談支援事業**」を位置づけることになった。都道府県等が指定する**指定一般相談支援**は，「地域相談支援」と「基本相談支援」を行う。「**地域相談支援**」には「地域移行支援」と「地域定着支援」がある（**図3-6**）。

「**地域移行支援**」（障害者総合支援法第5条第20項）とは，障害者支援施設，精神科病院，救護施設・更生施設，矯正施設等に入所または入院している障害者を対象に住居の確保その他の地域生活へ移行するための支援を行うサービスである。精神科病院の入院者は，1年以上の入院者を中心に対象とし，1年未満の入院者は，とくに支援が必要な者（措置入院や医療保護入院から退院する者で住居の確保などの支援を必要とするものや地域移行支援を行わなければ入院の長期化が見込まれる者など）を対象としている。地域移行支援の事業担当者は，利用者と面接を重ね，精神科病院スタッフや地域の障害者支援施設スタッフなどとのケア会議などを通して，本人の希望を受け止め，その実現のために必要なことを地域移行支援計画に反映し，チームで応援していく。利用者が地域で生活していくために，生活スキルを身につけ，福祉サービスの見学・体験のための外出への同行支援・入居支援等を行う。サービス期間は6カ月以内であるが，必要に応じて市町村審査会の個別審査を経て6カ月間の範囲内で更新は可能となる。

「**地域定着支援**」（障害者総合支援法第5条第21項）とは，居宅において単身で生活している障害者等を対象に常時の連絡体制を確保し，緊急時には必要な支援を行うサービスである。対象者は，施設・病院からの退所・退院，家族との同居から一人暮

図3-5 ◆ 精神保健福祉施策の改革ビジョン

精神保健福祉施策について，「入院医療中心から地域生活中心へ」改革を進めるため，
①国民の理解の深化，②精神医療の改革，③地域生活支援の強化を今後10年間で進める。

国民の理解の深化

「こころのバリアフリー宣言」
の普及等を通じて精神疾患や精神
障害者に対する国民の理解
を深める

精神医療の改革

救急，リハビリ，重度などの
機能分化を進めできるだけ早期
に退院を実現できる体制を
整備する

地域生活支援の強化

相談支援，就労支援等の施設機能
の強化やサービスの充実を通じ市
町村を中心に地域で安心して暮ら
せる体制を整備する

基盤強化の推進等

・精神医療・福祉に係る人材の育成等の方策を検討するとともに，標準的なケアモデ
ルの開発等を進める
・在宅サービスの充実に向け通院公費負担や福祉サービスの利用者負担の見直しによ
る給付の重点化等を行う

「入院医療中心から地域生活中心へ」という
精神保健福祉施策の基本的方策の実現

※上記により，今後10年間で，受入条件が整えば退院可能な者7万人について，解消を図る。

資料　厚生労働省：平成21年度厚生労働科学研究費補助金障害保健福祉総合研究成果発表会報告書. シンポジウムⅡスラ
イド10，2010.

https://www.dinf.ne.jp/doc/japanese/resource/kousei/h21happyo/siryou6_slide10.html

らしに移行した者，地域生活が不安定な者等であり，グループホーム，宿泊型自立訓
練の入居者については，対象外となっている。事業担当者は，利用者の自宅の訪問な
どを通じて関係性を築き，医療機関，利用している障害福祉サービス事業所，行政，
家族や友人も含めて見守り体制をつくり，困ったときにすぐに本人から相談でき，周
囲が気づいて対応できるような見守り支援を目指す。そして，緊急時は速やかな居宅
訪問，利用者の家族・関係機関との連絡調整，緊急一時的滞在支援（指定障害福祉
サービス事業者に委託可）等の支援を行うサービスである。1年以内の利用である
が，地域生活を継続していくための緊急時の支援体制が必要と見込まれる場合には，
1年の範囲内で更新可能となる。
　厚生労働省「障害者相談支援事業の実施状況等の調査結果について［2020（令和

図3-6 ◆ 地域移行支援・地域定着支援の流れ

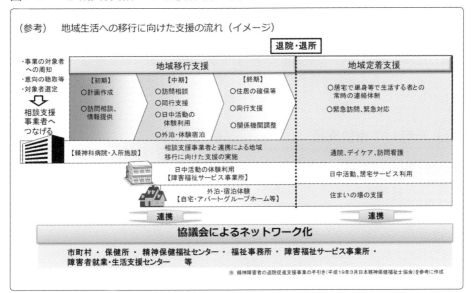

資料　厚生労働省：障害者総合支援法・児童福祉法における相談支援（サービス提供）の基本. 2019, p.43.
http://www.rehab.go.jp/College/japanese/kenshu/2019/files/servicekanri_0302.pdf

２）年][19) によると，2019（平成31）年４月時点での指定一般相談支援事業所数は3,377事業所である。厚生労働省「障害福祉サービス等の利用状況について」（2020年)[20) によると，同年４月時点での地域移行支援の請求事業所数は372カ所であり，指定一般相談支援事業所の11％という状況である。また，サービス種類ごとの利用者数の推移では，同年４月時点の計画相談支援が利用者数16万7,285名，請求事業所数8,262カ所と比べると，地域移行支援の利用者数は677名であり，事業内容が異なるため単純に比較はできないが，非常に少ないことがわかる。金川［2019（令和元）年][21) によれば，地域移行支援の課題として東京都の行政・相談支援事業所双方からあげられたのは，人手不足，病院との移動距離や時間の負担感収入が少ないこと，精神障害にも対応する相談支援事業所自体が少なく，すでに地域の相談で容量オーバーしていることであった。また，入院が長期化している方たちに対する地域移行支援導入前の動機づけ支援の制度上の仕組みがないという課題がある。一方で，病棟の茶話会や作業療法などでピアサポーターが地域での暮らしの体験談を話す取り組みによって，入院患者が地域での生活をイメージしやすく，「退院したい」という動機づけにつながっている。また，相談支援専門員がケア会議やカンファレンスに参加することで，院内では拾い切れていない患者の意向や心境の変化も共有でき，病棟スタッフが地域の社会資源について理解を深める機会になっている。

　地域移行支援は，本人の利用申請によって利用できるため，病院で周知を徹底すること，また，退院をためらっている段階，迷っている段階から，支援が受けられるこ

とが必要である。そのためにも，地域の相談支援事業所がピアサポーターと共に病院のプログラムやケア会議などに参加できる，病院内の土壌や仕組みづくりが病院の精神保健福祉士の役割である。また，（自立支援）協議会では，地域移行支援部会を設置し，行政・医療・地域の事業者との情報交換や事例検討などを通しての課題の検討，地域移行支援を地域で進める仕組みづくりなど，協働して行っていくことが求められる。

3 市町村の相談支援

　市町村の相談支援（障害者総合支援法第77条第1項）は，**地域生活支援事業**の必須事業として位置づけられている。厚生労働省の地域生活支援事業実施要綱[22] によれば，相談支援事業は，「障害者等，障害児の保護者又は障害者等の介護を行う者などからの相談に応じ，必要な情報の提供等の便宜を供与することや，権利擁護のために必要な援助を行うことにより，障害者等が自立した日常生活又は社会生活を営むことができるようにすることを目的」としている。こうした相談支援事業を効果的に実施するためには，「地域において障害者等を支えるネットワークの構築が不可欠であることから，市町村は相談支援事業を実施するに当たっては，**協議会**を設置し，中立・公平な相談支援事業の実施のほか，地域の関係機関の連携強化，社会資源の開発・改善等を推進する」としている。そして，市町村における相談支援事業が適正かつ円滑に実施されるよう，一般的な相談支援事業に加え，とくに必要と認められる能力を有する専門的職員を**基幹相談支援センター**等に配置することや，基幹相談支援センター等が地域における相談支援事業者等に対する専門的な指導・助言，情報収集・提供，人材育成の支援，地域移行に向けた取り組み等を実施することにより，相談支援機能の強化を図ることを目的としている。

　市町村の相談支援は，障害のある人の生活上の相談に対応し，地域生活支援の土台を担っている。また，市町村は，基幹相談支援センターを市町村直営もしくは社会福祉法人やNPO法人等の相談支援事業所へ委託し，設置することができる。基幹相談支援センターは，総合的な相談支援を行いながら，地域課題を把握し，地域のネットワークづくりを行い，地域課題に取り組んでいく。そして，市町村は，自立支援協議会の運営等を担い，基幹相談支援センターと共に，官民協働で誰もが安心して暮らしやすい地域づくりを目指していくことが求められている。

4 協議会（障害者総合支援法第89条の3）

　厚生労働省「協議会設置運営要綱」によれば，「協議会は，関係機関，関係団体並びに障害者等及びその家族並びに障害者等の福祉，医療，教育又は雇用に関連する職務に従事する者その他の関係者（以下「関係機関等」という。）が相互の連絡を図ることにより，地域における障害者等への支援体制に関する課題について情報を共有

し，関係機関等の連携の緊密化を図るとともに，地域の実情に応じた体制の整備について協議を行い，障害者等への支援体制の整備を図ることを目的として設置する機関である」と定められている。障害者総合支援法において，（自立支援）協議会の設置は地方公共団体の努力義務となる。（自立支援）協議会の構成メンバーは，相談支援事業者，障害福祉サービス事業者，保健所，保健・医療関係者，教育・雇用関係機関，企業，不動産関係事業者，障害者関係団体，障害者およびその家族，学識経験者，民生委員，地域住民等，さまざまな背景をもつ人々で構成される。そして，市町村（自立支援）協議会は，下記の機能を有している。

- ・地域における障害者等への支援体制に関する課題の共有
- ・地域における相談支援体制の整備状況や課題，ニーズ等の把握
- ・地域における関係機関の連携強化，社会資源の開発・改善等に向けた協議
- ・地域における相談支援従事者の質の向上を図るための取り組み
- ・個別事例への支援のあり方に関する協議，調整
- ・地域における課題等について都道府県協議会への必要に応じた報告
- ・市町村から障害者相談支援事業の委託を受ける事業者が作成する事業運営等の評価
- ・基幹相談支援センターの設置方法や専門的職員の配置に関する協議，事業実績の検証
- ・障害者虐待の未然の防止，早期発見・早期対応に向けた体制構築に関する協議
- ・市町村障害福祉計画の進捗状況の把握や必要に応じた助言
- ・専門部会等の設置，運営　等

都道府県協議会は，以下の機能を有している。

- ・都道府県内における障害者等への支援体制に関する課題の共有
- ・都道府県内における相談支援体制の整備状況や課題，ニーズ等の把握（市町村協議会ごとの課題，ニーズ等を含む。）
- ・都道府県内における関係機関の連携強化，社会資源の開発・改善等に向けた協議
- ・相談支援従事者の人材確保・養成方法（研修のあり方を含む。）の協議
- ・管内市町村が実施する基幹相談支援センター等機能強化事業の評価・助言
- ・都道府県相談支援体制整備事業によって配置するアドバイザーの職種や人員等に関する協議
- ・障害者虐待の未然の防止，早期発見・早期対応に向けた体制構築に関する協議
- ・都道府県障害福祉計画の進捗状況の把握や必要に応じた助言
- ・専門部会等の設置，運営　等

相談支援事業者は，相談実績や支援している個別事例を（自立支援）協議会に報告し，課題を提起して，地域全体の共通課題として顕在化させる役割がある。（自立支援）協議会は，これまで個別事業所が課題を把握し，地域の関係事業所で共有して終

図3-7 ◆ 基幹相談支援センターの業務

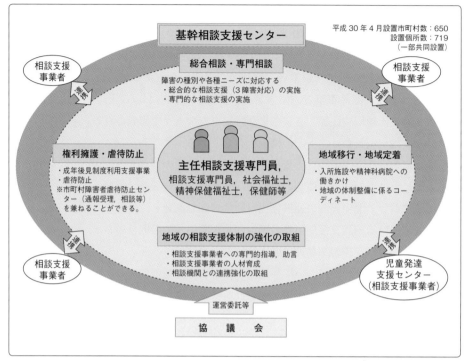

資料　厚生労働省：障害者総合支援法・児童福祉法における相談支援（サービス提供）の基本. 2019, p.11.
http://www.rehab.go.jp/College/japanese/kenshu/2019/files/servicekanri_0302.pdf

わっていたことを，官民協働で地域の支援体制の課題を協議し，施策化していくことができる仕組みである。（自立支援）協議会にかかわる精神保健福祉士は，協議会で地域課題や社会資源の現状などを共有し，行政を巻き込み，社会資源の創出や機能的な仕組みづくりにつなげていく力が必要となる。また，（自立支援）協議会は，相談支援事業に中立・公平性が確保されているかを評価する機能もある。

⑤ 基幹相談支援センター（障害者総合支援法第77条の２）

　相談支援事業の基幹相談支援センター等機能強化事業は，厚生労働省「地域生活支援事業実施要綱」[23)] によれば，「市町村等における相談支援事業が適正かつ円滑に実施されるよう，一般的な相談支援事業に加え，特に必要と認められる能力を有する専門的職員を基幹相談支援センター等に配置することや，基幹相談支援センター等が地域における相談支援事業者等に対する専門的な指導・助言，情報収集・提供，人材育成の支援，地域移行に向けた取組等を実施することにより，相談支援機能の強化を図ることを目的」としている。基幹相談支援センターは，市町村が地域の実情（人口規模，地域における相談支援の体制，人材確保の状況等）に応じて，市町村直営または委託により設置することができる。基幹相談支援センターの業務（**図3-7**）は，地域

の実情に応じて以下の業務等を行う。

（1）総合的・専門的な相談支援の実施

・障害の種別や各種のニーズに対応できる総合的な相談支援や専門的な相談支援の実施

（2）地域の相談支援体制の強化の取り組み

・地域の相談支援事業者に対する訪問等による専門的な指導，助言

・地域の相談支援事業者の人材育成の支援（研修会の企画・運営，日常的な事例検討会の開催，サービス等利用計画の点検・評価等）

・地域の相談機関（相談支援事業者，身体障害者相談員，知的障害者相談員，民生委員，高齢者，児童，保健・医療，教育・就労等に関する各種の相談機関等）との連携強化の取り組み（連携会議の開催等）

（3）地域移行・地域定着の促進の取り組み

・障害者支援施設や精神科病院等への地域移行に向けた普及啓発

・地域生活を支えるための体制整備に係るコーディネート

※基幹相談支援センターは，地域の実情に応じて市町村が設置する協議会の運営の委託を受ける等により，地域の障害者等の支援体制の強化を図る。

（4）権利擁護・虐待の防止

・成年後見制度利用支援事業の実施

・障害者等に対する虐待を防止するための取り組み

　基幹相談支援センターは，地域移行・地域定着支援や権利擁護・虐待防止も含めた地域のあらゆる相談への対応が求められる。また，基幹相談支援センターは，地域の相談支援体制の拠点として相談支援事業所への専門的な指導や助言を行うとともに，会議や研修会を主催して情報の共有や人材育成を行う。そして，基幹相談支援センターは，（自立支援）協議会との連携もしくは運営に直接的にかかわることで，地域ネットワークの強化を図り，利用者の希望をどうかなえるか，相談支援事業所が苦慮している状況をどう改善していくか，地域の課題を協議し，行政に届け，官民協働で社会資源を創設するなど，課題を解決していく地域づくりの役割もある。

Ⓑ　精神保健福祉士の責務

　精神保健福祉士は，精神保健福祉士法の第2条で，「精神保健福祉士の名称を用いて，精神障害者の保健及び福祉に関する専門的知識及び技術をもって，精神科病院その他の医療施設において精神障害の医療を受け，又は精神障害者の社会復帰の促進を図ることを目的とする施設を利用している者の地域相談支援の利用に関する相談その他の社会復帰に関する相談に応じ，助言，指導，日常生活への適応のために必要な訓練その他の援助を行うことを業とする者をいう」と規定されている。相談支援は，精

神保健福祉士法にも規定されている業務の中心をなすものである。

　精神保健福祉士は，クライエントが地域で生活している生活者であるという視点から，本人の希望に寄り添い，話を聴き，信頼関係を構築していく。そうしたかかわりのプロセスのなかで，精神保健福祉士は相談支援を行う。具体的には，精神科病院の精神保健福祉士が，1年入院しているクライエントから「退院して，一人暮らしをしたい」という希望を聞いたときには，本人がどのような暮らしをしたいか聴き，一人暮らしに必要な生活スキルや費用などを本人と共に検討し，病棟のスタッフや家族，地域の相談支援事業所の職員を交えて退院の準備を進めていく。病棟の心理教育プログラムに参加する，地域で暮らすピアサポーターから体験談を聞く，地域の福祉サービスを見学・体験する，不動産屋で物件を探すなど，さまざまな社会資源を活用しながら，本人が希望する生活が実現できるように支援していく。本人との個別面接において，その人を取り巻く環境である機関，地域のサービスの実情，法制度や社会システムの課題を考える視点をもつことが必要である。医療チームが地域のサービスについて理解不足の場合は，地域で暮らすピアサポーターから社会資源の体験談を患者だけでなく医療スタッフが聞く機会を設ける，地域の福祉サービスが不十分な場合は，友人，隣人や大家さんなどインフォーマルな資源も含めてコーディネートを行いつつ，必要な社会資源の創出を地域の（自立支援）協議会，職能団体を通して行政に要望活動を行う。相談支援では，本人を取り巻く環境をミクロ（個人・集団）・メゾ（専門職・機関）・マクロ（地域・社会）の連続性を踏まえた包括的視点からとらえ，個人のニーズへの応答性を高めるために環境に働きかけると同時に，個人がその環境を活用して自身のウェルビーイングを高めるよう働きかけを行う。精神保健福祉士が行う相談支援は，本人中心の支援を基盤として，障害ある人が自分らしく暮らしていくことができるような地域社会の実現に向けた包括的なアプローチである。

　精神保健福祉士が行う相談支援は，制度の枠の中でも専門職としての視点をもち，支援を行っていくことが求められる。障害者総合支援法は障害福祉サービスの事業ごとに細かく内容が規定され報酬単価が定められ，各事業所は利用者のニーズを踏まえつつ，規定の基準に則していかなければ運営が成り立たない現状がある。また，基準に則した書類作成や事務量が多く煩雑で時間がとられ，利用者に実際にかかわる時間が限定される事態も高じている。こうした状況は，精神保健福祉士が利用者の多様なニーズに対応し，さまざまな社会資源と連携しながら行う包括的なアプローチを困難にしていく。しかしながら，精神保健福祉として仕事をする以上は，何のための支援か問い直し，職場全体で業務について整理し，優先順位をつけ，基本に立ち返り支援を行っていく必要がある。

　そして，精神科病院の2017（平成29）年の入院患者数は30.2万人と減少傾向にあるが，そのうち18.7万人（62％）が65歳以上である。また，入院期間5年以上になると，家庭への退院は8.3％であり，他の病院・診療所への入院（転院）が41.7％，そ

の他（死亡・不明等）が33.3％に及ぶ[24]。長期入院の精神障害者の地域移行への取り組みはいまだに大きな課題として残っている。長期入院の精神障害者の社会復帰に関する相談援助を行う者として，精神保健福祉士の資格制度が創設された経緯からも，地域移行支援にかかわる精神保健福祉士のみならず，医療機関や地域の福祉サービス，行政などすべての精神保健福祉士にとって入院患者の地域生活を促進していくことは責務であるといえる。

Ⅲ 居住支援制度と精神保健福祉士の役割

A ● 居住支援制度の概要

1 精神障害者と住居

　「**完全参加と平等**」をテーマに障害のある人もない人も共に暮らし参加できる社会をつくろうという動きが，わが国を含め，世界の国々で大きな流れとなって取り上げられたのは，**国際障害者年**（1981年）のことである。この国際障害者年をきっかけに，わが国でも，障害者も地域で当たり前の生活を送るべきという「**ノーマライゼーション**」の考え方が普及した。

　とくに障害者の地域生活のためには，生活基盤として，まず良好な住居，住環境が必要である。1993（平成5）年公布の**障害者基本法**において，住宅の確保と整備は国と地方公共団体の責務であることが示され，1995（平成7）年の「**障害者プラン―ノーマライゼーション7か年戦略**」では，「地域で共に生活する」ことが視点の一つとされ，住宅の整備，在宅サービス，市町村中心の福祉サービスの充実等が具体的施策として謳われている。

　しかし，国際障害者年以後40年余りの年月を経て，さまざまな取り組みが行われているが，「完全参加と平等」の実現はいまだその途上と言わざるを得ない状況である。障害者が一人の人間としてその人権が尊重され，周囲の人々と同じように社会の中で生活できるように，社会そのものを変えていくことが求められる。

　そのようななか，2006年12月13日に「**障害者の権利に関する条約**」（**障害者権利条約**）が国連総会で採択され，2008年5月3日には，国際法としての効力を発し，「障害者の人権の確立」がようやく実行段階に入った。

　その後日本政府は，2007（平成19）年9月28日に条約に署名し，条約を批准する意思を国内外に示した。

　日本国内では，条約締結に先立ち，2011（平成23）年8月5日改正障害者基本法

表3-2 ▶ 障害者権利条約第19条（日本政府公定訳）

第19条　自立した生活及び地域社会への包容
　この条約の締約国は，全ての障害者が他の者と平等の選択の機会をもって地域社会で生活する平等の権利を有することを認めるものとし，障害者が，この権利を完全に享受し，並びに地域社会に完全に包容され，及び参加することを容易にするための効果的かつ適当な措置をとる．この措置には，次のことを確保することによるものを含む．
　（a）障害者が，他の者との平等を基礎として，居住地を選択し，及びどこで誰と生活するかを選択する機会を有すること並びに特定の生活施設で生活する義務を負わないこと．
　（b）地域社会における生活及び地域社会への包容を支援し，並びに地域社会からの孤立及び隔離を防止するために必要な在宅サービス，居住サービスその他の地域社会支援サービス（個別の支援を含む．）を障害者が利用する機会を有すること．
　（c）一般住民向けの地域社会サービス及び施設が，障害者にとって他の者との平等を基礎として利用可能であり，かつ，障害者のニーズに対応していること．

の公布，2012（平成24）年 6 月27日障害者総合支援法の公布，2013（平成25）年 6 月19日改正障害者雇用促進法の公布，同年 6 月26日「**障害を理由とする差別の解消の推進に関する法律**」（**障害者差別解消法**）の公布などの国内法制度の整備を進めた。

　そして2013年10月17日，「障害者の権利に関する条約の締結について承認を求めるの件」が第185回臨時国会に提出され審議が行われ，同年11月19日の衆議院本会議，同年12月 4 日の参議院本会議において障害者権利条約の批准が承認された。これらを経て日本は，2014（平成26）年 1 月20日に障害者権利条約の批准書を国連に寄託し，141番目の締約国となり，同年 2 月19日に本条約がわが国について効力を生ずることとなった。

　障害者権利条約では，その第19条に「自立した生活及び地域社会に受け入れられること」として盛り込まれている内容を**表3-2**に示す。

　この第19条では，障害者が地域で暮らす権利を平等にもっていると謳っている。住む場所や，誰と一緒に住むかは自由に選べるものであり，特定の生活様式で生活することを一方的に決められてはならないのである。さらに重要なのは，障害者が地域社会から孤立したり隔離されたりしないために，在宅サービスや居住サービスを使えるようにしなければならないとしていることである。

　さらに，2013年 6 月19日の参議院本会議で可決・成立した障害者差別解消法は，国連障害者権利条約の批准に向けた国内法の整備の一環として，2011年 7 月29日に可決・成立した改正障害者基本法〔同年 8 月 5 日に公布・施行（一部を除く）〕において，「**差別の禁止**」（第 4 条）が定められたことを受けて，その差別解消策を具体化するために制定された法律である。また，障害者基本法第20条の「**住宅の確保**」では，「国及び地方公共団体は，障害者が地域社会において安定した生活を営むことができるようにするため，障害者のための住宅を確保し，及び障害者の日常生活に適するような住宅の整備を促進するよう必要な施策を講じなければならない」としている。

障害者差別解消法では，障害を理由とした直接的な「**差別的取扱いの禁止**」および，負担が重過ぎないかぎり，障害に配慮しなければ差別にあたるとする「**合理的配慮の不提供の禁止**」が盛り込まれた。この2点について，国および地方公共団体についてはどちらも「法的義務」とし，民間団体については「差別的取扱いの禁止」のみ「法的義務」とし，「合理的配慮の不提供の禁止」は「努力義務」にとどめた。

　またこの法律では，国および地方公共団体において，グループホームやケアホーム等を含む障害者関連施設の認可に際して，周辺住民の同意を求めないことを徹底するとともに，住民の理解を得るために積極的な啓発活動を行うこととする附帯決議がついた。いままで行政は，グループホームの建設などの際に，周辺住民の同意や説明会の開催を事業者に求めてきたが，今後は住民への啓発やさまざまな調整を図る責任を担うことが求められる。

　精神障害による差別や偏見を恐れ，自分の病気や障害，服用している薬のことを隠して学校に通ったり仕事をしたりしている人，住む場所を探してアパートを借りようとしても障害を理由に断られた人，家族と疎遠になり一人暮らしをしている人など，彼らは実にさまざまな苦しみを抱えている。そして，日常生活における人間関係に疲弊しつつも，病と付き合い，その生きづらさと向き合っているのである。そのようななかで，地域において安心・安定した生活を営むことや希望をもつことに対して，無力感に苛まれ，置かれた状況に疑問を抱けなくなり，差別の実態を自覚できない人も多い。実際に差別の多くは，それと気づかずに行われていることがしばしばある。われわれは，潜在的な差別を掘り起こし，障害のあるなしにかかわらず地域で自分らしく暮らせる社会づくりを目指して，差別解消のための理解者を増やす取り組みを進めていかなければならない。

　今後は，条約の規定をどう実体化するのかが問われてくる。障害者が地域社会の中で自立した生活を送れるような取り組みが，国として求められているのである。

　翻って，現状はどうであろうか。政府は，2002（平成14）年の**重点施策実施5か年計画（新障害者プラン）**では，精神科病院に入院している精神障害者約33万人のうち，条件が整えば退院可能ではあるが，地域での受け皿がないためにいわゆる「社会的入院」を余儀なくされている者が約72,000人に上ると推計していた。新障害者プランでは，10年のうちに退院・社会復帰を目指すとし，グループホームや福祉ホームなどの住居，地域生活支援のためのホームヘルプサービスと支援の拠点としての精神障害者地域生活支援センター(現・相談支援センター)の整備を謳っていた。しかし，その実現には遠く及んでいない。社会的入院の解消のためには，地域における居住先の確保が求められるが，現実には，精神障害者の住宅の確保に関する関連施策は著しく立ち遅れている。なお，2005（平成17）年10月の障害者自立支援法成立により，精神障害者地域生活支援センターは市町村の地域生活支援事業に再編された。その後，障害者自立支援法は2013年に障害者総合支援法と題名改正され，これまで精神障害者

地域生活支援センターが担ってきた機能は，相談支援事業を含んだ**地域活動支援セン
ターⅠ型**に移行しているケースが多い。

さらに，「長期入院精神障害者の地域移行に向けた具体的方策の今後の方向性（長
期入院精神障害者の地域移行に向けた具体的方策に係る検討会取りまとめ）」（2014年
7月14日）[25] が発表され，長期入院精神障害者本人に対する支援の方向性として，居
住の場の確保に関する記述がある。具体的には**表3-3**のとおりである。

また，「障害者総合支援法施行3年後の見直しについて：社会保障審議会障害者部
会報告書」[2015（平成27）年12月14日][26] において，精神障害者に対する地域移行・
地域生活支援についての今後の取り組みが示されている。

地域生活を支援する拠点とサービスに関しては，精神障害者の地域移行や地域定着
を支援するためにも，2015年度に実施している地域生活支援拠点等整備推進モデル事
業の成果も踏まえつつ，地域で生活する障害者に対し，地域生活を支援する拠点の整
備を推進すべきであるとしている（**図3-8**）[27]。その際，グループホームにおける重度
者への対応の強化，地域生活を支援する新たなサービスとの連携，医療との連携，短
期入所による緊急時対応等を総合的に進めることにより，グループホーム，障害者支
援施設，基幹相談支援センター等を中心とする拠点の機能の強化を図る必要があると
報告されている。

加えて，一人暮らしを希望する精神障害者の地域生活を支援し，ひいては精神障害
者の居住の場の確保につながるよう，障害者の日常生活を適切に支援できる者による
定期的な巡回訪問や随時の対応により，障害者の生活力等を補い，適時のタイミング
で適切な支援を行うサービスを新たに位置づけるべきである。その際には，医療との
連携や情報技術の活用など，効果的・効率的な実施方法を検討する必要があるとまと
められている。

さらに，第4期障害福祉計画［2015～2017（平成29）年度］の基本指針において，
地域生活支援拠点等について，平成29年度末までに各市町村または各圏域に少なくと
も1つを整備することを基本とするとしていた。この**障害児・者の地域生活支援の推
進のための多機能拠点構想（地域生活支援拠点）**について，居住支援機能と地域支援
機能の一体的な整備を推進していく過程においては，少なからず疑問が残るといった
意見もあった。それは，精神科病院の入院患者や福祉施設の入所者を削減し，地域移
行の方向性を推し進めるわが国において，20名のグループホームや30名程度の障害者
支援施設を整備していこうとすることに対する整合性が問われていたのである。もち
ろん本構想自体は，拠点を設けずに地域において機能を分担する「面的整備型」も考
えられており，ソフト面とハード面のバランスのとれた整備が想定されていた。社会
福祉専門職としては，箱モノを整備することに重点を置くよりも，まずは目の前にい
る当事者がいま何を求めているのかに注目し，各々の意向に沿った支援を行うなか
で，現在ある資源やネットワークを生かしつつ，本構想のあり方について考えていく

表3-3 ▶ 長期入院精神障害者本人に対する支援の具体的方策の方向性

〔イ〕地域生活の支援
（1）居住の場の確保

　長期入院精神障害者の地域移行を進める上で，地域生活の基盤となる居住の場を確保することが必要であり，その際，長期入院精神障害者の過半数が65歳以上の高齢者であることを踏まえると，高齢の精神障害者に配慮した住まいの確保に向けた取組を進めることが特に重要である．

　具体的に，長期入院精神障害者の退院後の居住先としては，次のような居住の場が考えられる．精神障害者が生活障害を持つ場合や要介護状態にある場合等においても受入れられるよう，それぞれの居住の場ごとに課題の解消を図ることが必要である．

①障害福祉サービスにおける住まい

　・グループホーム（サテライト型住居を含む）

　※高齢や重度の精神障害者を受け入れているグループホームに精神保健福祉士，介護福祉士や看護師等の専門職が配置できるよう報酬上の評価が必要であり，実態調査等を行い基本報酬の見直しの必要性も含めて検討することが必要である．

　※グループホームについての運用を含む防災基準の周知について，消防庁と連携して取り組むことが必要である．

②高齢者向け住まい

　・特別養護老人ホーム

　・養護老人ホーム

　・軽費老人ホーム

　・認知症高齢者グループホーム

　・有料老人ホーム

　・サービス付き高齢者向け住宅

　※退院後生活環境相談員は，必要に応じて市町村と連携し，養護老人ホーム，軽費老人ホームの活用による地域移行を促進する．

③その他

ａ．一般住宅の活用

　・地域の実情を踏まえ，単身の精神障害者の優先入居等，公営住宅の活用を促進する．

　・長期入院精神障害者の退院後の居住先の確保に関し，空室・空家の有効活用のための取組や，高齢者，ひとり親，生活保護受給者，DV被害者等への居住支援策との連携を図る．

　・障害保健福祉担当部局において，退院後生活環境相談員等に精神障害者の居住先の確保に有用な住宅施策について周知を進める．

　・（自立支援）協議会が居住支援協議会（※）と連携し，精神障害者に住宅を提供する際に必要な情報の提供（一般財団法人高齢者住宅財団による賃貸住宅の家賃債務保証制度の利用を含む．）を貸主に対して行うこと等を通じて，精神障害者の具体的な地域生活の調整を図る．

　※住宅確保要配慮者（精神障害者含む）の民間賃貸住宅への円滑な入居の促進に関し必要な措置について協議するために地方公共団体，宅地建物取引業者，賃貸住宅管理業者及び居住支援団体等により構成される住宅確保要配慮者に対する賃貸住宅の供給の促進に関する法律（平成19年法律第112号）に規定する協議会

　・一般住宅への入居希望が実現できるよう，保証人の確保や緊急時等の対応等を推進する．

ｂ．その他

　・生活保護受給中の長期入院精神障害者について，障害保健福祉担当部局と生活保護担当部局との連携を強化することや，直ちに一般住宅で生活を行うことが困難な者が救護・更生施設等の活用すること等により地域移行を促進する．

　・生活保護自立支援プログラムとして取り組まれてきた精神障害者退院促進事業は一定の効果があったことから，改めて福祉事務所等への退院推進員やコーディネーターの配置強化等が重要である．

資料　厚生労働省：長期入院精神障害者の地域移行に向けた具体的方策の今後の方向性（長期入院精神障害者の地域移行に向けた具体的方策に係る検討会取りまとめ）．2014，pp.6-8．

https://www.mhlw.go.jp/stf/shingi/0000051136.html

図3-8 ◆ 障害児・者の地域生活支援の推進のための多機能拠点構想（地域生活支援拠点）

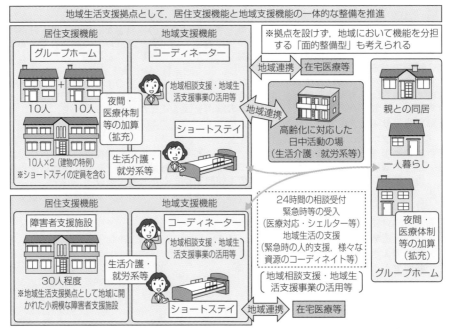

※安心生活支援事業（地域生活支援事業）によるコーディネイトや，個別給付による地域定着支援の実施
　を必須として，施設整備に対する補助について優先的に採択することを検討

資料　厚生労働省：障害児・者の地域生活支援の推進のための多機能拠点構想（地域生活支援拠点）．p.6.
https://www.mhlw.go.jp/seisakunitsuite/bunya/hukushi_kaigo/shougaishahukushi/kaigi_shiryou/dl/20140307_01_01-05.pdf

姿勢が必要である。

　また，「障害者の日常生活及び社会生活を総合的に支援するための法律及び児童福祉法の一部を改正する法律」が，2016（平成28）年5月25日に成立，同年6月3日に公布された（平成30年4月1日施行・一部公布日施行）。

　この法律は，障害者が自らの望む地域生活を営むことができるよう，「生活」と「就労」に対する支援の一層の充実や高齢障害者による介護保険サービスの円滑な利用を促進するための見直しを行うとともに，障害児支援のニーズの多様化にきめ細かく対応するための支援の拡充を図るほか，サービスの質の確保・向上を図るための環境整備等を行うという趣旨の下に成立した。そして本法では，障害者の望む地域生活を支援していくために，施設入所支援や共同生活援助を利用していた者等を対象として，定期的な巡回訪問や随時の対応により，円滑な地域生活に向けた相談・助言等を行うサービスとして「**自立生活援助**」を新設した。

　支援の対象者は，障害者支援施設やグループホーム等を利用していた障害者で一人暮らしを希望する者などであり，支援内容については，定期的に利用者の居宅を訪問する場合，食事，洗濯，掃除などの状況，公共料金や家賃の支払い状況，体調や地域

図3-9 ◆ 地域生活を支援する新たなサービス（自立生活援助）の創設

○ 障害者が安心して地域で生活することができるよう，グループホーム等地域生活を支援する仕組みの見直しが求められているが，集団生活ではなく賃貸住宅等における一人暮らしを希望する障害者の中には，知的障害や精神障害により理解力や生活力等が十分ではないために一人暮らしを選択できない者がいる。
○ このため，障害者支援施設やグループホーム等から一人暮らしへの移行を希望する知的障害者や精神障害者などについて，本人の意思を尊重した地域生活を支援するため，一定の期間にわたり，定期的な巡回訪問や随時の対応により，障害者の理解力，生活力等を補う観点から，適時のタイミングで適切な支援を行うサービスを新たに創設する（「自立生活援助」）。

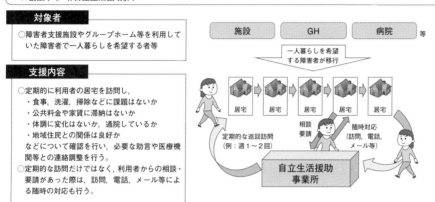

資料　厚生労働省：社会保障審議会障害者部会（第80回），資料1-② 障害者の日常生活及び社会生活を総合的に支援するための法律及び児童福祉法の一部を改正する法律について．2016，p.2．https://www.mhlw.go.jp/stf/shingi2/0000128839.html

住民との関係などについて確認し，必要な助言や医療機関等との連絡調整を行う。また，定期的な訪問だけではなく，利用者からの相談・要請があった場合は，訪問，電話，メール等による随時の対応も行うこととしている（**図3-9**）[28]。

　さらに近年の動向として，2017年2月の「これからの精神保健医療福祉のあり方に関する検討会報告書」において，精神障害の有無や程度にかかわらず，誰もが地域の一員として安心して自分らしい暮らしをすることができるよう，医療，障害福祉・介護，住まい，社会参加（就労），地域の助け合い，教育が包括的に確保された「**精神障害にも対応した地域包括ケアシステム**」を構築することが適当とされた[29]。

　その後，精神障害にも対応した地域包括ケアシステムの構築推進に係る取り組みに資することを目的として，2020（令和2）年3月より「精神障害にも対応した地域包括ケアシステムの構築に係る検討会」を設置し，今後の方向性や取り組みについて示した「精神障害にも対応した地域包括ケアシステムの構築に係る検討会」報告書[30]を2021（令和3）年3月18日に発表した。

　この報告書では，精神障害にも対応した地域包括ケアシステムを構成する要素として，「住まいの確保と居住支援の充実，居住支援関係者との連携」の項目があり，精神障害を有する方等誰もが安心して自分らしく暮らすことができるよう，住まいの確保はもとより生活全体を支援するという考え方である「居住支援」の観点をもつことが必要であるとした。加えて，入居者の安心と賃貸住宅の貸主，不動産業者の安心を確保していくことが求められ，そのためには居住支援の充実とともに，協議の場や居

図3-10 ◆ 精神障害にも対応した地域包括ケアシステム構築（イメージ）

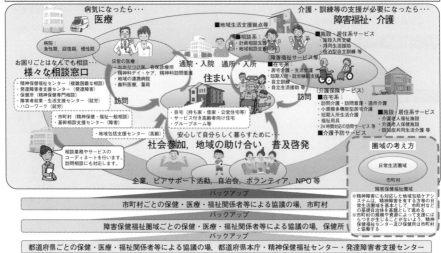

○精神障害の有無や程度にかかわらず、誰もが安心して自分らしく暮らすことができるよう、医療、障害福祉・介護、住まい、社会参加（就労など）、地域の助け合い、普及啓発（教育など）が包括的に確保された精神障害にも対応した地域包括ケアシステムの構築を目指す必要があり、同システムは地域共生社会の実現に向かっていく上では欠かせないものである。
○このような精神障害にも対応した地域包括ケアシステムの構築にあたっては、計画的に地域の基盤を整備するとともに、市町村や障害福祉・介護事業者が、精神障害の有無や程度によらず地域生活に関する相談に対応できるように、市町村ごとの保健・医療・福祉関係者等による協議の場を通じて、精神科医療機関、その他の医療機関、地域援助事業者、当事者・ピアサポーター、家族、居住支援関係者などとの重層的な連携による支援体制を構築していくことが必要。

資料　厚生労働省：「精神障害にも対応した地域包括ケアシステムの構築に係る検討会」報告書；誰もが安心して自分らしく暮らすことができる地域共生社会の実現を目指して．2021．p.5.
https://www.mhlw.go.jp/stf/shingi2/0000152029_00003.html

住支援協議会を通じた居住支援関係者との連携の強化が重要であるとした（**図3-10**）。

　また、「障害者総合支援法改正法施行後3年の見直しについて；中間整理」（2021年12月16日）[31]　においては、議論されている論点の一つに障害者の住居支援がある。

　この中で、グループホーム利用者の中に一人暮らしやパートナーとの同居等を希望する者が存在することを踏まえ、本人が希望する一人暮らし等に向けた支援を目的とするグループホームのサービス類型を新たに設けることが検討されている。検討を進めるにあたっては、新たなサービス類型の検討について賛成の意見がある一方で、現行のグループホームで一人暮らし等に向けた支援を実施することも検討すべきとの意見や、宿泊型自立訓練との関係を整理すべきとの意見が出された。

　グループホームにおいては、障害者が希望する地域生活の実現に向けた支援を推進していくことが重要であることから、引き続き議論を継続し、2022（令和4）年半ばまでを目途に最終的な報告書を取りまとめることを目指している。

② 住宅の確保

■ 居住支援が求められる背景および、貸主が入居を制限する理由

　部屋を借りたいがなかなか借りることができない高齢者、障害者、子育て世帯、外国人世帯等がいる一方で、民間賃貸住宅等の空き家が増大しており、近年マスメディアでも多く取り上げられ、社会問題化している。実際、空き家にしているよりも部屋

を貸したいと考えている貸主は多いが，同時に不安も抱えている。不安は，借りる側の高齢者や障害者等にもいえることであり，双方が抱える不安やわからなさを解消していく必要がある。その過程で，借りる側が円滑に入居できるようなサポート体制を準備することが求められている。

このような状況のなかで，国土交通省社会資本整備審議会答申「新たな住宅政策に対応した制度的枠組みについて」（2005年9月26日）[32] および，国土交通省社会資本整備審議会住宅宅地分科会による「今後の公的賃貸住宅制度等のあり方に関する建議」[2006（平成18）年8月][33] において，次のように整理している。

基本的な方向性として，入居制限の問題への対応については，法的規制措置の導入では解決し得ないため，賃貸人が入居制限を行っている理由・背景を十分に踏まえ，定期借家，保険や債務保証等の手法により，高齢者・障害者等の入居受け入れに係る賃貸人のリスクを低減・分散させる仕組みづくりを検討することが重要であるとしている。

民間賃貸住宅への入居制限を受けやすい者に対する居住支援施策としては，民間賃貸住宅への入居に係る賃借人・賃貸人双方の不安解消を図ることが必要である。加えて，公的賃貸住宅ストックの一体的運用および柔軟な利活用・転用，入居制限を行わないなど一定の要件を満たす賃貸住宅に関する情報提供，家賃債務保証を行える仕組みの整備，そして福祉政策，NPO 等と連携し，入居後の賃借人・賃貸人双方に対する居住支援等を行う体制の整備に取り組むことが必要である。

2009（平成21）年6月「第7回都市再生・住宅セーフティネットのあり方に関する検討会」（国土交通省）の「住宅セーフティネットにおける課題と取り組み〈参考資料〉」[34] によると，民間賃貸住宅への入居制限を受けやすい者の現状が示されている。

まず，物件を貸したくない対象として，外国人を筆頭に，単身高齢者，元ホームレス，生活保護世帯，DV 被害者，高齢者のみ，障害者がいる，子どもがいる，一人親世帯となっており，入居を制限されるおそれのある対象者は多様である。なお，家賃の支払い能力があれば入居を拒まないとする貸主は3割強にすぎない。

入居者と生じるトラブルの内容としては，家賃の徴収・滞納等にかかわること，入居者の生活マナー・モラルにかかわること，入居中の修繕費の負担にかかわること，家賃の改定・更新料等にかかわることと続いており，金銭にかかわるトラブルを中心に，多様なトラブルが発生している。

貸主が入居者を限定する理由は，住宅弱者の特性に応じてさまざまである。障害者の場合は，「家賃の滞納や契約時における初期費用（一時払等）の支払いに対する不安」「連帯保証人や緊急連絡人の確保に対する不安」「火災等の発生の確率が高まるのではないかなど，障害者への偏見・誤解に基づく不安」「障害者の日常的な習慣を巡り，近隣住民との間でトラブルが発生することに対する不安」などがあげられていた。

入居を断る理由については，家賃滞納や連帯保証人等の確保は属性にかかわらず入居拒否の主な理由としてあげられている。また高齢者については，居室内での死亡事故等に対する不安が最大の要因になっている。

受入条件や有効な支援策については，連帯保証人や身元保証人の確保が図られれば受け入れ可能との意見が多く，貸主からは，実際にトラブルが発生したときに支援してくれる第三者の存在が求められている。障害者の場合は，「トラブル時の対応」「見守り・医療機関との連携」がとくに有効な支援策としてあげられた。

なお，2020年９月に国土交通省が示した資料[35]によると，住宅確保要配慮者の入居に対して賃貸人の一定割合は拒否感を有しており，入居制限がなされている状況がある。また，家賃の支払いに対する不安等が入居制限の理由となっている。

具体的には，高齢者に対しては約８割，障害者に対しては約７割，外国人に対しては約７割，子育て世帯に対しては約１割が拒否感を示している。入居を制限する理由は，「家賃の支払いに対する不安」「他の入居者・近隣住民との協調性に対する不安」「居室内での死亡事故等に対する不安」「習慣・言葉が異なることへの不安」「住宅の使用方法に対する不安」などであり，約10年が経っても状況はあまり変わっていないことがわかる。

以上のことから，精神保健福祉士は，物件を貸したくない対象，入居を断る理由，受入条件，有効な支援策などを踏まえ考慮しながら，当事者一人ひとりの希望に添った住まいに入居することができるよう，働きかけていかなければならない。

２ 公営住宅の優先入居など

精神障害があることにより，病院や施設が暮らしの場になっている人の中には，地域で支援を受けながら共同生活を送ることができる人が多くいる。また自宅で家族の支えを受けながら生活している人の中にも，親の高齢化などで今後の生活に不安を抱えている人がいる。そのような人々にとって，住居の確保は不可欠であり，また，グループホームやケアホームはたいへん重要な役割を果たしている。

公営住宅は**公営住宅法**により，地方公共団体が国の補助を受け，低所得者層を対象として建設される。1951（昭和26）年に創設された公営住宅法は，住宅に困窮する低額所得者に対して低廉な家賃の賃貸住宅を供給することを目的としている。地方公共団体は，公営住宅を建設または民間住宅を買い取り・借り上げして管理し（供給義務），国は，整備費と家賃の減額に対して財政支援を行っている。

障害者が公営住宅へ入居するためには家族同居が原則であるが，1980（昭和55）年の公営住宅法改正により，障害者の単身入居が可能になった。ただし，従来単身入居可能な障害は身体障害に限定されていた。その後，障害者自立支援法の成立に伴い公営住宅法が改正され（公布），2006年２月１日に施行された。この改正により，公営住宅における精神障害者・知的障害者の単身入居が可能となった。また，1996（平成

８）年には，障害のある人の住まいの確保の一環として公営住宅法が一部改正され，公営住宅を日常生活上の援助を受けながら共同生活を行うグループホームとして活用できるよう法律に明確に位置づけた（同法第45条第１項）。

　そのほか，独自の条例や規則で，公営住宅家賃の減額等の住宅関連施策をとっている自治体もある。公営住宅における現行の障害者向け施策には優先入居，単身入居，グループホームとしての利用の各制度がある。精神障害者に対する優先入居も各自治体で広がってきている。

③　居住サポート事業

　住宅入居等支援事業（居住サポート事業）は，「障害者の日常生活及び社会生活を総合的に支援するための法律」（障害者総合支援法，旧・障害者自立支援法）における地域生活支援事業の中の「相談支援事業」に位置づけられており，2006年度から始まっている。

　事業の内容は，障害者が賃貸契約で一般住宅（公営住宅，民間アパート・マンション，一戸建て）へ入居を希望する際に，支援の必要な者に対し，入居に必要な調整等を行い，家主などへの相談や助言も行う。具体的には，①入居支援として，不動産業者にアパートなどの物件を斡旋してもらうことの依頼や，家主などとの入居契約にあたって手続き等の支援を行う，②24時間支援として，事業を利用した障害者が地域生活を続けるうえで，夜間を含め緊急に対応が必要となった場合の相談支援や，病院など関係機関との連絡・調整といった支援を行う，③居住支援のための関係機関によるサポート体制の調整を行う，といった内容である。

　地域生活支援事業は，市町村の裁量に任されており，居住サポート事業も市町村によって実施，未実施のばらつきがある。また，相談支援事業に位置づけられた事業なので，相談支援事業者（相談支援センター等）に委託することもでき，実施方法も自治体によってさまざまである。今後，この事業の充実だけでなく，公的な保証人制度の創設，拡充等，他の施策も充実させながら，精神障害者にとってより住宅の確保が容易に図れるようにすることが求められる。

④　住宅セーフティネット施策の基本的体系と動向

　これまでわが国は，終戦直後の深刻な住宅不足，著しい人口の都市集中，世帯の細分化等により住宅需要は増加の一途をたどり，昭和40年代に入っても困難な住宅事情が続いた。このため住宅政策は，住宅の量の確保のために国，地方公共団体，および国民が相互に協力し合い住宅の建設を強力に推進する目的から，1966（昭和41）年に「住宅建設計画法」が制定された。

　一方，最近では，少子高齢化の急速な進展や人口・世帯減少社会の到来など社会経済情勢が著しく変化するなか，住宅の量を確保することから住生活の質の向上への本

格的な政策転換を図る必要性が出てきた。

　そのような状況のなかで新たな政策体系を確立するため，2006年6月に住宅政策の基本法となる「**住生活基本法**」が公布・施行された。なお同年，住生活基本法の成立をもって，住宅建設計画法は廃止された。

　「住生活基本法」は，国民の豊かな住生活の実現を図るため，住生活の安定の確保および向上の促進に関する施策について，基本理念，国等の責務，住生活基本計画の策定等を定めている。

　基本理念は，以下の4つの柱で構成されている。

1. 住生活の安定の確保及び向上の促進に関する施策の推進は，現在および将来における国民の住生活の基盤となる良質な住宅の供給，建設，改良又は管理が図られることを旨として，行われなければならない。

2. 住生活の安定の確保および向上の促進に関する施策の推進は，地域の自然，歴史，文化その他の特性に応じて，環境との調和に配慮しつつ，住民が誇りと愛着をもつことのできる良好な居住環境の形成が図られることを旨として，行われなければならない。

3. 住生活の安定の確保および向上の促進に関する施策の推進は，民間事業者の能力の活用および既存の住宅の有効利用を図りつつ，居住のために住宅を購入する者および住宅の供給等に係るサービスの提供を受ける者の利益の擁護および増進が図られることを旨として，行われなければならない。

4. 住生活の安定の確保および向上の促進に関する施策の推進は，住宅が国民の健康で文化的な生活にとって不可欠な基盤であることに鑑み，低額所得者，被災者，高齢者，子どもを育成する家庭その他住宅の確保に特に配慮を要する者の居住の安定の確保が図られることを旨として，行われなければならない。

　この法律の理念は，従来のように住まいだけを考えるのではなく，住宅ストックの有効活用を通して，良質な周辺環境および良質な住宅の安定供給などを含めた住環境の質の向上，ニーズに合った住宅が供給されるための住宅市場の環境整備，自力で住宅を調達することが困難な者に対しては，住宅市場を補完する住宅セーフティネットの構築を図ることを目指すものとなっている。

　2006年9月には，「**住生活基本計画（全国計画）**」が策定された。この住生活基本計画（2006年9月19日閣議決定）は，住生活基本法に基づき，住生活安定向上施策を総合的かつ計画的に推進するためのものであり，この計画には以下の4つの目標が掲げられている。

　　目標1：良質な住宅ストックの形成および将来世代への承継
　　目標2：良好な住環境の形成
　　目標3：多様な居住ニーズが適切に実現される住宅市場の環境整備

目標4：住宅の確保にとくに配慮を要する者の居住の安定の確保

　なお，目標4（市場において自力では適正な居住水準の住宅を確保できない者の居住の安定の確保）では，公平かつ的確に，公営住宅を供給，公的賃貸住宅ストックの有効活用の推進，住宅のバリアフリー化や見守り支援等のハード・ソフト両面の取り組みの促進といった基本的な施策を掲げていた。

　現在は，2021年3月19日に閣議決定された住生活基本計画（全国計画）で掲げられた目標を達成するために必要な措置を講ずるよう努めている（**表3-4**）。

　また住生活基本法等に伴い，2006年度に「**あんしん賃貸支援事業**」が創設され（平成22年度をもって廃止），その後，2007年7月公布・施行された「**住宅確保要配慮者に対する賃貸住宅の供給の促進に関する法律**」（住宅セーフティネット法）では，同法に基づく「**居住支援協議会**」が規定された。

　その後，住宅セーフティネット機能の強化を図るため，住宅セーフティネット法が一部改正された（2017年4月26日公布，同年10月25日施行）。概要は，①地方公共団体による住宅確保要配慮者向け賃貸住宅の供給促進計画の策定，②住宅確保法配慮者の入居を拒まない賃貸住宅の登録制度の創設，③住宅確保要配慮者の入居円滑化である。

　なお，2010（平成22）年度をもって廃止された「あんしん賃貸支援事業」は，2011年度以降，地域の実情に応じた効果的な活動が行えるよう，各都道府県等において地方公共団体が設置する「居住支援協議会」が行う活動（**住宅確保要配慮者あんしん居住推進事業**）を国が支援する体制に再編された。

　今後は，高齢者や障害者などの住宅の確保にとくに配慮を要する者が，施設ではなく自分らしく生活できる住まいで生涯を過ごし，安心して暮らせる住宅を確保できる環境を実現するための取り組みが求められるとともに，住宅が果たすべき役割は非常に大きいといえよう。

3 住宅セーフティネット法（居住支援協議会・居住支援法人）

　2007年7月6日公布・施行された，「**住宅セーフティネット法**」では，住宅確保要配慮者に対する賃貸住宅の供給の促進に関し，国土交通大臣による基本方針の策定，都道府県および市町村による**賃貸住宅供給促進計画**の作成，**住宅確保要配慮者**の円滑な入居を促進するための賃貸住宅の登録制度等について定めることにより，住宅確保要配慮者に対する賃貸住宅の供給の促進に関する施策を総合的かつ効果的に推進し，これにより国民生活の安定向上と社会福祉の増進に寄与することを目的としている（第1条）。また，第40条では**住宅確保要配慮者居住支援法人**，第51条では**住宅確保要配慮者居住支援協議会**，第53条では公的賃貸住宅の供給の促進，第54条では民間賃貸住宅への円滑な入居の促進，第56条では医療・介護・子育て福祉施策などの他施策等との連携について示されている。

表3-4 ▶ 住生活基本計画（全国計画）の目標

平成18年9月19日閣議決定
1．良質な住宅ストックの形成及び将来世代への承継
2．良好な居住環境の形成
3．多様な居住ニーズが適切に実現される住宅市場の環境整備
4．住宅の確保に特に配慮を要する者の居住の安定の確保

平成23年3月15日閣議決定
1．安全・安心で豊かな住生活を支える生活環境の構築
2．住宅の適正な管理及び再生
3．多様な居住ニーズが適切に実現される住宅市場の環境整備
4．住宅の確保に特に配慮を要する者の居住の安定の確保

平成28年3月18日閣議決定
【居住者からの視点】
1．結婚・出産を希望する若年世帯・子育て世帯が安心して暮らせる住生活の実現
2．高齢者が自立して暮らすことができる住生活の実現
3．住宅の確保に特に配慮を要する者の居住の安定の確保
【住宅ストックからの視点】
4．住宅すごろくを超える新たな住宅循環システムの構築
5．建替えやリフォームによる安全で質の高い住宅ストックへの更新
6．急増する空き家の活用・除却の推進
【産業・地域からの視点】
7．強い経済の実現に貢献する住生活産業の成長
8．住宅地の魅力の維持・向上

令和3年3月19日閣議決定
【「社会環境の変化」の視点】
1．「新たな日常」やDXの進展等に対応した新しい住まい方の実現
2．頻発・激甚化する災害新ステージにおける安全な住宅・住宅地の形成と被災者の住まいの確保
【「居住者・コミュニティの変化」の視点】
1．子どもを産み育てやすい住まいの実現
2．多様な世代が支え合い、高齢者等が健康で安心して暮らせるコミュニティの形成とまちづくり
3．住宅確保要配慮者が安心して暮らせるセーフティネット機能の整備
【「住宅ストック・産業」の視点】
1．脱炭素社会に向けた住宅循環システムの構築と良質な住宅ストックの形成
2．空き家の状況に応じた適切な管理・除却・利活用の一体的推進
3．居住者の利便性や豊かさを向上させる住生活産業の発展

図3-11 ◆ 居住支援協議会の概要

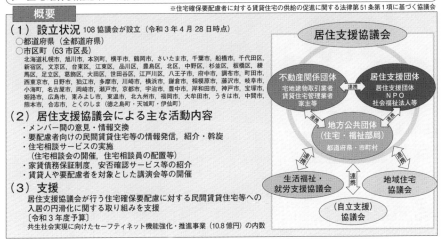

> 住居確保要配慮者の民間賃貸住宅への円滑な入居の促進等を図るために，地方公共団体，不動産関係団体，居住支援団体等が連携して，居住支援協議会※を設立
> 住宅確保要配慮者・民間賃貸住宅の賃貸人の双方に対し，住宅情報の提供等の支援を実施

概要
※住宅確保配慮者に対する賃貸住宅の供給の促進に関する法律第51条第1項に基づく協議会

（1）設立状況 108協議会が設立（令和3年4月28日時点）
○都道府県（全都道府県）
○市区町（63市区長）
北海道札幌市，旭川市，本別町，横手市，鶴岡市，さいたま市，千葉市，船橋市，千代田区，新宿区，文京区，台東区，江東区，品川区，豊島区，北区，中野区，杉並区，板橋区，練馬区，足立区，葛飾区，大田区，世田谷区，江戸川区，八王子市，府中市，調布市，町田市，西東京市，日野市，狛江市，多摩市，川崎市，横浜市，鎌倉市，相模原市，藤沢市，岐阜市，小海町，名古屋市，岡崎市，瀬戸市，京都市，宇治市，豊中市，岸和田市，神戸市，宝塚市，姫路市，広島市，東みよし市，東温市，北九州市，福岡市，大牟田市，うきは市，中間市，熊本市，合志市，とくのしま（徳之島町・天城町・伊仙町）

（2）居住支援協議会による主な活動内容
・メンバー間の意見・情報交換
・要配慮者向けの民間賃貸住宅等の情報発信，紹介・斡旋
・住宅相談サービスの実施
　（住宅相談会の開催，住宅相談員の配置等）
・家賃債務保証制度，安否確認サービス等の紹介
・賃貸人や要配慮者を対象とした講演会等の開催

（3）支援
居住支援協議会が行う住宅確保要配慮に対する民間賃貸住宅等への入居の円滑化に関する取り組みを支援
〔令和3年度予算〕
共生社会実現に向けたセーフティネット機能強化・推進事業（10.8億円）の内数

資料　国土交通省：居住支援協議会の概要.
http://www.mlit.go.jp/jutakukentiku/house/jutakukentiku_house_fr3_000019.html

　よって本法は，高齢者，障害者，子育て世帯等の住宅の確保にとくに配慮を要する者に対する賃貸住宅の供給を総合的に推進することを目的とし，かつ地域に即した重層的かつ柔軟な住宅セーフティネットの構築を目指している。

　なお，**住宅確保要配慮者**とは，低額所得者，被災者，高齢者，障害者，子どもを育成する家庭，その他住宅の確保にとくに配慮を要する者をいう（第2条）。

　また第51条では，**居住支援協議会**の設立について示されている。

　「地方公共団体，支援法人，宅地建物取引業者，賃貸住宅を管理する事業を行う者その他の住宅確保要配慮者の民間賃貸住宅への円滑な入居の促進に資する活動を行う者は，住宅確保要配慮者又は民間賃貸住宅の賃貸人に対する情報の提供その他の住宅確保要配慮者の民間賃貸住宅への円滑な入居の促進に関し必要な措置について協議するため，住宅確保要配慮者居住支援協議会を組織することができる」とされている（**図3-11**）[36]。

　具体的な活動のイメージとしては，相談窓口を設置し，以下の取り組みを行うことが考えられる。①要配慮者が入居可能な住宅，入居希望者や賃貸人等が利用可能なサービス等に関する情報の集約・提供，②居住支援サービス（見守り・生活相談，緊急対応，保証等）の提供やコミュニティ活動に取り組む民間事業者・NPO等の紹介・斡旋，③住宅相談員，地域の不動産店等による契約サポート，などである。

　居住支援協議会における取り組みの方向性としては，障害者の生活支援を行う関連団体との連携を重視している（**図3-12**）[37]。その連携を図る障害者の領域において

図3-12 ◆ 障害者生活支援を行う関連団体との連携

○ 障害者の生活支援として、各公共団体には自立支援協議会を設置することが求められます。
○ 障害者の安心した住まいの確保のためには、居住支援協議会がもつ住まいに相談窓口と（自立支援）協議会を核とした相談支援事業が連携し、入居支援体制を構築することが効果的と考えられます。

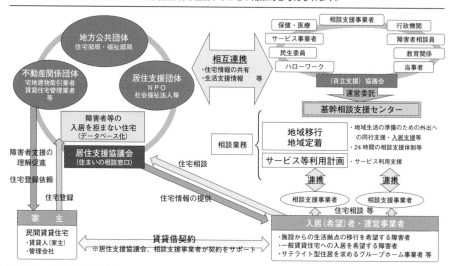

資料　国土交通省安心居住政策研究会：居住支援協議会の取組強化の方向性等をとりまとめ；「住宅確保配慮者の居住支援の充実に向けたガイドブック」も併せて作成，（別添３）住宅確保要配慮者の居住支援の充実に向けたガイドブック. 2016, p.11.

https://www.mlit.go.jp/report/press/house07_hh_000147.html

は，2012年度施行の障害者自立支援法の改正（障害者自立支援法は2006年に施行）により，ようやく障害者自立支援協議会が法定化された。そして，2013年度施行の（障害者自立支援法に代わる）障害者総合支援法第89条の３によれば，（自立支援）協議会の役割として，関係機関の連携，課題についての共有化，地域の状況に応じた体制整備の協議，障害福祉計画に関しての意見聴取の４点があげられている。

　現在では障害者の生活支援おいて，各公共団体には（自立支援）協議会を設置することが求められており，障害者の安心な住まいの確保のためには，居住支援協議会がもつ住まいの相談窓口と（自立支援）協議会を核とした相談支援事業が連携し，入居支援体制を構築することが効果的と考えられている。なお（自立支援）協議会には，市町村が設置する市町村（自立支援）協議会）と都道府県が設置する都道府県（自立支援）協議会がある。

　加えて，2015年度に創設された制度で，「**住宅確保要配慮者あんしん居住推進事業**」がある。これは，住宅に困窮している低所得の高齢者，障害者，子育て世帯の居住の安定確保を図るため，居住支援協議会等との連携や適切な管理の下，入居ニーズや住宅オーナーの意向を踏まえたうえで，空き家等を活用し一定の質が確保された低廉な家賃の賃貸住宅の供給が目的で，空き家等の改修工事に対しての補助を行う事業である。

　精神障害者の居住の場を確保するためには，安心居住政策研究会（国土交通省）が

図3-13 ◆ 新たな住宅セーフティネット制度の概要

※住宅確保要配慮者に対する賃貸住宅の供給の促進に関する法律（住宅セーフティネット法）の一部を改正する法律
（平成29年4月26日公布10月25日施行）

① 住宅確保要配慮者の入居を拒まない賃貸住宅の登録制度

② 登録住宅の改修・入居への経済的支援

③ 住宅確保要配慮者のマッチング・入居支援

【新たな住宅セーフティネット制度のイメージ】

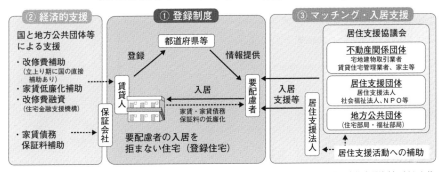

資料　国土交通省：住まい支援の連携強化のための連絡協議会，第2回資料（資料13 国土交通省住宅局資料；新たな住宅セーフティネット制度の推進について）．2021，p.5.
https://www.mlit.go.jp/jutakukentiku/house/jutakukentiku_house_tk7_000025.html

居住支援協議会の取組強化の方向性等のとりまとめ「**多様な世帯が安心して暮らせる住まいの確保に向けた当面の取組みについて**」（2016年4月）[38]を踏まえつつ，障害者総合支援法に基づく（自立支援）協議会と居住支援協議会が連携して対応することが重要である。

　安心居住政策研究会のとりまとめにおいても，障害者の安心な住まいの確保について，①居住支援協議会による「住まい」の包括サポートの実現等，②障害者が入居可能な住宅の供給拡大があげられている。

　なお，②障害者が入居可能な住宅の供給拡大については，「住宅確保要配慮者あんしん居住推進事業」により，障害者を含む要配慮者向けの賃貸住宅の供給促進のため，空家改修に対する補助を開始するとともに，居住支援協議会において住宅情報を一元的に集約し，提供を行っている。

　現在，住宅確保要配慮者に対する賃貸住宅の供給の促進に関する法律の一部を改正する法律（2017年4月26日公布，同年10月25日施行）により，新たな住宅セーフティネット制度として，都道府県等において，住宅確保要配慮者の入居を拒まない賃貸住宅の登録制度，登録住宅の改修や入居者への経済的な支援，住宅確保要配慮者のマッチング・入居支援が行われている（**図3-13**）[39]。

　なお今回の法改正で，居住支援活動を行うNPO法人等を，都道府県が賃貸住宅への入居に係る情報提供・相談，見守りなどの生活支援，登録住宅の入居者への家賃債

図3-14 ◆ 居住支援法人制度の概要

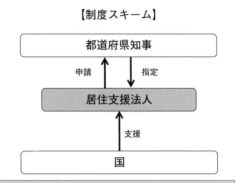

居住支援法人とは
・居住支援法人とは，住宅セーフティネット法に基づき，居住支援を行う法人※として，都道府県が指定するもの
・都道府県は，住宅確保要配慮者の居住支援に係る新たな担い手として，指定することが可能
　　　　　　　　　　　　　　※住宅確保要配慮者に対する賃貸住宅の供給促進に関する法律第40条に規定する法人

● 居住支援法人に指定される法人
・NPO法人，一般社団法人，一般財団法人
　（公益社団法人・財団法人を含む）
・社会福祉法人
・居住支援を目的とする会社　等

● 居住支援法人の行う業務
① 登録住宅の入居者への家賃債務保証
② 住宅相談など賃貸住宅への円滑な入居に係る
　情報提供・相談
③ 見守りなど要配慮者への生活支援
④ ①〜③に附帯する業務

※ 居住支援法人は必ずしも①〜④のすべての業務を行わ
　なければならないものではない。

【制度スキーム】

都道府県知事

申請　↑　↓　指定

居住支援法人

↑　支援

国

● 居住支援法人への支援措置
・居住支援法人が行う業務に対し支援（定額補助，補助限度額1,000万円等）。
・[R3年度予算] 共生社会実現に向けたセーフティネット機能強化・推進事業（10.8億円）の内数

資料　国土交通省：住まい支援の連携強化のための連絡協議会，第2回資料（資料13 国土交通省住宅局資料；新たな住宅
　　　セーフティネット制度の推進について）．2021，p.26.
　　　https://www.mlit.go.jp/jutakukentiku/house/jutakukentiku_house_tk7_000025.html

務保証等の業務を行う居住支援法人として指定することが可能となった。

　住宅確保要配慮者居住支援法人とは，住宅確保要配慮者（低額所得者，被災者，高齢者，障害者，子どもを養育する者，その他住宅の確保にとくに配慮を要する者）の民間賃貸住宅への円滑な入居の促進を図るため，住宅確保要配慮者に対する家賃債務保証，賃貸住宅への入居に係る住宅情報の提供・相談，見守りなどの生活支援等を実施する法人として都道府県が指定する（住宅セーフティネット法第40条，第42条）（**図3-14**）[40]。

　2021年5月31日時点で，居住支援協議会は108協議会（全都道府県・63市区町）が設立されており，居住支援法人は410者（47都道府県）が指定されている[41]。今後は，居住支援協議会や居住支援法人を活用するとともに障害者総合支援法に規定されている制度も組み合わせながら，多様な関係機関と細やかな連携を図ることが鍵になるだろう。

　また，関連事項として，精神障害者等が地域社会の一員として安心して自分らしい暮らしができるよう，精神障害にも対応した地域包括ケアシステムの構築を推進する観点から，令和3年度障害福祉サービス等報酬改定において，居住支援法人・居住支援協議会と福祉の連携を促進するための加算が新たに2つ追加された。

　1つは，「**居住支援連携体制加算**」（35単位／月）で，障害者の居住先の確保および居住支援を充実する観点から，地域相談支援事業者や自立生活援助事業者が，住宅確保要配慮者居住支援法人または住宅確保要配慮者居住支援協議会との連携体制を構築

し，月に1回以上，情報連携を図る場を設け，情報共有することを評価する加算を創設した。

もう一つは，「地域居住支援体制強化推進加算」（500単位／回：月に1回を限度）で，地域相談支援事業者や自立生活援助事業者が，居住支援法人と共同して，利用者に対して在宅での療養上必要な説明および指導を行ったうえで，障害者総合支援法に基づく協議会や精神障害にも対応した地域包括ケアシステムの構築における保健・医療・福祉等の関係者による協議の場に対し，住宅の確保および居住支援に係る課題を報告することを評価する加算を創設した。

住宅確保要配慮者の支援を行う際は，住まいを確保するだけでなく，支援者，行政機関，居住支援法人，宅地建物取引業者などの事業者が連携して展開することで，本人だけでなく事業者にとっても安心感が生まれるといった利点がある。自分の人生を大切にしながら自立した生活を営んでいくためには，地域の中で一緒に悩み考えてくれる存在が欠かせない。

4 ケアが提供される居住形態

1 障害者総合支援法による居住施設

精神障害者は日常生活を送るうえで，食事，金銭管理をはじめ，さまざまな困難を抱えることも多く，地域で住居を確保すると同時に，日常生活における支援が不可欠である。これまでも各種のケアを提供する住環境が制度化されてきた。しかし，精神障害者の日常生活上のニーズは多岐にわたり，年齢によってニーズも変化する。今後，どこで，誰と，どのような支援を受けながら生活するのか，精神障害者が選択できる多様な居住の場が求められる。

居住にかかわる精神障害者へのサービスは，これまで「精神保健及び精神障害者福祉に関する法律」（精神保健福祉法）に根拠をもつものであったが，2006年に施行された障害者自立支援法にその根拠を移し，なおかつ施設体系ではなく，事業体系として再編された。

そして，2012年6月に成立・公布された「地域社会における共生の実現に向けて新たな障害保健福祉施策を講ずるための関係法律の整備に関する法律」では，改正障害者基本法を踏まえ，法の目的規程を改正し，基本的理念を創設することにより「障害者自立支援法」を「障害者総合支援法」とし，2013年4月1日より施行された。

（1）グループホーム

グループホームは，障害のある方が地域の中で家庭的な雰囲気の下，共同生活を行う住まいの場である。

精神障害者のグループホームは，精神障害者地域生活援助事業として1993年の精神保健法一部改正時に法定化され，2006年の障害者自立支援法施行に伴い，共同生活援助事業（グループホーム）と共同生活介護事業（ケアホーム）となった。共同生活を

図3-15 ◆ 一元化後のグループホームにおける介護サービスの提供形態

> 　一元化後のグループホームは，介護を必要とする者としない者が混在して利用することとなり，また，介護を必要とする者の数も一定ではないことから，全ての介護サービスを当該事業所の従業者が提供するという方法は必ずしも効率的ではないと考えられる．一方，これまでのケアホームと同様に，馴染みの職員による介護付きの住まいを望む声もある．

> 　グループホームで提供する支援を「基本サービス（日常生活の援助等）」と「利用者の個々のニーズに対応した介護サービス」の2階建て構造とし，介護サービスの提供については，①グループホーム事業者が自ら行うか（介護サービス包括型（現行ケアホーム型）），②グループホーム事業者はアレンジメント（手配）のみを行い，外部の居宅介護事業所に委託するか（外部サービス利用型）のいずれかの形態を事業者が選択できる仕組みとする．

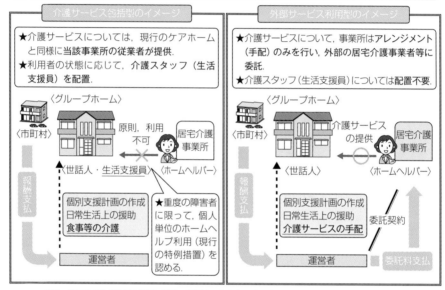

資料　障害者の地域生活の推進に関する検討会：障害者の地域生活の推進に関する議論の整理参考資料．2013.
https://www.mhlw.go.jp/stf/shingi/0000025297.html

基本にするもの，民間アパートや公営住宅を活用しそれぞれが独立した部屋を構えて生活するものなど，さまざまな形態で運営されている。生活する人のニーズに合わせて多様なバリエーションの住まいの場を提供できる事業として，活用が求められる。

　障害者総合支援法の2014年４月１日に施行された事項のうち，障害者に対する支援の一つとして，共同生活を行う住居でのケアが柔軟にできるよう，「共同生活介護（ケアホーム）と共同生活援助（グループホーム）の一元化」が示された（図3-15）。

　このケアホームとグループホームの統合は，障害者の地域移行を促進するために，地域生活の基盤となる住まいの確保を促進するための取り組みであった。背景としては，今後，障害者の高齢化・重度化が進み，親亡き後を見据えたニーズの高まりが提起されるとともに，介護が必要な障害者のグループホーム入居や，グループホーム入居後に介護が必要となるケースの増加が見込まれること，現にケアホームとグループホーム一体型の事業所が半数以上であることなどがあげられていた。

介護の提供については，グループホーム事業者が自ら介護サービスを包括的に提供する「**介護サービス包括型**」か，グループホーム事業者が居宅介護事業所と委託契約を締結し，個別支援計画に基づき介護サービスを手配する「**外部サービス利用型**」のいずれかの形態を，事業者が選択する。なお，2018（平成30）年４月から，重度障害者に対してグループホーム事業者が自ら介護サービスを常時包括的に提供する「**日中サービス支援型**」のグループホームも創設されている。

　2021年12月16日の「障害者総合支援法改正法施行後３年の見直しについて；中間整理」（社会保障審議会障害者部会）³¹⁾において，グループホームの現状については，利用者の中には一人暮らしや家族，パートナー等との同居を希望する人が少なからずおり，2018年度に障害者総合支援法のサービスとして，入所施設やグループホーム等から退居した一人暮らしの障害者等の地域生活を支援する自立生活援助を創設したが，サービスが十分に行きわたっていないと述べている。また，障害者の親亡き後を見据え，障害者の地域生活を支える地域生活支援拠点等の整備を進めているが，約５割の市町村における整備にとどまっていると言及している。

　そして，グループホームのあり方については，障害者が希望する地域生活の実現を推進する観点から検討する必要があるとし，さまざまな意見が出ている一人暮らしやパートナーとの同居等を希望する者を想定した新たなサービス類型のグループホーム創設についても，課題や指摘を踏まえたうえで，引き続き議論を深めていくことが必要であるとした。

　また，現行の介護サービス包括型，日中サービス支援型，外部サービス利用型のそれぞれのグループホームについては，障害者の高齢化や障害の重度化，医療的ケアを必要とする障害者への対応や，地域のニーズを踏まえた計画的な整備を推進していく必要があるとした。併せて，2018年度に創設した日中サービス支援型グループホームを含め，サービスの質の向上・確保等の観点から支援体制等について検討する必要があるとした。

　グループホームの具体的な利用者像は，単身での生活は不安があるため，一定の支援を受けながら地域の中で暮らしたい者，一定の介護が必要であるが，施設ではなく，地域の中で暮らしたい者，施設を退所して，地域生活へ移行したいがいきなりの単身生活には不安がある者などである。具体的な支援内容については，障害者に対し共同生活住居において，相談，入浴，排せつまたは食事の介護，家事等の日常生活上の支援を併せて提供している。必要な設備等は，共同生活住居ごとに１以上のユニットが必要であり，ユニットの入居定員は２人以上10人以下，居室および居室に近接して設けられる相互に交流を図ることができる設備を設け，居室の定員は原則１人となっている。

　また，2011年10月１日より，障害者の地域移行をさらに進めるため，グループホーム利用者（市町村税課税世帯を除く）への家賃助成（**特定障害者特別給付費**）があ

る。助成額は，利用者1人当たり月額1万円を上限としている。

①介護サービス包括型

　介護サービス包括型の利用対象者は，障害支援区分にかかわらず利用可能であり，サービス内容は，主に夜間における食事や入浴等の介護や相談等の日常生活上の援助となっている。加えて，利用者の就労先または日中活動サービス等との連絡調整や余暇活動等の社会生活上の援助を実施している。

　介護が必要な者への対応については，当該事業所の従業者により介護サービスを提供され，報酬単位は，世話人の配置および支援区分に応じて667単位〜170単位となっている（2021年4月〜）。

②外部サービス利用型

　外部サービス利用型の利用対象者は，介護サービス包括型同様，障害支援区分にかかわらず利用可能であり，サービス内容も同様に，主に夜間における食事や入浴等の介護や相談等の日常生活上の援助となっている。加えて，利用者の就労先または日中活動サービス等との連絡調整や余暇活動等の社会生活上の援助を実施している。

　介護が必要な者への対応については，外部の居宅介護事業所に委託され，報酬単位は，世話人の配置に応じて（基本サービス）243単位〜114単位，サービスに要する標準的な時間に応じて（受託居宅介護サービス）96単位〜となっている（2021年4月〜）。

③日中サービス支援型

　2018年度に創設された日中サービス支援型の利用対象者は，介護サービス包括型および外部サービス利用型同様，障害支援区分にかかわらず利用可能であり，サービス内容も同様に，食事や入浴等の介護や相談等の日常生活上の援助となっている。加えて，利用者の就労先または日中活動サービス等との連絡調整や余暇活動等の社会生活上の援助を実施している。また，短期入所（定員1〜5人）を併設し，在宅で生活する障害者の緊急一時的な宿泊の場としても提供している。

　報酬単位は，世話人の配置および支援区分に応じて，グループホームにおいて日中支援を実施した場合は1,105単位〜528単位，日中活動サービス事業所等を利用した場合は910単位〜252単位となっている（2021年4月〜）。

④サテライト型住居

　現在，地域生活への移行を目指している障害者や，グループホームを利用している障害者の中には，共同住居よりも単身での生活を希望する者もいる。加えて，少人数の事業所が経営安定化の観点から，定員を増やそうとしても近隣に入居人数など条件にあった物件がなく，また，物件が見つかっても界壁（防火，遮音のための壁）の設置など大規模改修が必要となるケースも少なくないとの声がある。

　これらのことから，共同生活を営むというグループホームの趣旨を踏まえつつ，一人で暮らしたいというニーズにも応え，地域における多様な住まいの場を増やしてい

図3-16 ◆ サテライト型居住の概要

○ 地域生活への移行を目指している障害者や現にグループホームを利用している障害者の中には，共同住居よりも単身での生活を望む人がいる．
○ 少人数の事業所が経営安定化の観点から，定員を増やそうとしても近隣に入居人数など条件にあった物件がなく，また，物件が見つかっても界壁の設置など大規模改修が必要となるケースも少なくないとの声がある．

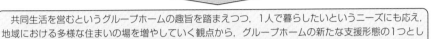

共同生活を営むというグループホームの趣旨を踏まえつつ，1人で暮らしたいというニーズにも応え，地域における多様な住まいの場を増やしていく観点から，グループホームの新たな支援形態の1つとして本体住居との密接な連携（入居者間の交流が可能）を前提として
ユニットなど一定の設備基準を緩和した1人暮らしに近い形態のサテライト型住居の仕組みを創設

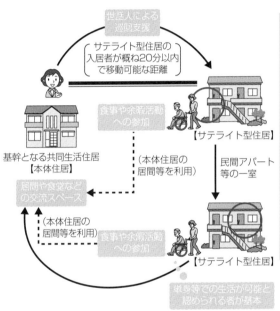

（サテライト型住居を設置する場合の設備基準）

	本体住居	サテライト型住居
共同生活住居の入居定員	原則，2人以上10人以下 ※	1人
ユニット（居室を除く）の設備	居間，食堂等の利用者が相互に交流を図ることができる設備	本体住居の設備を利用
ユニットの入居定員	2人以上10人以下	－
設備	・日常生活を営む上で必要な設備 ・サテライト型住居の利用者から適切に通報を受けることができる通信機器（携帯電話可）	
居室の面積	収納設備を除き7.43㎡	

（※）サテライト型住居の入居定員は本体住居の入居定員には含まないものとする（事業所の利用定員には含む）．

本体住居，サテライト型住居（※）のいずれも事業者が確保
※本体住居につき，2か所（本体住居の入居者が4人以下の場合は1か所）が上限

資料　図3-15に同じ.

く観点から，グループホームの新たな支援形態の一つとして本体住居との密接な連携（入居者間の交流が可能）を前提として，ユニットなど一定の設備基準を緩和した一人暮らしに近い形態の**「サテライト型住居」**の仕組みを創設した。

　「サテライト型住居」については，「本体住居（サテライト型住居以外の2人以上が入居しているグループホームであり，サテライト型住居への支援機能を有する）」の職員が定期的に巡回支援を行うなど，「本体住居」との密接な連携を前提としている。具体的な要件については，一定の距離要件，設置箇所数の上限を設けた（**図3-16**）。

⑤地域移行支援型ホーム［2024（令和6）年までの時限］

　グループホームに関するそのほかの動向として，病院敷地内のグループホーム設置に関する動きがある。2015年に，「障害者の日常生活及び社会生活を総合的に支援するための法律に基づく指定障害福祉サービスの事業等の人員，設備及び運営に関する基準の一部を改正する省令」（2015年1月16日）が公布された。これは，「長期入院精神障害者の地域移行に向けた具体的方策の今後の方向性（長期入院精神障害者の地域移行に向けた具体的方策に係る検討会取りまとめ）」（2014年7月14日）[25]を踏まえたものであり，2024年度末までの間，一定の条件を満たす場合は，病院敷地内でグループホーム事業ができるとする，指定共同生活援助（地域移行支援型ホーム）の経過的特例が規定された。一定の条件については，以下のようなものがある。

・当該病院の精神病床の減少を伴うものであること
・地域移行支援型ホームの定員は30人以下であること
・構造的に独立性が確保されていること
・利用期間は原則として2年以内であること
・サービス利用中も利用者が地域生活への移行ができるよう適切な支援を行うこと
・運営に関して第三者による定期的な評価を受けること等

　病院敷地内のグループホーム設置は原則認められていないが，退院後の生活に不安をもつ者や，やむを得ず地域生活に移行できない者も存在するため，通過的な居住の場として，一定の要件の下で，病院の敷地内にグループホームを設置し地域社会への移行を推進するために作られた。しかし，あくまでも地域移行を支援するための方策としての選択肢の一つという認識で検討されたものである。

（2）福祉ホーム

　障害者総合支援法の市町村地域生活支援事業における任意事業のうち，日常生活支援に位置づけられている。

　福祉ホームは，現に住居を求めている障害者に対し，低額な料金で居室その他の設備を利用させるとともに，日常生活に必要な便宜を供与することにより，障害者の地域生活を支援することを目的としている。

　対象は，家庭環境・住宅事情等の理由により，居宅において生活することが困難な18歳以上の障害者である。なお，所得に応じた月額負担上限額が設定されている。

（3）宿泊型自立訓練

　宿泊型自立訓練は，障害者総合支援法に基づく障害福祉サービス（訓練等給付）であり，知的障害または精神障害のある者に対し，夜間の居住の場を提供し，日常生活能力等の維持・向上のための訓練を実施するとともに，地域移行に向けた関係機関との連絡調整を行う。対象者は，自立訓練（生活訓練）の対象者のうち，日中，一般就労や障害福祉サービスを利用している者等であって，一定期間，居住の場を利用しながら自立した社会生活，または日常生活を営むことを目指す知的障害者や精神障害者

である。なお，所得に応じた月額負担上限額が設定されている。

（4）施設入所支援

　施設入所支援は，障害者総合支援法に基づく障害福祉サービス（介護給付）であり，施設に入所している障害者に対して，生活支援員が主に夜間，入浴・排泄・食事等の介護，生活等に関する相談および助言，その他の必要な日常生活上の支援を提供する。利用者は，生活介護を受けている者であって障害支援区分が区分４以上（50歳以上の者にあっては区分３以上）である者，自立訓練または就労移行支援を受けている者であって，入所しながら訓練等を実施することが必要かつ効果的であると認められた者，または地域における障害福祉サービスの提供体制の状況，そのほかやむを得ない事情により，通所による訓練等を受けることが困難な者などである。一般的には，複数の利用者に対して，一体的なサービス提供によって運営されるような宿舎などが想定されている。

② 生活保護法による居住施設

　「生活保護制度の在り方に関する専門委員会報告書」［2004（平成16）年12月15日][42]によると，「救護施設，更生施設及び授産施設については，居宅での保護や他法の専門的施設での受入が可能な者についてはこれを優先すべきであり，また原則的にはそれへ移行する経過的な施設として位置付け，施設最低基準の再検討も行う必要がある。特に，救護施設については，近年においても施設数や定員が増加しているが，生活扶助を実施するための施設としてだけではなく，現実に求められている多様なニーズに対応し，自立支援プログラムとの関連において，入所者の地域生活への移行の支援や居宅生活を送る被保護者に対する生活訓練の実施の場として活用することについて検討することが重要である」とされている。

　被保護世帯の抱える問題が多様となるなか，救護施設については，以前より，退院促進等の受け皿として居宅での生活が困難な精神障害者や，障害別に機能分化された施設には適応しない重複障害者を受け入れるなどの役割を担ってきている。最近では，ホームレス，アルコール・薬物依存，DV被害者等の受け皿としても活用されている。入所者のうち，精神障害者がとくに多い。

（1）救護施設（生活保護法第38条第2項）

　生活保護を受け，身体上または精神上著しい障害があるために日常生活を営むことが困難な要保護者を入所させて，生活扶助を行う施設である。心身の状況に応じて，機能の回復または減退を防止するための訓練，作業を行う。精神障害者社会復帰施設がない時代から，精神障害者を受け入れている。

（2）更生施設（生活保護法第38条第3項）

　生活保護を受け，身体上または精神上の理由により養護および生活指導を必要とする要保護者を入所させて，生活扶助を行う施設である。施設での援助内容は，生活指

導に加えて，退所後の自立に向け必要な技能習得のための作業指導も行う。

３ その他の法律による居住施設

「長期入院精神障害者の地域移行に向けた具体的方策の今後の方向性（長期入院精神障害者の地域移行に向けた具体的方策に係る検討会取りまとめ）」（2014年７月14日）[25)] においても整理されているように，長期入院精神障害者の地域生活の基盤となる居住の場を確保することが必要であり，その際，長期入院精神障害者の過半数が65歳以上の高齢者であることを踏まえると，今後，高齢の精神障害者に配慮した住まいの確保に向けた取り組みを進めることがとくに重要である。

具体的な居住先としては，次のような居住の場が考えられる。

（1）特別養護老人ホームなどの高齢者養護施設

①特別養護老人ホーム（老人福祉法第20条の５）

要介護高齢者のための生活施設であり，入所者を養護することを目的とする施設と定義されている。対象者は，65歳以上の者であって，身体上または精神上著しい障害があるために常時の介護を必要とし，かつ，居宅においてこれを受けることが困難な者とされている。

②養護老人ホーム（老人福祉法第20条の４）

環境的，経済的に困窮した高齢者の施設であり，入居者を養護し，その者が自立した生活を営み，社会的活動に参加するために必要な指導および訓練その他の援助を行うことを目的とする施設と定義されている。対象者は，65歳以上の者であって，環境上および経済的理由により居宅において養護を受けることが困難な者とされている。

③軽費老人ホーム（老人福祉法第20条の６）

低所得高齢者のための住居であり，無料または低額な料金で，食事の提供その他日常生活上必要な便宜を供与することを目的とする施設と定義されている。対象者は，身体機能の低下等により自立した生活を営むことについて不安であると認められる者であって，家族による援助を受けることが困難な60歳以上の者とされている。

④有料老人ホーム（老人福祉法第29条）

高齢者のための住居であり，入浴，排せつもしくは食事の介護，食事の提供，洗濯，掃除等の家事，健康管理をする事業を行う施設と定義されている。「介護付」「住宅型」「健康型」の３つの類型がある。

⑤認知症高齢者グループホーム（老人福祉法第５条の２第６項）

認知症高齢者のための共同生活住居であり，入浴，排せつ，食事等の介護その他の日常生活上の援助および機能訓練を行う住居共同生活の住居と定義されている。対象者は，要介護者／要支援者であって認知症である者（その者の認知症の原因となる疾患が急性の状態にある者を除く）とされている。

（2）サービス付き高齢者向け住宅（高齢者住まい法第5条）

　サービス付き高齢者向け住宅は，高齢者の居住の安定確保に関する法律（高齢者住まい法。改正法：2011年4月28日公布・2011年10月20日施行）に位置づけられている高齢者のための住居であり，状況把握サービス，生活相談サービス等の福祉サービスを提供する住宅と定義されている。対象者は，60歳以上の者または，要介護／要支援認定を受けている60歳未満の者いずれかに該当する単身・夫婦世帯とされている。

　提供されるサービスについては，少なくとも安否確認・生活相談サービスが提供されている。

B • 居住支援における精神保健福祉士の役割

1 これからの精神障害者の暮らしのあり方について

　2016年7月26日に，神奈川県相模原市緑区にある重度の障害者（重度重複障害・自閉症・強度行動障害の方）が集団生活している知的障害者福祉施設「津久井やまゆり園」で19人が犠牲になり，26人が負傷した事件が起こった。150人を超える障害者が集団生活をしていた。この事件では，逮捕された元職員が精神疾患のために危険な思想をもち，犯行に及んだといった見方があり，また事件前に精神科への入院歴があったため，措置入院制度のあり方が議論された。この事件はさまざまな角度からとらえ，検討していく必要があるが，ここでは障害者が暮らす場所，生活を営む住まいという視点に注目していきたい。

　これまで多くの精神障害者は隔離収容の政策の中で生きてきたが，現在は地域の中で共に暮らすという考え方に転換している過程である。この相模原市の事件をきっかけに，入所者を守るための警備や設備の検討など，安全性を重要視する方向性も指摘されている。

　精神障害者が暮らしているグループホームは，地域との結びつきを重視しており，地域に開かれた形で運営されており，それが地域で生きていくということでもある。しかし，安全性を重視することが，地域の中にありながらも閉ざされた空間，特別な場所ととらえられてしまう可能性がある。それが障害者を排除し，形を変えた障害者に対する差別や偏見につながることを危惧している。前進した歴史を巻き戻すことは簡単でも，その時間を取り戻すことは難しい。

　地域に開かれた住まいであれば，多くの人たちがかかわることになり，結果的に防犯にもつながるのではないだろうか。そのなかで地域移行が進むのであれば，われわれは専門職として世間の障害者に対する心のバリアを取り払い，住まいのあり方を変えていくという視点を強くもつ必要がある。

　人は誰でも自分らしく生きる権利があることは，障害者権利条約でも謳われてお

り，障害者差別解消法も成立した。しかし，精神障害者が住まいを探し，地域で暮らしていくことを考えると，そのような当たり前の権利さえ守られていないこの社会で生きていくことの苦悩をひしひしと感じる。もちろん，障害者に対する無知・無理解，偏見を取り除くことは一筋縄ではいかないが，人には生まれたときからこれらがあるわけではない。現在の環境に身を置き成長していくなかで少しずつ形作られた，障害者に対する平均的な日本人の考え方なのかもしれない。その考え方がこの事件にもつながるのだとしたら，われわれ専門職はこの課題に対して日々の活動を通して真剣に取り組まなければならない。

　一方，2016年5月25日に成立，同年6月3日に公布された「障害者の日常生活及び社会生活を総合的に支援するための法律及び児童福祉法の一部を改正する法律」（障害者総合支援法）（2018年4月1日施行・一部公布日施行）では，集団生活ではなく賃貸住宅等における一人暮らしを希望する障害者の中には，知的障害や精神障害により理解力や生活力等が十分でないために一人暮らしを選択できない者がいることから，彼らの地域生活を支援するため「自立生活援助」が創設された。この自立生活援助は，障害者支援施設やグループホーム等から一人暮らしへの移行を希望する知的障害者や精神障害者などについて，本人の意思を尊重した地域生活を支援するため，一定期間にわたり，定期的な巡回訪問や随時の対応により，障害者の理解力，生活力等を補う観点から，適宜のタイミングで適切な支援を行うサービスとされている。

　ここで改めて考えたいことは，住まいの形は一人ひとりによって異なり，一人暮らしが最終的な目標ではないということである。当事者の中には，自由がある一人暮らしによって自分のペースを作ることができる人もいれば，グループホームで集団生活をすることで心身ともに安定し，新たなチャレンジができる人もいる。加えて，一人暮らしとグループホームでの暮らしを行ったり来たりしながら，そのときの状況に合った暮らしができる環境に安心感を覚える方もいるであろう。また，2014年4月から始まった「サテライト型住居」も，彼らの暮らしを支援する新たな選択肢の一つになっている。

　われわれが自身の暮らしを選択できるように，当事者もさまざまな暮らし方を自分の意志で選択できること，決められることが重要であろう。そして専門職は，当事者一人ひとりの望む生活について突き詰め，本人を中心としたさまざまな暮らし方を支え続けていく視点をもち続けなければならない。そのためには，グループホーム自体にも多様性や柔軟性が求められる。

　グループホームは生活の場であり，さまざまな暮らし方や住まい方を希望している障害者を地域の中で受け止めていくことからも，グループホームだけで試行錯誤するのではなく，きちんと地域の中にグループホームを位置づけて俯瞰し，その全体像を通して再度とらえ直したい。その結果，さまざまな人がかかわり，地域の中で支援の輪が広がる可能性がある。

近年，精神障害者等が地域生活の一員として安心して自分らしい暮らしをすることができるよう，医療，障害福祉・介護，住まい，社会参加（就労），地域の助け合い，教育が包括的に確保された「精神障害にも対応した地域包括システム」の構築や，障害者の重度化・高齢化や親亡き後を見据え，居住支援のための5つの機能（相談，緊急時の受け入れ・対応，体験の機会・場，専門的人材の確保・養成，地域の体制づくり）を，市町村が中心となり地域の実情に応じた創意工夫により整備していく「地域生活支援拠点等の整備」などが進行している。今後も，多機関が協働していくなかで住民同士がつながり，障害者の生活を全体で支える地域づくりの取り組みが進んでいくであろう。このような取り組みのなかで，さまざまな分野と連携を図り関係性を築いていきながら，よりよい仕組みづくりをしていく精神保健福祉士の役割は非常に大きい。

　人は互いにふれ合い，かかわり，交流を深めるなかで，他者の存在を認め，尊重することを学び，障害というものを自分のこととして考える素地ができる。この基本的なことを大切にしながら専門職として地域移行を進める必要があることを，もう一度しっかり考えたい。そして，誰もがありのままの姿を受け入れ，理解し，助け合い，依存し合える成熟した共生社会を強く望みたい。

② コロナ禍で見えてきた障害者の暮らし

　2020年初旬ごろから新型コロナウイルスの感染が広がり，さまざまな変異ウイルスが出現し感染の波を繰り返しながら今日に至る過程で，私たちの生活様式や考え方に大きな変化をもたらした。

　住まいに関しても，いくつか注目すべき点が見えてきた。まず1つ目は，収入の減少と住まいの確保の課題である。コロナ禍による景気の悪化により貧困が増大し，住まいを失うケースが目に見える形で増えてきた。

　具体的には，病気により正社員として働くことができず，派遣の仕事をしながら暮らしていた人が新型コロナウイルス感染症の影響で派遣切りに遭い住まいを失ってしまったり，失業して家賃が払えなかったり，保証人が見つからなかったりする人などである。さらに，東京圏では地価や家賃の高騰，公営住宅の高倍率化，世帯の高齢化や単身化の割合が高く，より住宅確保が困難な現状もあり，今後も居住支援のニーズが高まることが予測できる。

　物件を借りにくい人の理由は多種多様であることから，精神保健福祉士はそれぞれの状況に寄り添った丁寧な生活上の支援が必要になるであろう。

　2つ目は，社会の中に根深く残る差別や偏見の実態である。当初，人々は未知のウイルスの出現により感染することへの恐怖と漠然とした不安を感じながら，いつ誰が感染者になるかわからない状況下で各々が感染予防をしながら日常生活を送っていたが，同時に息苦しさも抱えるようになっていた。

とくに，生きていくためになくてはならない医療機関や福祉施設，グループホームなどの現場では徹底した感染対策を行いながら，患者や利用者の命，そして日常生活の維持に懸命な努力を重ねていた。しかしそれでも感染者が発生することもあったのだが，人々の感染者に対する反応のなかには，人格否定や誹謗中傷するような内容もみられた。専門職としての自覚が足りないのではないか，障害者は感染予防がきちんとできていないのではないか，地域に迷惑をかけるから活動を自粛してほしいなどとともに，ビラがまかれたり，貼り紙を貼られたりするケースもあり，風評被害に発展しかねない状況もみられた。

　このようななか，ぎりぎりの精神状態で日々の業務を行っていたスタッフはもとより当事者も，新型コロナウイルス感染症と同じくらい人間が怖いといった心境になった人もおり，心身ともに傷つき，不安になっていたことは言うまでもない。

　人は自分が危機的な状況になったり心が不安になったりすると，それらの気持ちは弱い立場に置かれている人に向かってしまう。そして彼らを攻撃することで不安を解消するという行動になり，両者のひずみを生むことになる。

　新型コロナウイルス感染症により表出した障害者への差別や偏見に見え隠れするのは，弱い立場の人を排除する思考であり，これもまた，先に述べた障害者に対する平均的な日本人の考え方の現れなのかもしれない。

　どのようなことがあっても，弱い立場に置かれている人が生きていく場所や暮らしを守っていくことが原点であり，精神保健福祉士は当事者の思いを共有し，彼らと共にその生活を正しく伝えていく活動を継続していくことが求められるであろう。

　3つめ目は，業務継続の課題である。日ごろから感染マニュアルは準備していても，多くの現場では，実際に実効性のあるマニュアルになっているかを職員同士で話し合ったり検討したりする機会は少なかったであろう。

　今回，新型コロナウイルス感染症によるパンデミックが発生し，業務継続計画（business continuity plan；BCP）の必要性が改めて謳われている。

　新型コロナウイルス感染症発生時，居住系サービスを提供する事業所では多くの課題がみえてきた。今回のような事態が発生した場合でも，サービス提供に必要な人材を確保しつつ，感染防止対策の徹底を前提とした継続的なサービス提供が求められるため，最低限のサービス提供が維持できるようにしておかなければならない。

　厚生労働省老健局の「介護施設・事業所における新型コロナウイルス感染症発生時の業務継続ガイドライン」[43]によると，新型コロナウイルス等感染症や大地震などの災害が発生すると，通常どおりに業務を実施することが困難になるため，まず，業務を中断させないように準備するとともに，中断した場合でも優先業務を実施するため，あらかじめ検討した方策を計画書としてまとめておくことが重要であると示されている。

　なお，令和3年度障害福祉サービス等報酬改定では，新型コロナウイルス感染症の

経験を反映した内容が含まれており，感染症や災害への対応力強化を図る観点から，すべての障害福祉サービス等事業者に，感染症対策の強化や業務継続に向けた BCP 等の策定などの取り組みを強化することを義務づけた（ただし，３年の経過措置期間が設けられている）[44]。

　加えて，施設系，通所系，居住系サービスを提供する障害福祉サービス等事業者に対しては，地域と連携した災害対応の取り組みを強化することとし，訓練の実施にあたって，地域住民の参加が得られるよう連携に努めなければならないとしている。

　医療機関や福祉施設，グループホームなどでは，集団処遇や利用者同士の交流などから感染のリスクが高く，またスタッフ間の感染防止にも配慮する必要があり，対策の難しさがある。精神保健福祉士は今回の経験を活かして，できるところから体制の整備を進めつつ，今後はマニュアルの再検討とともに，多職種連携による地域の体制づくりについて議論をしていくことが必要であろう。

　障害の有無にかかわらず，尊い命を守りながら一人ひとりの望む多様な暮らしが保障されることは，まずもって必要なことであり，安心できる住まいの確保は喫緊の課題である。

　現段階では，住み慣れた家や地域でサポートを受けながら自立して生活する人や，長期入院を経て地域生活を始めた人に対する継続的な支援の仕組みは発展途上といえる。

　精神保健福祉士は，当事者の生活の基盤である住まいを用意し，安全と安心を確保することから始めたい。その住まいを起点に彼らと地域をつなげることを通して，一人ひとりの人生を応援する存在でありたい。

Ⅳ　就労支援と精神保健福祉士の役割

A・障害者就労状況の実態

　障害者の就労には周知のとおり，福祉的就労と一般就労という言葉，分け方が存在する。**福祉的就労**（non-competitive employment）とは，生産活動に参加することを目的として行う就労で，雇用関係が締結されていない。ここで就労している人は，賃金・給与ではなく授産製品等の売り上げを，時間や従事した内容により分配される工賃の支払いを受けているが，法的には労働者として認められていない。**一般就労**（competitive work）・**一般雇用**（competitive employment）とは，福祉的就労と対比して，企業や官公庁において，障害者が雇用主と雇用契約に基づいて就労する形態を意味する[45]。また，後述するが特例子会社や就労継続支援 A 型事業を保護

図3-17 ◆ 就労支援施策の対象となる障害者数／地域の流れ

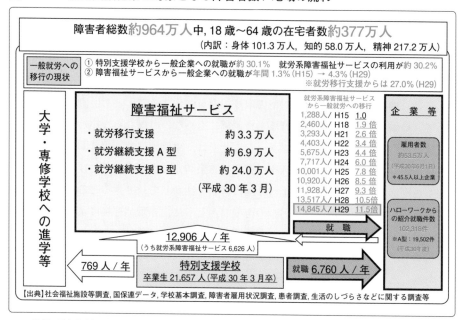

障害者総数**約964万人**中, 18歳〜64歳の在宅者数**約377万人**

（内訳：身体101.3万人, 知的58.0万人, 精神217.2万人）

一般就労への移行の現状
① 特別支援学校から一般企業への就職が約30.1%　就労系障害福祉サービスの利用が約30.2%
② 障害福祉サービスから一般企業への就職が年間1.3%（H15）→ 4.3%（H29）
※就労移行支援からは 27.0%（H29）

大学・専修学校への進学等

障害福祉サービス
・就労移行支援　　　　　約3.3万人
・就労継続支援A型　　　約6.9万人
・就労継続支援B型　　　約24.0万人
（平成30年3月）

就労系障害福祉サービスから一般就労への移行
1,288人／H15　1.0
2,460人／H18　1.9倍
3,293人／H21　2.6倍
4,403人／H22　3.4倍
5,675人／H23　4.4倍
7,717人／H24　6.0倍
10,001人／H25　7.8倍
10,920人／H26　8.5倍
11,928人／H27　9.3倍
13,517人／H28　10.5倍
14,845人／H29　11.5倍

就職

企業等

雇用者数
約53.5万人
（平成30年6月1日）
※45.5人以上企業

ハローワークからの紹介就職件数
102,318件
※A型：19,502件
（平成30年度）

12,906人／年
（うち就労系障害福祉サービス6,626人）

769人／年

特別支援学校
卒業生 21,657人（平成30年3月卒）

就職 6,760人／年

【出典】社会福祉施設等調査, 国保連データ, 学校基本調査, 障害者雇用状況調査, 患者調査, 生活のしづらさなどに関する調査等

資料　厚生労働省：第5回ICTアクセシビリティ確保部会説明資料（障害福祉サービスにおける就労支援）. 2019.
https://www.soumu.go.jp/main_content/000621668.pdf

雇用とみなすこともある。

　2005（平成17）年に障害者自立支援法［2013（平成25）年に現行の「障害者の日常生活及び社会生活を総合的に支援するための法律」（障害者総合支援法）に改正］の制定の際に, それまでの身体障害者福祉法, 知的障害者福祉法, 精神保健福祉法といった障害種別による個別法の福祉サービスを整理し「3障害一元化」が図られた。そのなかの目玉が, いわゆる福祉的就労から一般就労・一般雇用を目指す利用年限を定めた**就労移行支援事業**の創設である。また利用年限を定めない就労継続支援事業もA型（雇用型）とB型（非雇用型）に分けて事業の差別化を図り, 障害者のニーズに合わせたサービス提供ができるようにした。

　また, 障害者総合支援法による就労支援とは別に, 「障害者の雇用の促進等に関する法律」（障害者雇用促進法）による障害者の就労支援制度があり, 改正を重ね障害者および雇用側の障害者就労・雇用に寄与している。これらについては, 後述する。

　さて, 現在の障害者の就労に関して公表されているものとして, **図3-17**の厚生労働省による「就労支援施策の対象となる障害者数／地域の流れ」があり, 全体像を理解できる。いわゆる就業年齢である18〜64歳までの在宅の障害者約377万人のうち, 障害者総合支援法における障害福祉サービス事業の就労支援事業所に約34.2万人と約1割弱が利用している。また一般企業に雇用されている障害者の雇用者数は約53.5万人, 重複されていると思われるが公共職業安定所（以下, ハローワーク）を通じての

雇用は10.2万人ほどである。

　この数字からもたれる印象や意見は「意外に多い」「この数字にない障害者は何をしているの？」「やはり少ない」など，それぞれの立場によって大きく異なることが推察される。

　そのほかにも，一般就労・雇用のデータとして，毎年12月ごろに「障害者雇用状況の集計結果」と，毎年6月ごろに発表される「障害者の職業紹介状況等」があり，ともに厚生労働省職業安定局障害者雇用対策課から発表される。

　まず，「障害者の職業紹介状況等」の直近のものでは，2020（令和2）年6月22日に発表された「令和元年度 障害者の職業紹介状況等」[46]がある。副題には「ハローワークを通じた『障害者の就職件数』が11年連続で増加しました」とあり，また【ポイント】の一つとして「新規求職申込件数は223,229件で，対前年度比5.7%の増となり，また，就職件数は103,163件で，対前年度比0.8%の増となりました。このうち，精神障害者の新規求職申込件数は107,495件で，対前年度比6.1%の増となり，また，就職件数は49,612件で，対前年度比3.3%の増となりました」と，精神障害者の申込者数および就職件数の増加についてふれられている。障害種別による就職件数，対前年度差，就職率および，新規求職申込件数の推移および就職件数の推移については**表3-5**，**図3-18**のとおりであり，精神障害者の伸びは他の障害と比較し，大きく伸びていることが一目瞭然である。

　また，「令和元年 障害者雇用状況の集計結果」[47]では，2019（令和元）年6月1日現在の民間企業や公的機関における「障害者雇用状況」を発表している。障害者雇用率制度の具体的な内容については後述するが，【集計結果の主なポイント】として，民間企業においては「雇用障害者数，実雇用率ともに過去最高更新」と書かれ，2019年6月1日現在の民間企業における雇用者数は56万608.5人，対前年4.8%（25,839人）増加，実雇用率は2.11%で，対前年比0.06ポイント上昇している。法定雇用率達成企業の割合は48.0%（対前年比2.1ポイント上昇）と書かれており，その伸びについて強調されている。そのほか〈公的機関〉および〈独立行政法人など〉の雇用障害者数および実雇用率も記載されている。

　さらに，「障害者雇用状況報告の集計結果（概要）」[48]では，「1　民間企業における雇用状況」として，「雇用されている障害者の数，実雇用率，法定雇用率達成企業の割合」「企業規模別の状況」「産業別の状況」「法定雇用率未達成企業の状況」「特例子会社の状況」などが示されている。

　「雇用されている障害者の数，実雇用率，法定雇用率達成企業の割合」では，次のように記載されている。「雇用者のうち，身体障害者は354,134.0人（対前年比2.3%），知的障害者は128,383.0人（同6.0%増），精神障害者は78,091.5人（同15.9%増）といずれも前年より増加し，特に精神障害者の伸び率が大きかった」と，こちらも精神障害者の伸びを強調している。

表3-5 ▶ 障害種別就職件数（2019年度）

	就職件数（件）	対前年度差（比）	就職率（%）（対前年度差）
身体障害者	25,484	1,357件減 （5.1%減）	41.1 （2.7ポイント減）
知的障害者	21,899	335件減 （1.5%減）	59.4 （2.7ポイント減）
精神障害者	49,612	1,572件増 （3.3%増）	46.2 （1.2ポイント減）
その他の障害者	6,168	965件増 （18.5%増）	36.6 （3.8ポイント減）
合　計	103,163	845件増 （0.8%増）	46.2 （2.2ポイント減）

資料　厚生労働省：ハローワークを通じた「障害者の就職件数」が11年連続で増加しました；令和元年度 障害者の職業紹介状況などの取りまとめを公表. 2020. p.1.

https://www.mhlw.go.jp/content/117040000/000797450.pdf

図3-18 ◆ ハローワークにおける障害種別による新規求職申込件数および就職件数の推移

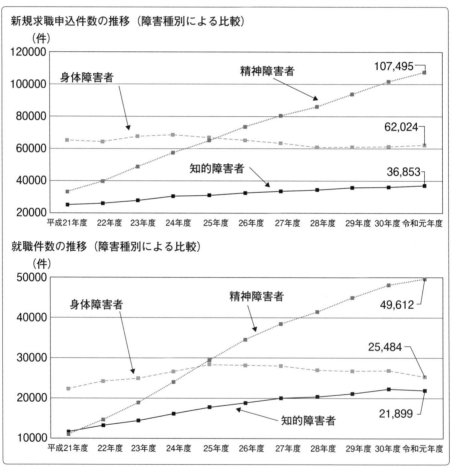

資料　表3-5に同じ. p.6.

以上のように，精神障害者の一般就労へのニーズが高まっていることは，これらのデータからうかがえるものであるが，障害者総合支援法における就労系の障害福祉サービス事業や障害者雇用促進法における就労支援機関や制度の詳細と，それぞれの成果と課題を併せて見ていきたい。

B ● 就労支援制度の概要

1 障害者総合支援法（就労支援事業系）

前述のとおり，障害者総合支援法における就労系障害福祉サービス事業は現在3事業，4つのタイプがあり（表3-6），さまざまな問題・課題を抱えている現状があり，それぞれの事業の目的とその成果に基づく報酬の見直しなども行われてきたところである。

1 就労移行支援事業

就労移行支援事業は，一般企業等への就労を希望する人に，一定期間，就労に必要な知識および能力の向上のために必要な訓練が行われており，多くの事業所で施設外実習や就職支援，定着支援を行っている。2020年3月現在，3,094事業所（うち4事業所はあん摩等養成事業所の養成施設も含む）もあり，合計33,609人が利用している[49]。

対象者は，就労を希望する65歳未満の障害者であって，「通常の事業所に雇用されることが可能と見込まれる者につき，生産活動，職場体験その他の活動の機会の提供その他の就労に必要な知識及び能力の向上のために必要な訓練，求職活動に関する支援，その適性に応じた職場の開拓，就職後における職場への定着のために必要な相談その他の必要な支援」（障害者総合支援法施行規則第6条の9）を行う。

標準期間24カ月内で利用期間を設定している。なお，市町村審査会の個別審査を経て，必要性が認められた場合に限り，最大1年間の更新可能となっている。

人員配置としては，サービス管理責任者のほか，支援計画に沿った職業指導を利用者に対して行い，利用者とサービス事業所および企業・家族との関係を調整し，適切なサポートを行う職業指導員，サービス実施事業所での安定した就業生活の維持を図り，地域生活移行等に関する相談を利用者に対して実施し，利用者とサービス事業所および企業・家族との関係を調整，適切なサポートを行う生活支援員のほか，施設外実習・就労や雇用前提の企業実習，定着支援等を計画・実施し，利用者とサービス事業所および企業・家族との関係を調整し，適切なサポートを行う就労支援員を置いている。

報酬単価は表3-7のとおり，定員規模別に加え，就職後6月以上定着した割合が高

表3-6 ▶ 障害者総合支援法における就労系障害福祉サービス一覧

	就労移行支援事業 （規則第6条の9）	就労継続支援A型事業 （規則第6条の10第1項）	就労継続支援B型事業 （規則第6条の10第2項）	就労定着支援事業 （規則第6条の10）
事業概要	通常の事業所に雇用されることが可能と見込まれる者に対して，①生産活動，職場体験等の活動の機会の提供その他の就労に必要な知識及び能力の向上のために必要な訓練，②求職活動に関する支援，③その適性に応じた職場の開拓，④就職後における職場への定着のために必要な相談等の支援を行う。 （標準利用期間：2年） ※必要性が認められた場合に限り，最大1年間の更新可能	通常の事業所に雇用されることが困難であり，雇用契約に基づく就労が可能である者に対して，雇用契約の締結等による就労の機会の提供及び生産活動の機会の提供その他の就労に必要な知識及び能力の向上のために必要な訓練等の支援を行う。 （利用期間：制限なし）	通常の事業所に雇用されることが困難であり，雇用契約に基づく就労が困難である者に対して，就労の機会の提供及び生産活動の機会の提供その他の就労に必要な知識及び能力の向上のために必要な訓練その他の必要な支援を行う。 （利用期間：制限なし）	就労移行支援，就労継続支援，生活介護，自立訓練の利用を経て，通常の事業所に新たに雇用され，就労移行支援等の職場定着の義務・努力義務である6月を経過した者に対して，就労の継続を図るために，障害者を雇用した事業所，障害福祉サービス事業者，医療機関等との連絡調整，障害者が雇用されることに伴い生じる日常生活又は社会生活を営む上での各般の問題に関する相談，指導及び助言その他の必要な支援を行う。 （利用期間：3年）
対象者	① 企業等への就労を希望する者 ※平成30年4月から，65歳以上の者も要件を満たせば利用可能。	① 移行支援事業を利用したが，企業等の雇用に結びつかなかった者 ② 特別支援学校を卒業して就職活動を行ったが，企業等の雇用に結びつかなかった者 ③ 就労経験のある者で，現に雇用関係の状態にない者 ※平成30年4月から，65歳以上の者も要件を満たせば利用可能。	① 就労経験がある者であって，年齢や体力の面で一般企業に雇用されることが困難となった者 ② 50歳に達している者又は障害基礎年金1級受給者 ③ ①及び②に該当しない者で，就労移行支援事業者等によるアセスメントにより，就労面に係る課題等の把握が行われている者	① 就労移行支援，就労継続支援，生活介護，自立訓練の利用を経て一般就労へ移行した障害者で，就労に伴う環境変化により生活面・就業面の課題が生じている者であって，一般就労後6月を経過した者
報酬単価	502～1,094単位／日 <定員20人以下の場合> ※定員規模に応じた設定 ※就職後6月以上の定着率が高いほど高い報酬	324～618単位／日 <定員20人以下，人員配置7.5：1の場合> ※利用定員，人員配置に応じた設定 ※平均労働時間が長いほど高い報酬	565～649単位／日 <定員20人以下，人員配置7.5：1の場合> ※利用定員，人員配置に応じた設定 ※平均工賃月額が高いほど高い報酬	1,045～3,215単位／月 <利用者数20人以下の場合> ※利用者数に応じた設定 ※就労定着率（過去3年間の就労定着支援の総利用者数のうち前年度末時点の就労定着者数）が高いほど高い報酬

資料　厚生労働省：障害者総合支援法における就労系障害福祉サービス.
https://www.mhlw.go.jp/content/12200000/000571840.pdf

いほど，基本報酬も高く設定されている。また主な加算として「移行準備支援体制加算」「就労支援関係研修修了加算」などがある。

　前述の雇用数のデータなどからも，本事業を通して就職に至るケースも多いが，地方には事業所そのものが少ないなどの地域格差や，就職者や年限が設けられているため利用者確保が困難となっているなどの問題も抱えている。

表3-7 ▶ 就労移行支援事業基本報酬

基本報酬	<定員20人以下の場合>	

改定前	2019年10月〜	
基本報酬	就職後6月以上定着率	基本報酬
804単位	5割以上	1,094単位／日
	4割以上5割未満	939単位／日
	3割以上4割未満	811単位／日
	2割以上3割未満	689単位／日
	1割以上2割未満	567単位／日
	0割超1割未満	527単位／日
	0	502単位／日

資料　表3-6に同じ.

2 就労継続支援A型事業

「通常の事業所に雇用されることが困難であって，雇用契約に基づく就労が可能である者に対して行う雇用契約の締結等による就労の機会の提供及び生産活動の機会の提供その他の就労に必要な知識及び能力の向上のために必要な訓練その他の必要な支援」（障害者総合支援法施行規則第6条の10の第1号）を行う。つまり，障害者総合支援法における障害福祉サービス事業所でもあり，利用者を雇用する事業所（企業）でもあるという側面をもつ。対象者は具体的には，①就労移行支援事業を利用したが，企業等の雇用に結びつかなかった者，②特別支援学校を卒業して就職活動を行ったが，企業等の雇用に結びつかなかった者，企業等を離職した者等就労経験のある者で，現に雇用関係がない者である。

利用期間の制限はなく，2020年3月現在，3,842事業所，72,197人が利用して（雇用されて）いる[49]。

なお，2018（平成30）年度平均賃金は76,887円／月，846円／時となっている。人員配置としては，サービス管理責任者のほか，職業指導員，生活支援員を配置している。

報酬単価は，**表3-8**のとおり定員規模別，人員配置別に加え，平均労働時間が長いほど高く設定されている。

また主な加算として「賃金向上達成指導員配置加算」「就労移行支援体制加算」などが設けられている。

表3-8のように給与（最低労働賃金）の保証が求められることから，就労時間を短縮するなどの事業所もあり，実際2019年における経営改善計画書の提出が求められた事業所は全体の66.2%[50]となっていることから経営的課題が多い事業という実態が

表3-8 ▶ 就労継続支援 A 型基本報酬

基本報酬	<定員20人以下，人員配置7.5：1の場合>	
改定前	2019年10月〜	
基本報酬	1日の平均労働時間	基本報酬
584単位	7時間以上	618単位／日
	6時間以上7時間未満	606単位／日
	5時間以上6時間未満	597単位／日
	4時間以上5時間未満	589単位／日
	3時間以上4時間未満	501単位／日
	2時間以上3時間未満	412単位／日
	2時間未満	324単位／日

資料　表3-6に同じ.

ある。

3 就労継続支援 B 型事業

いわゆる福祉的就労に分類され，就労移行支援事業等を利用したが一般企業等の雇用に結びつかない者や，一定年齢に達している者などであって，就労の機会等を通じ，生産活動に係る知識および能力の向上や維持が期待される障害者で，具体的対象者は，①企業等や就労継続支援事業（A 型）での就労経験がある者であって，年齢や体力の面で雇用されることが困難となった者，②50歳に達している者または障害基礎年金１級受給者，③①および②に該当しない者であって，就労移行支援事業者によるアセスメントにより，就労面に係る課題等の把握が行われている者，一般企業等での就労が困難な障害者である。

サービス内容は，雇用契約は結ばずに就労や生産活動の機会を提供し，一般就労に必要な知識，能力が高まった者は，一般就労等への移行に向けて支援を行うとしており，平均工賃が工賃控除程度の水準，つまり月額3,000円程度を上回ることを事業者指定の要件としている。利用期間の制限はなく，2020年３月現在13,117事業所で26万9,339人が利用している[49]。2018年度の平均工賃は16,118円とまだまだ生活を支える金額にはほど遠い状況であり，事業所数および利用者数ともに増加しており，また突出していることから，福祉的就労に依存している現状といえよう。

人員配置としては，A 型同様，サービス管理責任者のほか，職業指導員，生活支援員が配置されている。

報酬単価は，表3-9のとおり定員規模別，人員配置別に加え，平均工賃月額が高いほど高く設定されている。

表3-9 ▶ 就労継続支援 B 型基本報酬

基本報酬	<定員20人以下，人員配置7.5：1の場合>	

改定前	2019年10月〜	
基本報酬	平均工賃月額	基本報酬
584単位	4.5万円以上	649単位／日
	3万円以上4.5万円未満	624単位／日
	2.5万円以上3万円未満	612単位／日
	2万円以上2.5万円未満	600単位／日
	1 万円以上2万円未満	589単位／日
	5 千円以上 1 万円未満	574単位／日
	5 千円未満	565単位／日

資料 表3-6に同じ.

また主な加算として，「就労移行支援体制加算」「地域協働加算」がある。

4 就労定着支援事業

就労移行支援，就労継続支援，生活介護，自立訓練の利用を経て一般就労へ移行した障害者で，就労に伴う環境変化により生活面・就業面の課題が生じている者であって，一般就労後 6 月を経過した者を対象としている。

サービス内容は①障害者との相談を通じて日常生活面および社会生活面の課題を把握するとともに，企業や関係機関等との連絡調整やそれに伴う課題解決に向けて必要となる支援を実施，②利用者の自宅・企業等を訪問することにより，月 1 回以上は障害者との対面支援，③月 1 回以上は企業訪問を行うよう努める，とされている。

利用期間は 3 年の有期限で2018年 4 月に創設されたもので，2020年 3 月現在で1,215事業所，11,037人が利用している[49]。

人員配置はサービス管理責任者のほか，これらのサービスを実施する就労定着支援員が配置されている。基本報酬は表3-10のとおり，利用者数規模別に加え，就労定着率（過去 3 年間の就労定着支援の総利用者数のうち前年度末時点の就労定着者数）が高いほど高く設定されている。

主な加算として，「職場適応援助者養成研修修了者配置体制加算」「企業連携等調整特別加算」「就労定着実績体制加算」などがある。

定着率の問題からも，今後も利用が増加する事業であろう。

2 障害者雇用促進法

障害者雇用促進法は，1960（昭和35）年に制定された「身体障害者雇用促進法」が

表3-10 ▶ 就労定着支援基本報酬

| 基本報酬 | ＜利用者数20人以下の場合＞ |

就労定着率	基本報酬
９割以上	3,215単位／月
８割以上９割未満	2,652単位／月
７割以上８割未満	2,130単位／月
５割以上７割未満	1,607単位／月
３割以上５割未満	1,366単位／月
１割以上３割未満	1,206単位／月
１割未満	1,045単位／月

資料　表3-6に同じ.

前身で，制定当時は法律の名称どおり身体障害者のみを対象にしたものであった。いわゆる一般就労・一般雇用およびその支援に関する障害者雇用率制度や，事業所に対する障害者雇用に関する経済的支援などの諸制度，また，就労相談，就労準備，職場定着までの支援を行う，障害者職業センターや障害者就業・生活支援センターについて規定している法律である。

　1981（昭和56）年の「国際障害者年」を契機に障害者施策全般の整備が行われ，1987（昭和62）年に「障害者雇用促進法」が成立し，その対象に知的障害者，精神障害者を加え，職業リハビリテーションの推進や特例子会社制度が盛り込まれた。1997（平成９）年の改正において，知的障害者の雇用が義務化し，精神障害者の短時間労働の雇用が助成金の対象となり，サービスの拡大が図られた。さらに2002（平成14）年の改正では職場適応援助者（ジョブコーチ）やグループ就労などへの助成金が創設された。その後も改正が重ねられ，精神障害者の実雇用率への算定可能，雇用率未達成企業に対して雇用納付金の対象の企業規模の縮小，雇用率の引き上げなどがなされてきており，現在は一般民間の企業（45.5人以上の従業員）で2.2%，国・地方公共団体は2.5%となっているが，2018年に発覚した中央省庁での障害者雇用の水増し問題は大きな衝撃を与えた。この雇用率はさらに2021（令和３）年４月までにそれぞれ0.1%ほど引き上げを予定している。

　以下，障害者雇用促進法に基づく機関・諸制度について述べる。

1 障害者雇用率制度

　障害者雇用促進法第43条〜第48条に規定されており，対象障害者について，「一般労働者と同じ水準において常用労働者となり得る機会を与えることとし，常用労働者の数に対する割合（障害者雇用率）を設定し，事業主等に障害者雇用率達成義務を課

表3-11 ▶ 事業所等における法定雇用率

事業所等		雇用率（2018年4月〜）	雇用率（〜2021年4月）
民間企業	一般民間の企業	2.2%（45.5人以上）	2.3%（43.5人以上）
	特殊法人等（独立行政法人）	2.5%（40人以上）	2.6%（38.5人以上）
国・地方公共団体		2.5%（40人以上）	2.6%（38.5人以上）
都道府県等の教育委員会		2.4%（42人以上）	2.5%（40人以上）

すことにより，それを保障するもの」[51]である。第37条第1項には，対象障害者の雇用に関する事業主の責務として，「全て事業主は，対象障害者の雇用に関し，社会連帯の理念に基づき，適当な雇用の場を与える共同の責務を有するものであつて，進んで対象障害者の雇い入れに努めなければならない」とし，第2項に身体障害者，知的障害者または精神障害者と対象障害者を規定している。雇用率が課せられる対象，事業所および事業規模等は**表3-11**のとおりである。

　この雇用率に関するデータが，前述の毎年発表される「障害者雇用状況の集計結果」である。2019年6月1日現在における実雇用率は前述のとおりであるが，そのほか，着目すべき点として，「法定雇用率達成企業の割合」で，法定雇用率達成企業の割合は48.0%ということである。常用労働者100人を超える雇用率未達成企業においては，障害者雇用納付金制度があり，常用労働者200人を超える事業主には不足1名につき月額5万円，常用労働者100人超200人以下の事業主には不足1名につき月額4万円が徴収される。なお，雇用率を超えて雇用する事業主には，常用労働者100人を超える事業主には超過1名につき月額2.7万円を障害者雇用調整金として，常用労働者100名以下の事業主には超過1名につき2.1万円を障害者雇用報奨金として支給されている。

　法定雇用率未達成企業については，第46条に法定雇用障害者数以上となるようにするため，対象障害者の雇い入れに関する計画の作成を命ずることができ，厚生労働大臣に提出する必要があり，その計画が著しく不適当であると認めるときは，当該計画を作成した事業主に対してその変更を勧告することができる。さらに，第47条では，計画を作成した事業主が，正当な理由がなく，この勧告に従わないときは，その旨を公表することができるとするなど，法定雇用率達成に向けての対策も行われているが依然低い状態と言わざるを得ない。

　また，雇用率制度については，これまで改正を重ねられてきていることが，ことに精神障害者については1997年に算定可能となって以降，障害者権利条約批准に向けて法整備を図った2013年の改正まで義務化は見送られ，かつ義務化の施行は2018年とずいぶんと後発扱いとなっている。そのため，雇用率に関するデータとしては，身体障害者は354,134.0人，知的障害者は128,383.0人，精神障害者は78,091.5人と少ない雇

用者数となっている。

② 職業リハビリテーション

障害者雇用促進法第8条～第33条では，職業リハビリテーションの推進に関する事項が規定されている。

第8条では，「職業リハビリテーションの措置は，障害者各人の障害の種類及び程度並びに希望，適性，職業経験等の条件に応じ，総合的かつ効果的に実施されなければならない」とされ，第2項において「職業リハビリテーションの措置は，必要に応じ，医学的リハビリテーション及び社会的リハビリテーションの措置との適切な連携の下に実施されるものとする」と職業リハビリテーションの原則が書かれている。

第9条～第18条では，職業紹介機関としてハローワークおよび都道府県の役割について規定されている。ハローワークにおける支援・制度等については，後述する。

③ 障害者職業センター

障害者職業センターは，職業リハビリテーションの中核的な機関として障害者雇用促進法第19条～第26条に規定されている。

(1) 障害者職業総合センター

千葉県千葉市に全国で1カ所設置されており，職業リハビリテーションの調査・研究，技術開発，障害者職業カウンセラー*1，職場適応援助者（ジョブコーチ）等の人材育成や，以下の広域障害者職業センター，地域障害者職業センター，障害者就業・生活支援センター等への助言や指導，援助などを行っている。

(2) 広域障害者職業センター

埼玉県所沢市および岡山県加賀郡吉備中央町の2カ所に設置されている。特別支援，障害者職業能力開発校が併設されており，広範囲の地域にわたり，障害者に対し職業評価，指導，講習などを実施し，さらに障害者を雇用，また雇用を希望する事業主に対して障害者の雇用についての助言，援助などを行っている。

(3) 地域障害者職業センター

第1線機関として全国47都道府県および5支所が設置されている。地域障害者職業センターでは，障害者への支援として，以下のことを行っている。

①職業評価・職業リハビリテーション計画の策定

就職の希望などを把握したうえで，職業能力等を評価し，就職して職場に適応するために必要な支援内容・方法等を含む，個人の状況に応じた職業リハビリテーション計画を策定している。

---

*1 厚生労働大臣が指定する試験に合格し，講習を修了した障害者職業カウンセラーにより障害者のニーズに応じて，職業評価，職業指導，職業準備訓練および職場適応援助等の各種の職業リハビリテーションを実施するとともに，事業主に対して，雇用管理に関する専門的な助言その他の支援を実施している。

②職業準備訓練

　ハローワークにおける職業紹介，職場適応援助者（ジョブコーチ）支援等の就職に向かう次の段階に着実に移行させるため，センター内での作業体験，職業準備講習，社会生活技能訓練を通じて，基本的な労働習慣の体得，作業遂行力の向上，コミュニケーション能力・対人対応力の向上を支援している。

　そのほか職業指導，職場適応指導および障害者就業・生活支援センターなどの地域関連機関との連携，助言等の実施や，職場適応援助者支援事業（後述）を行っている。

　また事業主への支援として，障害者雇用の相談，情報提供，事業主支援計画などを策定し，支援している。

③職場適応援助者（ジョブコーチ）支援事業

　障害者の円滑な就職および職場適応を図るため，事業所に職場適応援助者（以下，ジョブコーチ）を派遣し，障害者および事業主に対して，雇用の前後を通じて障害特性を踏まえた直接的，専門的な援助（障害のある人が働く職場に出向き，障害のある人と事業主に対して作業方法やコミュニケーション等に関する課題を改善するなど）支援を実施している。

　ジョブコーチには，地域障害者職業センターに配置されている「配置型ジョブコーチ」と，障害者就労支援を行う社会福祉法人等に雇用されている「訪問型ジョブコーチ」，障害者を雇用する事業所に雇用されている「企業在籍型ジョブコーチ」がある。

　高い職場定着率［2016（平成28）年度87.1％］などの実績はあるものの，マンパワー不足や，訪問型ジョブコーチの派遣の困難さなど課題も多い。

4 障害者就業・生活支援センター

　障害者雇用促進法第27条～第33条に規定されている。通称「なかぽつセンター」と呼ばれ，2018年4月現在，334センターが設置されている。

　障害者就業・生活支援センターでは，就職を希望されている障害のある人，あるいは在職中の障害のある人を対象に，ハローワークや地域障害者職業センター，福祉事務所や障害福祉サービス事業者等の関係機関と連携してさまざまな支援制度を活用しつつ，就業支援担当職員による就職にあたっての支援や仕事を続けていくための支援を，生活支援担当職員が日常生活面も含めて行っている。

　障害者就業・生活支援センターは，すべての障害保健福祉圏域に設置することとなっているが，11道県の圏域において未設置となっており，早急な設置が求められている。

3　職業安定法（公共職業安定所）

　公共職業安定所（ハローワーク）は，職業安定法に基づく国の機関であり，2021年

図3-19 ◆ チーム支援

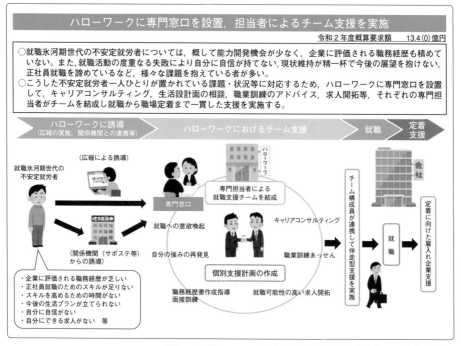

資料　内閣官房：ハローワークに専門窓口を設置，担当者による支援を実施.
https://www.cas.go.jp/seisaku/shushoku_hyogaki_shien/pdf/20190830/kourou.pdf

3月末現在，544カ所（本所436カ所，出張所95カ所，分室13室）設置されている。

　職業紹介（職業紹介・職業相談，求人開拓），雇用対策（障害者の雇用率達成指導，雇用維持にかかわる支援・指導，求職者に対する住宅・生活支援），雇用保険・求職者支援（失業認定・給付，職業訓練の受講指示等の求職者支援制度に関する事務）を主な業務としているが，前述のとおり，障害者雇用促進法において第2章「職業リハビリテーションの推進」の第2節「職業紹介等」において，ハローワークの役割として，求人の開拓や職業指導等，障害者職業センターとの連携，適応訓練，適応訓練のあっせん，就職後の助言および指導，事業主に対する助言および指導などを行うことが規定されている。近年では，以下のような各種支援事業を展開している。

１ 支援事業等

（1）地域障害者就労支援事業（通称，チーム支援）（図3-19）

　ハローワークが中心となって，支援対象者ごとに当該福祉施設等をはじめとする地域の支援関係者からなる「障害者就労支援チーム」を設置している。複数の分野にわたるサービスを効果的かつ計画的に組み合わせるケアマネジメントの手法を用い，就職に向けた準備から職場定着までの一連の支援を行っている。

表3-12 ▶ 障害者雇用に関する助成金制度

●特定求職者雇用開発助成金	
特定就職困難者コース	ハローワーク等の紹介により障害者を雇用する事業主に，1人当たり50万円（中小企業の場合は120万円）等を支給。
発達障害者・難治性疾患患者雇用開発コース	ハローワーク等の紹介により発達障害者または難治性疾患患者を雇用し，雇用管理に関する事項を把握・報告する事業主に対して50万円（中小企業の場合は120万円）を支給。
●トライアル雇用助成金	
障害者トライアルコース	ハローワーク等の紹介により障害者に対し，原則3カ月の試行雇用を行う事業主に対し助成。障害者1人につき，月額最大4万円の助成金を支給（精神障害者を初めて雇用する事業主に対しては月額最大8万円）。
障害者短時間トライアルコース	精神障害者等について，雇い入れ時の週の所定労働時間を10時間以上20時間未満とし，3カ月以上12カ月以内の一定の期間をかけながら常用雇用への移行を目指して試行雇用を行う事業主に対し助成。精神障害者等1人につき，月額最大4万円の助成金を支給。
●障害者雇用納付金制度に基づく助成金	事業主が障害者を雇用するために，職場の作業施設・福祉施設等の設置・整備，適切な雇用管理のために必要な介助等の措置，通勤を容易にするための措置等を講じた場合，その費用の一部を助成する。
●人材開発支援助成金（障害者職業能力開発コース）	障害者の職業能力の開発・向上のために，対象障害者に対して障害者職業能力開発訓練事業を行うための施設または設備の設置・整備または更新を行う事業主および対象障害者に対して障害者職業能力開発訓練事業を行う事業主に対して助成する。
●キャリアアップ助成金	
障害者正社員化コース	障害者の雇用を促進するとともに職場定着を図るために， ・有期雇用労働者を正規雇用労働者（多様な正社員を含む）または無期雇用労働者に転換する措置 ・無期雇用労働者を正規雇用労働者に転換する措置 のいずれかを継続的に講じた場合，事業主に対して助成する。

資料　厚生労働省.

（2）精神・発達障害者しごとサポーターの養成

　企業内において，精神・発達障害者の方を見守り，支援する「精神・発達障害者しごとサポーター」を養成し，精神・発達障害者に対する正しい理解を促進し，「精神・発達障害者しごとサポーター」を増やすことにより，職場における精神・発達障害者を支援する環境づくりを推進する。

2 雇用関係助成金

　ハローワークでは，**表3-12**のとおり，障害者雇用に関する助成金制度を拡充させ，雇用促進を図っている。とくに「トライアル雇用助成金」や「キャリアアップ助成金」などは，精神障害者の就労促進には有効な制度と思われる。

（1）障害者試行雇用事業

　障害者試行雇用事業は，障害者に関する知識や雇用経験がないことから，障害者雇用をためらっている事業所に障害者を試行雇用（トライアル雇用）の形で受け入れ，本格的な障害者雇用に取り組むきっかけづくりを進める事業である。トライアル雇用の期間は原則として週20時間×3カ月間であるが，週10～20時間未満×3カ月の障害者短時間トライアル雇用も創設された。その期間を経過し常用雇用に至らなかった場合は，契約期間満了による終了となる。トライアル雇用を実施した事業主には，トライアル雇用終了後，トライアル雇用奨励金が対象者1人当たり1カ月最大4万円（精神障害者の場合最大8万円），最長3カ月支給される。障害者短期トライアル雇用の場合は，対象者1人当たり1カ月最大4万円，最長12カ月支給される。

（2）キャリアアップ助成金

〈障害者正社員化コース〉

　重度身体障害者，重度知的障害者，精神障害者を有期雇用から正規雇用へ転換した場合，中小企業は年額120万円／人，大企業は年額90万円／人が支給される。重度以外の身体障害者，重度以外の知的障害者，発達障害者，難病患者，高次脳機能障害と診断された者を有期雇用から正規雇用へ転換した場合，中小企業は年額90万円／人，大企業は年額67.5万円／人が支給される，などの助成がある。

3　専門職員

（1）精神障害者雇用トータルサポーター

　求職者本人に対するカウンセリングや就職に向けた準備プログラムを実施するとともに，事業主に対して精神障害者の雇用に関する課題解決のための相談援助等の業務を実施する。

（2）就労支援ナビゲーター

　障害者を事業所へ紹介する際に，必要に応じて事業主に助言を行い，採用後も職場定着支援や雇用管理上の助言を実施する。

4　近年の精神障害者の就労支援の動向

　令和2年度障害者雇用施策関係予算案（厚生労働省職業安定局障害者雇用対策課）から，近年の精神障害者等に対する就労支援の動向を確認する。

1　精神障害者等就労パスポートの普及

　厚生労働省では「精神障害者等の就労パスポート作成に関する検討会」での検討を踏まえ，2019年11月に「就労パスポート」を作成した（**図3-20**）。「就労パスポート」は，働くうえでの自分の特徴や希望する配慮などを整理・記入し，就職や就労定着を図るため，職場や支援機関と必要な支援について話し合う際に活用できる情報共有

図3-20 ◆ 就労パスポートについて

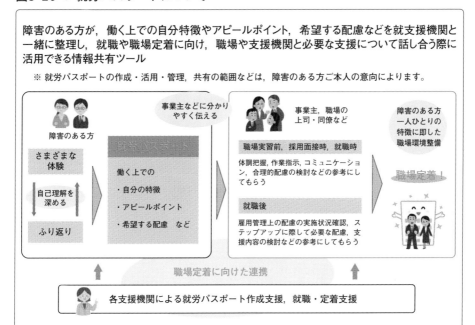

資料　厚生労働省：就労パスポートの概要.
https://www.whlw.go.jp/stf/seisakunitsuite/bunya/koyou_roudou/koyou/shougaishakoyou/obd_00003.html

ツールとして開発され，今後の活用が期待されており，その普及対策として500万円が計上されている。

2　精神障害者等に対する総合的な就労支援の推進

　精神障害者の安定した雇用を実現するための職場定着支援の強化の観点から，精神障害者等に対する総合的な就労支援を実施するとして，①ハローワークに精神保健福祉士等の資格を有する「精神障害者雇用トータルサポーター」を配置する，②精神障害者の安定した雇用を実現するため，地域の精神科医療機関とハローワークの連携による就労支援モデル事業を実施するとともに，取り組み状況について普及・啓発を図り，地域における医療機関との連携を推進するとして18.1億円が計上されている。

3　その他

　①精神・発達障害者しごとサポーターの養成（予定額 5,100万円）
　②障害者トライアル雇用事業の実施（予定額 12億7,700万円）
　③職業能力開発校（一般校）における精神障害者等の受入体制の整備（予定額 31,800万円）

C · 精神保健福祉士と就労支援

　これまで見てきたとおり，障害者の就労は制度的な発展・充実を背景に，また IPS（Individual Placement and Support，個別就労支援）モデルの普及等により，立ち遅れていた精神障害者の就労も成果として見え始めてきており，就労支援に携わる精神保健福祉士も多い。しかしながら，まだまだ精神障害者の就労については途上であり，また就職後の定着の課題なども山積している。精神障害者が就労することについての困難性については，障害特性，社会・企業の偏見と企業の受け入れ体制のほかにも，支援者側の問題もあると考えている。ここでは，支援者側つまり私たち精神保健福祉士が精神障害者の就労のリカバリーの過程（途中）課題から精神保健福祉士の役割について考えてみる。

1 「働く価値」についての検証

1 働くことへの欲求

　私たちにとって，働くことの意味はどんな意味や価値をもつのか。さまざまな観点から，その必要性が説かれている。岡村重夫は「社会生活の基本的要求」の一つとして職業的安定があるとし，経済的安定を満たすためであり，生産的労働または職業の機会を人は求めているとした[52]。また，尾高邦雄は「職業は個性の発揮，役割の実現，生計の維持の3要素からなる人間の継続的な活動である」と整理し，「働くことは生活を成り立たせるうえで不可欠な多様な価値を生み出すことにつながるばかりか，人々の幸せ感に大きく寄与する営みとなる」と述べた[53]。さらに，長年わが国の精神障害リハビリテーションの進展に寄与した野中猛は「身体的（生活リズム，体力維持向上，生命活動），心理的（役割，存在意識，自尊心，満足感），社会的（収入，社会的役割，人格形成，仲間）な3つの側面を持つ」とし，働くことの重要性を説いた[54]。

2 働くことの権利

　次に働くことについて権利保障の点から，いくつか確認したい。まずは日本国憲法第27条で，「すべて国民は，勤労の権利を有し，義務を負ふ」とし，働くことは権利であり，義務であるとしている。ここでの義務は，あくまでも精神的・道徳的な指示ではあるものの，私たちが権利として働くことが保証され，侵害されているならば国は保証をしなくてはならないというものである。また国際社会では，1948年の世界人権宣言の第23条に「すべて人は，勤労し，職業を自由に選択し，公正かつ有利な勤労条件を確保し，及び失業に対する保護を受ける権利を有する」と，失業時の保護にまで言及されている。さらに国際労働機関（ILO）では，1999年，第87回 ILO 総会においてフアン・ソマビア ILO 事務局長の報告書「Decent Work」が出され，その概

念は「今日，ILO の最重要目標は，自由，公平，保障，人間としての尊厳が確保された条件の下で，人々にディーセント（適切な）で生産的な仕事を得る機会を促進すること」と21世紀目標として「Decent Work」を掲げ，2007年には障害者も decent work の対象であるとして「The right to decent work of persons with disabilities」を発表した。

❸ 人間としての欲求の喪失と権利侵害

以上１，２から，働きたくとも働けない状況は，人間としての基本的な欲求が満たされず，また権利侵害が起きていると理解すべきである。最初に示したハローワークにおける就職率を見てみよう。精神障害者の就職率は46.2%，つまり53.8%は失業した状態である（表3-5）。さらに言うならば，ハローワークに求人の申し込みをせず，諦めている方がいることも想像に難くない。今一度，働くことの意味・価値から，この数字のもつ意味を私たちは重く受け止める必要がある。

❹ 差別の禁止と合理的配慮

2016年４月より，雇用の分野における障害者に対する差別の禁止と，障害者が職場で働く際の合理的配慮が課された。その内容は①障害を理由とする差別的取り扱いの禁止，②障害者が働くにあたっての支障を改善するための合理的配慮の提供の義務，③事業主は，雇用する障害者からこれらに関する苦情を受けた場合には自主的に解決することを努力義務とする，である。また，具体的なものとして「障害者差別禁止指針」および「合理的配慮指針」「合理的配慮指針事例集」なども出ており，前述の３のとおり，権利保障の観点から熟知するとともに必要に応じて働く本人と確認のうえ，積極的な関与も求められるであろう。

② 精神障害者の職業的課題

❶ 職業リハビリテーション

精神障害者の職業的課題については，いわゆる職業リハビリテーションである，就労準備プログラムや援助付き雇用プログラム，また近年注目され，各支援機関で試みられている IPS モデル，復職支援プログラム，就労定着支援プログラムなど，そのステージに合ったプログラム化がされ実施されている。これらについては，「精神障害リハビリテーション」において詳細を学ぶことであろう。

❷ 統計調査などから見える職業的課題

前述の「障害者雇用状況の集計結果」や「障害者の職業紹介状況等」のデータでは，これらの職業リハビリテーションの成果や制度の充実を背景に一般就職が増加しているデータとして注目されるわけであるが，これら以外にも注目すべきデータ，調

査などがある。その一つが5年ごとに調査が実施されている「障害者雇用実態調査」である。本調査は，民間事業所における障害者の雇用の実態を把握し，今後の障害者の雇用施策の検討や立案に役立てることを目的に実施されている。直近のものでは「平成30年度障害者雇用実態調査」[55]があり，労働時間や障害種別による事業所の配慮事項などが報告されている。精神障害者の場合は，約53%が30時間未満の短時間労働となっており，雇用上の課題について72.5%が「ある」としている。その課題として「会社内に適当な仕事があるか」が70.2%，次いで「障害者を雇用するイメージやノウハウがない」が49.7%，「従業員が障害特性を理解することができる」が37.4%ということであった。さらに勤続年数に関しては身体障害者が10年2月，知的障害者が7年5月に対して，精神障害者は3年2月となっており，職場定着の課題が如実にデータとして浮かび上がってくる。

　精神障害者の職場定着率の低さについては，以前より課題として指揮されていたものの，その離職理由は当然のことながら，一人ひとり違うわけであり，また年齢的にもいくつかの仕事を経験することが重要である場合もある。これらの個人の状況に合わせオーダーメイドの支援を基本とする精神保健福祉士として，きめ細かな対応が求められる。

　また，民間の人材採用・入社後活躍サービス会社等による障害者雇用に関する調査などもあり，事業所の障害者雇用の実態を把握できるものもある。

　さらに，厚生労働省においては，厚生労働大臣を本部長とする「2040年を展望した社会保障・働き方改革本部」を設置し，「障害者雇用・福祉連携強化プロジェクトチーム」を立ち上げた。そこでは「職場等における支援については，現時点において十分な対応が出来ていないとの指摘が多い状況」[56]と報告があったように，今後は企業内での支援が重要になってくる。筆者が携わらせていただいているジョブコーチ養成研修（なよろ地方職親会主催）には，企業在籍型ジョブコーチを受講する方が年々増加している。障害者を雇っている，これから雇う予定であるという方々であるが，地域障害者職業センターの配置型ジョブコーチの人手不足，また訪問型ジョブコーチも実際に働く事業所での仕事で手一杯で，その役割を果たせずにいることも少なくなく，自ら企業型ジョブコーチの取得を目指し受講していた。

　最後になるが，私たちは，精神障害者とは精神障害によるさまざまなハンディキャップをもち，働くことを諦めたり，苦悩を抱えたりしているということを念頭に置き，制度を使うだけでなく，さまざまなデータ，そして政治的な動きにも着目し，何より目の前の就労を目指す，就労している精神障害者に寄り添うことを基本に支援していく必要があり，またそのインフォーマルな支援をしっかり制度につなげる活動をもしていく必要があるであろう。

引用文献

1) 坂上祐子：精神医療に於ける PSW. 現代のエスプリ, (130)：207, 1978.
2) 谷中輝雄：「精神障害者」の社会復帰の現状と問題. 月刊福祉, 57：42, 1974.
3) 半田芳吉：「あさかの里」10年の歩み；地域の中に生きられる場を. 社会福祉研究, (37)：66-70, 1985.
4) 蜂矢英彦：精神障害論試論；精神科リハビリテーションの現場からの提言. 臨床精神医学, 10, 1653-1661, 1981.
5) 門屋充郎：帯広・十勝圏域における生活支援；帯広ケア・センターを中心として. 東　雄司, 江畑敬介監, みんなで進める精神障害リハビリテーション；日本の５つのベスト・プラクティス. 星和書店, 2002, pp.32-51.
6) 寺谷隆子：精神障害者の相互支援システムの展開；あたたかいまちづくり・心の樹「JHC 板橋」. 中央法規出版, 2008.
7) べてるの家の本制作委員会編：べてるの家の本；和解の時代. べてるの家, 1992.
8) 東　雄司, 江畑敬介監：みんなで進める精神障害リハビリテーション；日本の５つのベスト・プラクティス. 星和書店, 2002.
9) 岩本正次：生活科学入門. 国土社, 1968, p.196.
10) 谷中輝雄：生活支援；精神障害者生活支援の理念と方法. やどかり出版, 1996, pp.145-178.
11) 窪田暁子：精神障害者リハビリテーションにおける生活概念. 精神障害とリハビリテーション, 2 (1)：4-9, 1998.
12) 窪田暁子：福祉援助の臨床；共感する他者として. 誠信書房, 2013, p.2-8.
13) 石川到覚：社会福祉の実践と研究の循環. 石川到覚監, 岩崎　香, 北本桂子編著, 〈社会福祉〉；実践と研究への新たな挑戦. 新泉社, 2015, p.10.
14) 田中英樹：精神障害者の地域生活支援；統合的生活モデルとコミュニティソーシャルワーク. 中央法規出版, 2001, pp.17-20.
15) 岡村民夫, 平塚良子編著：新しいソーシャルワークの展開. ミネルヴァ書房, 2010, p.26-27.
16) 厚生労働省：精神障害にも対応した地域包括ケアシステムの構築について. https://www.mhlw.go.jp/stf/seisakunitsuite/bunya/chiikihoukatsu.html（最終閲覧日2022年4月20日）
17) 谷中輝雄：精神障害者福祉の現状と課題；歴史を踏まえて. 社会福祉研究, (84)：21-27, 2002.
18) 厚生労働省：社会保障審議会障害者部会報告；障害者自立支援法施行後３年の見直しについて. 2008, p.4. https://www.mhlw.go.jp/shingi/2008/12/dl/s1216-5a.pdf
19) 厚生労働省：障害者相談支援事業の実施状況等の調査結果について. 2020. https://www.mhlw.go.jp/content/12203000/000593428.pdf
20) 厚生労働省：障害福祉サービス等の利用状況について. 2020. https://www.mhlw.go.jp/content/0331_01.pdf
21) 金川洋輔：東京都の地域移行コーディネート委託事業者の視点での都内の地域移行支援. 日本社会精神医学会雑誌28 (4), 2019, pp.352-357.
22) 厚生労働省：地域生活支援事業の実施について. 2020, pp.6-8. https://www.mhlw.go.jp/bunya/shougaihoken/chiiki/dl/index01.pdf
23) 厚生労働省：前掲書22), pp.10-11.
24) 日本能率協会総合研究所：精神障害にも対応した地域包括ケアシステム構築のための手引き（2019年度版）. 2020. pp.5-9. https://www.mhlw-houkatsucare-ikou.jp/guide/r01-cccsguideline-all.pdf
25) 厚生労働省：長期入院精神障害者の地域移行に向けた具体的方策の今後の方向性（長期入院精神障害者の地域移行に向けた具体的方策に係る検討会取りまとめ）. 2014. https://www.mhlw.go.jp/stf/shingi/0000051136.html
26) 厚生労働省：障害者総合支援法施行３年後の見直しについて；社会保障審議会障害者部会報告書. 2015. https://www.mhlw.go.jp/stf/shingi2/0000107941.html
27) 厚生労働省：障害児・者の地域生活支援の推進のための多機能拠点構想（地域生活支援拠点）. p.6. https://www.mhlw.go.jp/seisakunitsuite/bunya/hukushi_kaigo/shougaishahukushi/kaigi_shiryou/dl/20140307_01_01-05.pdf
28) 厚生労働省：社会保障審議会障害者部会（第80回）, 資料1- ② 障害者の日常生活及び社会生活を総合的に支援するための法律及び児童福祉法の一部を改正する法律について. 2016, p.2. https://www.mhlw.go.jp/stf/shingi2/0000128839.html
29) 厚生労働省：これからの精神保健医療福祉のあり方に関する検討会報告書. 2017. https://www.mhlw.go.jp/stf/shingi2/0000152029.html
30) 厚生労働省：「精神障害にも対応した地域包括ケアシステムの構築に係る検討会」報告書；誰もが安心して自分らしく暮らすことができる地域共生社会の実現を目指して. 2021. https://www.mhlw.go.jp/stf/shingi2/0000152029_00003.html
31) 厚生労働省社会保障審議会（障害者部会）：障害者総合支援法改正法施行後３年の見直しについて；中間

整理. 2021.
https://www.mhlw.go.jp/stf/shingi2/0000107941_00001.html
32）国土交通省：社会資本整備審議会答申「新たな住宅政策に対応した制度的枠組みについて」. 2005.
https://www.mlit.go.jp/kisha/kisha05/07/070926_.html
33）国土交通省社会資本整備審議会住宅宅地分科会：今後の公的賃貸住宅制度等のあり方に関する建議. 2006.
https://www.mlit.go.jp/kisha/kisha06/07/070831_.html
34）国土交通省：第7回都市再生・住宅セーフティネットのあり方に関する検討会，資料1-3住宅セーフティ
ネットにおける課題と取り組み〈参考資料〉. 2009, p.33-35.
https://www.mlit.go.jp/jutakukentiku/jutakukentiku_tk_000016.html
35）厚生労働省：第4回精神障害にも対応した地域包括ケアシステムの構築に係る検討会，資料2 新たな住宅
セーフティネット制度等について（国土交通省提出資料）. 2020, p.15.
https://www.mhlw.go.jp/stf/seishinhoukatukentoukai_00006.html
36）国土交通省：居住支援協議会の概要.
http://www.mlit.go.jp/jutakukentiku/house/jutakukentiku_house_fr3_000019.html
37）国土交通省安心居住政策研究会：居住支援協議会の取組強化の方向性等をとりまとめ；「住宅確保配慮者
の居住支援の充実に向けたガイドブック」も併せて作成，（別添3）住宅確保要配慮者の居住支援の充実
に向けたガイドブック. 2016, p.11.
https://www.mlit.go.jp/report/press/house07_hh_000147.html
38）安心居住政策研究会：多様な世帯が安心して暮らせる住まいの確保に向けた当面の取組みについて. 2016.
https://www.mlit.go.jp/common/001126536.pdf
39）国土交通省：住まい支援の連携強化のための連絡協議会，第2回資料（資料13 国土交通省住宅局資料.
2021, p.5.
https://www.mlit.go.jp/jutakukentiku/house/jutakukentiku_house_tk7_000025.html
40）国土交通省：前掲書39）. p.26.
41）国土交通省：前掲書39）. p.6.
42）厚生労働省：生活保護制度の在り方に関する専門委員会報告書. 2004.
https://www.mhlw.go.jp/stf/shingi/shingi-hosho_126701.html
43）厚生労働省老健局：介護施設・事業所における新型コロナウイルス感染症発生時の業務継続ガイドライ
ン. 2020.
https://www.mhlw.go.jp/content/000749533.pdf
44）厚生労働省：令和3年度障害福祉サービス等報酬改定の概要. 2021.
https://www.mhlw.go.jp/stf/seisakunitsuite/bunya/0000202214_00007.html
45）日本職業リハビリテーション学会職リハ用語検討研究委員会編：職業リハビリテーション用語集. 第2
版，日本職業リハビリテーション学会職リハ用語検討研究委員会，2002.
46）厚生労働省：令和元年度 障害者の職業紹介状況. 2020.
https://www.mhlw.go.jp/stf/newpage_11992.html
47）厚生労働省：令和元年 障害者雇用状況の集計結果. 2019.
https://www.mhlw.go.jp/stf/newpage_08594.html
48）厚生労働省：障害者雇用状況報告の集計結果（概要）. 2019.
https://www.city.sakai.lg.jp/kenko/fukushikaigo/shogaifukushi/torikumi/shougaisesaku/kaigiroku/
keikakuR2-3.files/2kaibukaikankei1.pdf
49）厚生労働省：障害福祉サービス，障害児給付費等の利用状況について. 2020.
https://www.mhlw.go.jp/content/0203_01.pdf
50）厚生労働省：障害者就労に係る最近の動向について. 社会保障審議会障害者部会第97回資料2，2019.
https：//www.mhlw.go.jp/content/12601000/000588244.pdf
51）厚生労働省：障害者雇用率制度の概要.
https://www.mhlw.go.jp/bunya/koyou/shougaisha02/pdf/03.pdf
52）岡村重夫：社会福祉原論. 全国社会福祉協議会，1983.
53）尾高邦雄：新稿職業社会学〈第一分冊〉. 福村書店，1953.
54）野中 猛：精神障害をもつ人が働くことの意味. 野中猛，松為信雄編，精神障害者のための就労支援ガイ
ドブック，金剛出版，1998.
55）厚生労働省職業安定局障害者雇用対策課：平成30年度障害者雇用実態調査結果. 2019.
https://www.mhlw.go.jp/content/11601000/000521376.pdf
56）厚生労働省：通勤や職場等における支援の在り方について.
https://www.mhlw.go.jp/content/11704000/000579269.pdf

参考文献

1) 藤井達也:「生活支援」論の形成過程と今後の課題;谷中輝雄の生活支援論の可能性. 谷中輝雄, 三石麻友美, 仁木美知子, 他著, 生活支援Ⅱ;生活支援活動を創り上げていく過程. やどかり出版, 1999, pp.257-278.
2) 稲沢公一:生活支援の援助モデル;変容モデルと支援モデル. 谷中輝雄, 三石麻友美, 仁木美知子, 他著, 生活支援Ⅱ;生活支援活動を創り上げていく過程. やどかり出版, 1999, pp.279-300.
3) 藤井達也:精神障害者生活支援研究;生活支援モデルにおける関係性の意義. 学文社, 2004.
4) 江間由紀夫:「生活支援論」再考;谷中輝雄の遺したもの. 研究紀要, (21):45-53, 2014.
5) 萩原浩史:詳論 相談支援;その基本構造と形成過程・精神障害を中心に. 生活書院, 2019.
6) 公益社団法人日本精神保健福祉士協会:精神保健福祉士のための社会的入院解消に向けた働きかけガイドライン (ver.1) & 精神保健福祉士のための相談支援ハンドブック (ver.1.3) (合本版). 日本精神保健福祉士協会, 2014.
7) 日本相談支援専門員協会:平成24年度厚生労働省障害者総合福祉推進事業「サービス等利用計画の評価指標に関する調査研究」報告書. 日本相談支援専門員協会, 2013.
8) 岩上洋一, 全国地域で暮らそうネットワーク:地域で暮らそう! 精神障害者の地域移行支援・地域定着支援・自立生活援助導入ガイド. 金剛出版, 2018, pp.10-14.
9) 国土交通省:平成27年度居住支援全国サミット, 資料. 2016.
   https://www.mlit.go.jp/jutakukentiku/house/jutakukentiku_house_fr7_000013.html
10) 国土交通省安心居住政策研究会:居住支援協議会の取組強化の方向性等をとりまとめ;「住宅確保配慮者の居住支援の充実に向けたガイドブック」も併せて作成, (別添2) 多様な世帯が安心して暮らせる住まいの確保に向けた当面の取組みについて. 2016.
    https://www.mlit.go.jp/report/press/house07_hh_000147.html
11) 国土交通省:新たな住生活基本計画の概要 (令和3年3月19日閣議決定). 2021.
    https://www.mlit.go.jp/report/press/content/001392091.pdf

第3章

第 **4** 章

精神障害者の経済的支援
に関する制度

この章で学ぶこと

- (Ⅰ) 生活保護制度と精神保健福祉士の役割
- (Ⅱ) 生活困窮者自立支援制度と
  精神保健福祉士の役割
- (Ⅲ) 低所得者対策と精神保健福祉士の役割
- (Ⅳ) 公的年金制度
- (Ⅴ) 労働保険制度

私たちが生活を送るためには，経済的な基盤の確立が必要なことに疑いの余地はない。しかし，人生のなかで病気や障害などを抱えた場合には，経済的な基盤を失うことが多く，経済的支援制度の活用が重要になる。

　現在，精神障害者が実際に活用している経済的支援制度としては，生活保護制度と障害年金制度，雇用保険制度などがあげられる。さまざまな経済的支援制度があるが，現行の制度で精神障害者の経済的な基盤が確立されているかといえば，否である。なぜならば精神障害者は，対人関係の苦手さ等といった障害特性による就労制限や，継続的な医療の利用が必要なことから，その医療費や交通費などの出費が多くなる一方で，制度的な課題により経済的な課題に直面しやすいためである。

　そこで本章では，現行の代表的な経済的支援制度について，その成立過程と制度の概要を概観する。これを通じて制度の基本的理解を深め，さらには精神障害者が必要な経済的支援制度について問題点や課題を検討してほしい。

I　生活保護制度と精神保健福祉士の役割

A　生活保護の概要

　ここでは，生活困窮者に対する経済的支援制度として，国が公的責任をもち，全額公費負担で救済・保護を行う公的扶助と呼ばれる所得保障制度のなかで中核的制度と位置づけることができる「生活保護制度」について検討していく。

1　わが国の公的扶助の歴史

■ 公的扶助の分類（公的扶助とは）

　公的扶助とは，生活困窮者に対して，日本国憲法に保障された国民の最低限度の生活を維持するために，国や地方自治体が責任をもって経済的な給付を実施する救済制度である。わが国では，生活保護法に基づく生活保護がその中心となっているが，児童扶養手当などの一部の手当や各種低所得者対策についても広義では公的扶助の性格をもっているといえる。

　一方で，国民の相互扶助の精神に基づき，保険料の拠出を前提（受給条件）に，法に定められた一定の保険対象事象に対して画一的な給付が行われるのが，社会保険制度である。公的扶助の場合には，社会保険における保険料拠出のような本人の負担を前提とせず，制度上は全国民が対象となり，全額公費負担で制度の運用にあたっているという特徴がある。

2 恤救規則

　わが国においての近代国家としての公的扶助のはじめは，明治政府による「**恤救規則**」といわれる。わが国では，江戸時代まで長く続いた封建体制から，明治維新を経て近代国家へと移行した。明治政府は，近代的な国家体制の整備を急ぎ進めた。廃藩置県［1871（明治4）年］により中央法権体制を成立させ，一般にいわれる「解放令」（1871年）による身分制度の廃止により士族が没落し，地租改正［1873（明治6）年］により農民が困窮するなど，多くの貧民が発生した。このようななかで明治政府は救貧対策を模索し，1874（明治7）年に恤救規則を制定した。

　恤救規則は，救済は人民相互の情誼（じょうぎ）が基本であるとして，親族扶養や隣保的救済を原則としている。恤救規則では，救済の対象を，生活に困窮する「無告ノ窮民」[*1] とするなど，被救済者の範囲，救済の範囲，救済の程度および方法などを厳しく限定した。このため，救貧対策としては大きな限界があったとされる。また恤救規則では，明治政府が強力に推し進めてきた資本主義の進展，明治末期の「富国強兵」や「殖産興業」をスローガンとした急速な工業化により，都市には賃金労働者，失業者，浮浪者，孤児が出現するようになった。この限界を補うように明治期には，民間の慈善事業家による救済が数多くみられるようになったが，政府が包括的な救貧対策を打ち出すことはなかった。

　19世紀後半，欧米列強はアジア・アフリカ諸国を強大な軍事力で植民地化していった。わが国の政府もそれに倣い，日清戦争，日露戦争と戦争を繰り返しアジアでの植民地化を進めていった。

　このような状況のなかで政府は，傷病兵および軍人の遺族・家族に対する特別な扶助として，1917（大正6）年に**軍事救護法**を制定した。兵士という戦争遂行上必要な人的資源を確保すること，そして国家が補償を行うためにつくられたものであった。この軍事救護法は，受給することによって公民権の停止となるような措置は行わないなどの義務扶助主義を規定した，公的扶助としての条件を満たしたものともいえる。

　その後，軍事救護法は，1937（昭和12）年に**軍事扶助法**という名称に改められ，戦争国家における社会保障の役割を果たす重要な制度へと改められた。戦争国家体制においては，傷病兵・軍人遺家族を含めて重要な「国民」であるから，国家が国民を「扶助」する義務を果たす必要があると考えられたため，その対象となるのは軍事救護法では「生活すること能わざる者」であったが，軍事扶助法では「生活すること困難なる者」に広げられた。軍事扶助法の給付額は，救護法よりも高く，費用は全額国庫負担であった。

---

*1 「無告ノ窮民」とは，族扶養や隣保的の救済ができない，単身の障害者，70歳以上で働けない者，単身の疾病者，単身の13歳以下の年少者である。

③ 救護法

　1920年代には第一次世界大戦後の経済不況や恐慌が重なり，労働力の流出による農村の窮乏化，さらには関東大震災が続くことにより生じた大量の貧困者に恤救規則では対処できなくなり，政府は1929（昭和4）年に**救護法**を制定した［1932（昭和7）年施行］。

　救護法の対象者は，65歳以上の老衰者，13歳以下の幼者，妊産婦，身体的・精神的障害により労働できない者とし，労働能力を有している者を除外する制限扶助主義をとった（第1条）。また，扶養義務者が扶養できる場合は，急迫の場合を除き救護しないとされた（第2条）。また，救護法には欠格条項が規定されており，救護にあたって必要な検診や調査を拒否した場合，性行が著しくよくないもしくは著しく怠情な場合は，救護法による保護は行わないとした（第29条）。救護は居宅が原則で，不適当な場合は救護施設（養老院，病院，孤児院）へ入所とされた。つまり救護の対象を限定していた点（**制限扶助主義**）は，恤救規則を踏襲するものであった。また保護請求権を認めておらず，救護を受けている者から選挙権・被選挙権をとりあげる規定や，惰民養成を防止するための「欠格条項」の規定も有しており，あくまで救貧制度の域を出るものではなかったといえる。

　救護法による扶助の種類は，「**生活扶助**」「**医療扶助**」「**助産扶助**」「**生業扶助**」の4種で，埋葬費も支給した。給付にかかる費用および養老院，孤児院，病院，その他の救護施設にかかる費用の一部を国庫からの補助金として支出することを明記していた。救護機関は市町村長とし，補助機関として名誉職委員の**方面委員**を置いた。

　救護法は，制限扶助主義をとっていた点はあるが，恤救規則と比べ，公的救済義務の明示した点，対象範囲を拡大し救済方法の明確化するなど進歩的であった。以上の特徴から日本で最初の公的扶助義務主義の救貧制度といえる。

　その後，日中戦争から太平洋戦争という戦時体制が進むと，軍事扶助法，母子保護法などの特別法が制定された。1941（昭和16）年公布の**医療保護法**では，救護法，母子保護法，時局匡救医療救護事業や社会事業団体による医療保護すべてを吸収し，運用の合理化を試みた。ただ，敗戦時の1945（昭和20）年には救護法による救済者の比率は，全救済者の1割以下であり，救護法の役割は縮小されていった。

④ 旧生活保護法

　1945（昭和20）年9月，降伏文書に調印し第二次世界大戦に敗戦した日本は，1952（昭和27）年4月にサンフランシスコ講和条約が発効するまでの約6年半の間，連合国軍最高司令官総司令部（GHQ/SCAP）の占領下に置かれた。GHQの占領政策は，「非軍事化」と「民主化」を基本原則とし，間接統治によりさまざまな政策が実施された。これらを敗戦後の経済的混乱のなかで遂行するには，失業対策を行いつつ社会保障政策を用いて，生活困窮者対策を講じる必要があった。GHQの指令の下，

1945年12月に生活困窮者緊急生活援護要綱を閣議決定し，生活困窮者に対して臨時応急的措置を講じている。同要綱により，戦前の諸制度を改廃しないまま緊急的に，軍用物資の配分や現物給付により戦争被災者や失業者，海外引揚者，孤児等に対する困窮者への臨時応急的な措置を実施した。この対象に失業者が含まれたことは画期的であったが，要綱は「公的扶助」というよりも，あくまで戦後処理の一環にすぎなかった。GHQは，大量の失業者や困窮者は社会不安と暴動をもたらし，占領政策に支障をきたすと考え，日本政府に救済対策の促進を要求した。

　1946（昭和21）年2月にGHQは，覚書「社会救済（Public Assistance）」(SCAPIN-775) を示して，広く一般国民に対する包括的な貧困対策を行うことを指示した。この覚書には，①国家責任による無差別平等の保護，②公私分離，③必要な保護費に制限を加えない，という原則が示されていた。（なお，これらの原則に支給金総額の無制約を加えて4原則，さらに全国的単一政府機関樹立を含めて5原則として紹介するものもある）。

　このGHQの3原則を基に，生活保護法（昭和21年9月9日法律第17号）が制定された（同法は1950年に大きく改正されたため，この1946年法を「旧生活保護法」と呼ぶ）。

　同法により戦前の救護法をはじめとする救貧関係諸法律が廃止され，一般扶助主義[*1]の立場から，生活困窮者の救済を国家的責任とすることが承認された。そのため保護に要する財源の8割を国が負担することとなった。併せて無差別平等原則を明文化し，差別や一部の者を優先することなく平等に扶助を行うとする考え方が導入されたのである。このことにより，旧生活保護法は，救護法や軍事扶助法とは一線を画した，わが国の近代的な公的扶助制度であるとされる。

　しかし，旧生活保護法では，第1条で「生活の保護を要する状態にある者」を対象としたが，その第2条で「能力があるにもかかわらず，勤労の意思のない者」「勤労を怠る者」「生計の維持に努めない者」「素行不良な者」に対しては保護を行わないと定めていた。これらは救護法から受け継いだ欠格条項であった。また第3条で扶養義務者による扶養が可能な場合も保護は行わないとし，「親族扶養」にこだわった。そのほかにも，第4条で保護の責任は市町村長にあるとし，第5条でそれを補助するのが民生委員［1948（昭和23）年に方面委員から改称］であるとした。

　また旧生活保護法は，さまざまな点で救護法の枠組みを踏襲していた。第11条で「保護の種類」として，「生活扶助」「医療扶助」「助産扶助」「生業扶助」「葬祭扶助」の5種類の扶助を規定した。そして保護請求権が必ずしも積極的には認められておらず，欠格条項により素行不良者などが排除されるという「制限扶助主義」を継承していた点に問題を残すこととなった。また保護の実施機関は市町村長とされていたが，

---

*1 扶助の適用にあたって要保護者の生活困窮という事実のみに着目して行う考え方。

実際に保護を決定するかどうかは民生委員に委ねられるという，依然として民間人を市町村長の補助機関としたままであった。

5 生活保護法

　政府は旧生活保護法の制限扶助主義や公私分離の原則，保護の請求権観念に基づく国家責任による設定の法的根拠を欠くといった問題に対処するために，旧生活保護法施行後の約3年の間に数多くの通達を発したが，旧生活保護法の枠組みの中では限界があるという認識が高まっていった。1949（昭和24）年9月，社会保障制度審議会は**「生活保護制度の改善強化に関する件」**を政府に提出した。また日本国憲法の施行に伴う第25条の生存権規定を受けて，新生活保護法への改正と進んだ。このような背景の下，新生活保護法案は1950（昭和25）年3月22日第7回国会に上程，5月4日法律第144号として公布され，即日施行された。

　生活保護基準の改定方式は，マーケット・バスケット方式（昭和23〜35年），エンゲル方式（昭和36〜39年），格差縮小方式（昭和40〜58年），水準均衡方式（昭和59年〜）と変遷し，現在に至っている。

　生活保護法をめぐる近年の主な改正として，**介護保険法**の成立［1997（平成9）年］に伴い，2000（平成12）年には**介護扶助**，**介護施設入所者加算**等が創設され，介護保険制度の施行と同時に施行された。

　2013（平成25）年8月の**生活保護基準**の引き下げは，最大10％，対象者は200万人以上であった。これに対する審査請求は47都道府県で14万件を超え，「いのちのとりで裁判」が提訴された。2013（平成25）年8月から2015（平成27）年4月にかけて3段階で，大半の生活保護受給世帯（96％）を対象に，生活保護費のうち一般生活費に相当する生活扶助基準が平均6.5％，最大10％引き下げられた。

　2013（平成25）年12月交付の改正では，①生活保護受給中の収入認定額の一部を仮想的に積み立てておき保護廃止の後に支給する**就労自立給付金**の創設，②被保護者の生活上の義務として自らが健康の保持・増進に努め収入・支出その他生計の状況を適切に把握することの明文化，③福祉事務所の調査権限の拡大や罰則の引き上げ，保護の決定に際しての扶養義務者への通知（ただし福祉事務所が必要と認めた場合），保護の決定・実施・費用徴収に際しての扶養義務者への報告徴収（ただし福祉事務所が必要と認めた場合）等の不正・不適正受給対策の強化，④指定医療機関に対する指定更新制の導入，⑤後発医薬品使用の促進，等の改正が行われた。

　2018（平成30）年6月公布の改正では，**生活困窮者自立支援法等の一部を改正する法律**により，「**進学準備給付金**」の創設（公布日施行），後発医薬品の使用原則化［2018（平成30）年10月施行］，無料低額宿泊所の規制の強化・「**日常生活支援住居施設**」の創設［2020（令和2）年4月施行］，「**被保護者健康管理支援事業**」の創設［2021（令和3）年1月施行］等を順次行っていくことになった。この改正でも生活

図4-1 ◆ 被保護人員，保護率，被保護世帯数の年次推移

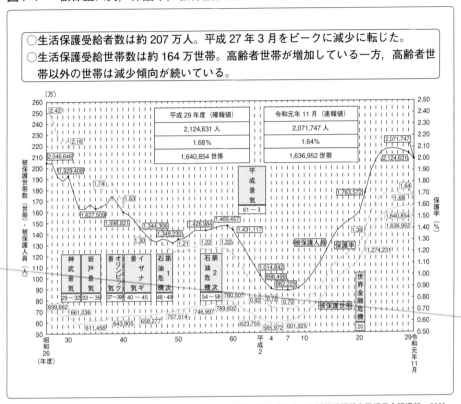

○生活保護受給者数は約207万人。平成27年3月をピークに減少に転じた。
○生活保護受給世帯数は約164万世帯。高齢者世帯が増加している一方，高齢者世帯以外の世帯は減少傾向が続いている。

資料　厚生労働省：生活保護関係全国係長会議資料．2020.
https://www.mhlw.go.jp/stf/shingi2/0000195949_00005.html

保護基準額が引き下げられ，その後3年間，段階的に生活保護基準額が引き下げられることとなった。生活保護の基準額引き下げは，2013（平成25）年に続き2回目である。これに対し，全国で6,000を超える世帯が不服申し立て（行政への審査請求）をしている。**図4-1**に生活保護の被保護人員，保護率，被保護世帯数の年次推移を示す。

2 生活保護の基本原理

　生活保護法は，その第1条〜第4条において規定するところが基本原理であり，この法律の解釈および運用は，すべてこの基本原理に基づいてされなければならないと第5条で定めている。

1 法の目的

　生活保護法第1条では，「日本国憲法第25条に規定する理念に基づき，国が生活に困窮するすべての国民に対し，その困窮の程度に応じ，必要な保護を行い，その最低

限度の生活を保障するとともに，その自立を助長する」という法の目的を規定している。

　日本国憲法第25条は「**生存権**」といわれ，その第１項で「すべての国民は，健康で文化的な最低限度の生活を営む権利を有する」と規定し，第２項で「国は，すべての生活部面について社会福祉，社会保障及び公衆衛生の向上及び増進に努めなければならない」と規定している。つまり生存権の規定に基づき，生活保護法の運用は国家責任で行い，またその目的は「健康で文化的な最低限度の生活を営む権利」を保障することにあると明記している。

　そのため国が最低限度の生活水準を決定し，保障するという原理こそが生活保護の特徴である。

② 無差別平等

　生活保護法第２条では，「すべて国民は，この法律の定める要件を満たす限り，この法律による保護（以下「保護」という。）を，無差別平等に受けることができる」として，本人の信条，性別，社会的身分または門地等により優先的または差別的な取り扱いをせず，生活困窮に陥った原因による差別を否定し，無差別平等の原理を定めている。

③ 最低生活

　生活保護法第３条では，「この法律により保障される最低限度の生活は，健康で文化的な生活水準を維持することができるものでなければならない」として，**最低生活保障の原理**を定めている。この国が最低限度の生活水準を決定し，保障するという原理こそが生活保護の特徴である。

④ 保護の補足性

　生活保護法第４条では，「①保護は，生活に困窮する者が，その利用し得る資産，能力その他あらゆるものを，その最低限度の生活の維持のために活用することを要件として行われる」「②民法（明治29年法律第89号）に定める扶養義務者の扶養及び他の法律に定める扶助は，すべてこの法律による保護に優先して行われる」「③急迫した事由がある場合に，必要な保護を行うことを妨げるものではない」という**保護の補足性の原理**を定めている。

　この法第４条は，保護を受ける「要件」を規定している。つまり生活保護は「**自助**」が原則であり，具体的には保護を受けるには「**資産，能力その他あらゆるもの**」を活用することが要件であると定めている。これは「**資産活用・能力活用**」と呼ばれ，扶養義務者による扶養や他の制度の活用も生活保護に優先して行われるとされており，生活保護の申請に際して重要視されている。ゆえに，その「自助」を補足する

表4-1 ▶ 級地の例（1級地 -1）

（2018年10月1日現在）

都道府県・市町村名	都道府県・市町村名	都道府県・市町村名	都道府県・市町村名	都道府県・市町村名
埼 玉 県	小 平 市	神 奈 川 県	大 阪 府	門 真 市
川 口 市	日 野 市	横 浜 市	大 阪 市	摂 津 市
さ い た ま 市	東 村 山 市	川 崎 市	堺 市	東 大 阪 市
東 京 都	国 分 寺 市	鎌 倉 市	豊 中 市	
区の存する地域	国 立 市	藤 沢 市	池 田 市	兵 庫 県
八 王 子 市	福 生 市	逗 子 市	吹 田 市	神 戸 市
立 川 市	狛 江 市	大 和 市	高 槻 市	尼 崎 市
武 蔵 野 市	東 大 和 市	三 浦 郡	守 口 市	西 宮 市
三 鷹 市	清 瀬 市	葉 山 町	枚 方 市	芦 屋 市
府 中 市	東 久 留 米 市		茨 木 市	伊 丹 市
昭 島 市	多 摩 市	愛 知 県	八 尾 市	宝 塚 市
調 布 市	稲 城 市	名 古 屋 市	寝 屋 川 市	川 西 市
町 田 市	西 東 京 市		松 原 市	
小 金 井 市		京 都 府	大 東 市	
		京 都 市	箕 面 市	

資料　厚生労働省：お住まいの地域の級地を確認.
https://www.mhiw.go.jp/content/kyuchi.3010.pdf

ものが生活保護であるといえる。

3 生活保護の原則

生活保護法は，その第2章（第7条～第10条）で以下の4つの原則を定めている。

1 申請保護の原則

第7条では，「保護は，要保護者，その扶養義務者又はその他の同居の親族の申請に基いて開始する」という申請保護の原則を定め，「但し，要保護者が急迫した状況にあるときは，保護の申請がなくても，必要な保護を行うことができる」として職権による保護（**急迫保護**）を定めている。

2 基準および程度の原則

第8条では，「保護は，厚生労働大臣の定める基準により測定した要保護者の需要を基とし，そのうち，その者の金銭又は物品で満たすことのできない不足分を補う程度において行う」とし，この基準は，「要保護者の年齢別，性別，世帯構成別，所在地域別その他保護の種類に応じて必要な事情を考慮した最低限度の生活の需要を満たすに十分なものであつて，且つ，これをこえないものでなければならない」と生活保護費の基準と保護の程度を定めている。**表4-1**に級地の例を示す。

表4-2 ▶ 生活保護の種類

生活を営むうえで生じる費用	対応する扶助の種類	支給内容
日常生活に必要な費用 （食費・被服費・光熱水費等）	生活扶助	基準額は， 　①食費等の個人的費用（年齢別に算定） 　②光熱水費等の世帯共通的費用（世帯人員別に算定） を合算して算出。 特定の世帯には加算がある。（障害者加算等）
アパート等の家賃	住宅扶助	定められた範囲内で実費を支給
義務教育を受けるために必要な学用品費	教育扶助	定められた基準額を支給
医療サービスの費用	医療扶助	費用は直接医療機関へ支払（本人負担なし）
介護サービスの費用	介護扶助	費用は直接介護事業者へ支払（本人負担なし）
出産費用	出産扶助	定められた範囲内で実費を支給
就労に必要な技能の修得等にかかる費用（高等学校等に就学するための費用を含む。）	生業扶助	〃
葬祭費用	葬祭扶助	〃

資料　厚生労働省：生活保護制度.
https://www.mhlw.go.jp/stf/seisakunitsuite/bunya/hukushi_kaigo/seikatsuhogo/seikatuhogo/index.html

③ 必要即応の原則

「保護は，要保護者の年齢別，性別，健康状態等その個人又は世帯の実際の必要の相違を考慮して，有効且つ適切に行う」（第9条）と要保護者の個別事情に応じる必要即応の原則を定めている。

④ 世帯単位の原則

「保護は，世帯を単位としてその要否及び程度を定めるものとする。但し，これによりがたいときは，個人を単位として定めることができる」（第10条）として世帯単位の原則と，例外的な世帯分離について定めている。

④　生活保護の種類

　生活保護法による扶助の種類は，①生活扶助，②教育扶助，③住宅扶助，④医療扶助，⑤介護扶助（介護保険法施行で新設），⑥出産扶助，⑦生業扶助，⑧葬祭扶助の8種類である（**表4-2**）。これらの扶助は困窮のため最低限度の生活を維持することのできない者に対して，要保護者の必要に応じ，単給または併給して行われる。

1 生活扶助

　生活扶助は基本的な生活費を支給するもので，被保護者の居宅において，金銭給付によって行うことが原則の給付である。1カ月分以内を限度に世帯主またはこれに準ずる者に前渡しすることを原則としている。居宅では保護の目的が達し難いとき，または被保護者が希望したとき等は，現物給付として適当な施設に入所させ，またはこれらの施設に入所を委託し，もしくは私人の家庭に養護を委託できる。

（1）生活扶助基準（第1類費，第2類費，加算）

　生活扶助基準額は，継続的に給付される費用である**基準生活費，各種加算，入院患者日用品費，介護施設入所者基本生活費**と，一時的に給付される費用である**期末一時扶助**および**一時扶助**から構成されている。この基準生活費の基本とされる居宅基準は，要保護者が居宅において保護を受ける場合の生活扶助基準を表しており，飲食物費や被服費など個人単位に消費する生活費についての基準で，年齢別に設定されている**第1類費（個人的経費）**，世帯全体としてまとめて支出される経費で，例えば，電気代，ガス代，水道代などの光熱水費や家具什器費など，世帯人員別に設定されている**第2類費（世帯共通的経費）**の2つに分けられる。

　そして，特別の需要のある者には各種加算が合算される。冬季（11～3月）には地域に応じて光熱費等の需要が異なることから，都道府県を単位として地域別（都道府県を単位として全国をⅠ～Ⅵ区までの6つに区分）に分け，生活扶助基準に上乗せして支給される。

　なお，2006（平成18）年までは老齢加算が設定されていたが，70歳以上の消費水準等を加味し廃止された。また，母子加算については，母子加算を受ける世帯の生活保護費が生活保護を受けていない母子世帯の消費支出を上回っていることから2009（平成21）年3月に一度廃止されたが，政権交代の影響もあり，同年12月に復活した経緯がある。

　主な加算とその対象者を以下に示す。

- ・妊産婦加算：妊婦および産後6カ月までの産婦
- ・母子加算：児童（18歳になる日以後の最初の3月31日までの間にある者）を抱える母（父）子世帯
- ・障害者加算：身体障害者障害程度等級表1級，2級および3級の身体障害者もしくは国民年金法施行令別表1級および2級障害者
- ・在宅患者加算：在宅の傷病者（結核または3カ月以上の治療を要するもの）で追加的に栄養補給等の経費を必要とする者

2 教育扶助

　教育扶助は，義務教育に伴って必要な教科書その他の学用品，通学用品，学校給食そのほか義務教育に伴って必要なものの費用が，小・中学校別に定めた基準額によっ

第**4**章

て支給される。2009（平成21）年には「学習支援費」が新しく追加された。これは，保護世帯の子どもたちの家庭での学習や課外のクラブ活動への参加を促そうとするもので，家庭学習のために参考書代，一般書籍代，課外のクラブ活動に要する費用が上乗せされることとなった。被保護者，その親権者もしくは未成年後見人または学校長に対して金銭給付することが原則である。なお，高等学校以上の教育については生業扶助で扱う。

③ 住宅扶助

住宅扶助は，最低生活に必要な借家・借間の場合の家賃，間代等または自己所有の住居に対する土地の地代等および現に居住する家屋の補修または建具・水道設備等の従属物の修理のための住宅維持費ならびに入居時や転居時にかかる敷金や礼金，アパート契約時や更新時に必要な火災保険料や保証料等に対応する。金銭給付が原則であり，住宅扶助にも「級地区分」が適用される。

④ 医療扶助

医療扶助は，最低生活に必要な診察，薬剤または治療材料，医学的処置・手術およびそのほかの治療ならびに施術，居宅や入院およびその療養に伴う看護，移送を，被保護者に対して医療券および給付券により，医療保護施設もしくは指定医療機関を受診して現物給付することが原則である。

生活保護受給者が医療にかかりたいときは，福祉事務所に連絡して医療の要否を相談したうえで「医療券」（および調剤券）をもらって医療機関へ行くことになる。

⑤ 介護扶助（介護保険法施行で新設）

生活保護受給者のうち，65歳以上の者は介護保険に加入する。その保険料は生活扶助の加算（介護保険料加算）として支給される。介護扶助は，最低生活に必要な居宅介護（居宅介護支援計画に基づき行うものに限る），福祉用具，住宅改修，施設介護，介護予防（介護予防支援計画に基づき行うものに限る），介護予防福祉用具，介護予防住宅改修，移送を給付するものである。介護保険法に規定する要介護状態または要支援状態にある被保護者に対して，介護サービスを利用したときの自己負担分を現物給付することを原則とする。介護保険によるサービスを利用した場合の費用は9割が介護保険から給付され，1割の利用者負担分を介護扶助が対応する。

⑥ 出産扶助

出産扶助は，出産に伴い必要となる分娩の介助，分娩前後の処置，脱脂綿・ガーゼ等の衛生材料費を金銭給付することが原則である。

7 生業扶助

　生業扶助は，生計の維持または自立助長を目的に，生業に必要な器具，資料代（**生業費**），生業に就くために必要な技能を修得（**技能修得費**），就職のために必要なもの（**就職支度費**）を困窮のため最低限度の生活が維持できない者またはそのおそれがある者に対して金銭給付することが原則である。

　被保護世帯の自立支援という観点から，2005（平成17）年度から生業扶助で高等学校等就学費を給付することとしており，具体的には，高校就学に伴い必要となる学用品費，交通費，授業料等を給付内容とし，その給付水準は公立高校における所要額を目安に設定することとしている。

　なお，義務教育である小・中学校の就学費用が教育扶助によって給付されるのとは異なり，高校就学費用は自立支援の観点から給付されるものであるため，生業扶助によって行うこととしたものである。また，授業料や入学金等に関しては，各自治体において実施される減免措置が講じられている場合，生活保護による給付は行わない取り扱いとしている。

8 葬祭扶助

　葬祭扶助は，遺体の検案，運搬，火葬または埋葬，納骨そのほか葬祭のために必要なものの経費を，葬祭を行う者に金銭給付することが原則である。級地別および大人と小人の別に基準額が設定される。

5 施設保護の類型

　生活保護法は居宅での現金給付（**居宅保護**）を原則としているが，居宅において生活を営むことが困難な要保護者を「保護施設」に入所または利用させることも可能となっており，これを「**施設保護**」という。法第38条では，生活保護施設として，①救護施設，②更生施設，③医療保護施設，④授産施設，⑤宿所提供施設の５種類がある。

　①**救護施設**は，身体上または精神上著しい障害があるために日常生活を営むことが困難な要保護者を入所させて，生活扶助を行うことを目的とする施設である。

　②**更生施設**は，身体上または精神上の理由により養護および生活指導を必要とする要保護者を入所させて，生活扶助を行うことを目的とする施設とする。

　③**医療保護施設**は，医療を必要とするような保護者に対して，医療の給付を目的とする施設である。

　④**授産施設**は，身体上もしくは精神上の理由または世帯の事情により就業能力の限られているような保護者に対して，就労または技能の修得のために必要な機会および便宜を与えて，その自立を助長することを目的とした施設である。

　⑤**宿所提供施設**は，住居のないような保護者の世帯に対して，住宅扶助を行うこと

を目的とする施設である。

　社会福祉法で第一種社会福祉事業とされている保護施設の設置主体は，都道府県市町村，地方独立行政法人，社会福祉法人および日本赤十字社に限られ，設備運営，配置職員と数，利用定員などについては，都道府県が定める条例による基準を遵守しなければならない。

　保護施設には，①保護の実施機関から保護の委託を受けたときは正当な理由なくしてこれを拒んではならない，②要保護者の入所または処遇にあたり，人種信条，社会的身分等により，差別的または優先的な取扱いをしてはならない，③利用する者に対して，宗教上の行為，祝典，儀式または行事に参加することを強制してはならない，④都道府県知事の命による当該吏員が行う立入検査を拒んではならない，という義務がある。

　「平成25年度全国救護施設実態調査」[1]によると，救護施設の状況は，入所者のうち，65歳以上が49.0％で増加傾向にあり，また何らかの障害のある者が91.9％と高くなっている。入所前の状況は，精神科病院34.8％，在宅31.0％，一般病院10.4％となっている。障害者手帳の保有率では，身体障害64.0％，知的障害59.7％，精神障害66.4％である。実際の入所者は精神障害者が非常に多く，2005（平成17）年度より導入された被保護世帯の自立支援を目的とした自立支援プログラムにおいても，長期入院の精神障害者の退院促進等が地方自治体により進められている。また，2011（平成23）年度より，救護施設に精神保健福祉士を加配した場合，保護施設事務費の加算が行われるようになった。

6 生活保護の基準

　生活保護基準は，保護の要否を判定するとともに，保護費の支給の程度を決定するという2つの機能を有している。

　生活扶助基準の算定方法は，1948（昭和23）〜1960（昭和35）年の間は，マーケット・バスケット方式が採用されていた。マーケット・バスケット方式は，**ラウントリー**（Rowntree, B. S.）がヨーク市貧困調査に用いた理論生計費方式で，最低生活の必需品を1つずつ積み上げて金額を算出するものである。

　1961（昭和36）〜1964（昭和39）年まではエンゲル方式を採用していた。エンゲル方式は，ドイツの**エンゲル**（Engel, E.）が労働者家庭の家計構造分析をして発見した，貧困世帯であるほど，総支出に占める飲食物費の割合（**エンゲル係数**）が上昇するという法則を用いたものである。

　1965（昭和40）〜1983（昭和58）年までは，格差縮小方式を採用していた。格差縮小方式は，予算編成時に公表される政府経済見通しにおける国民の消費水準（民間最終消費支出）の伸びを基礎とし，これに格差縮小分を加味して生活扶助基準を算定するものである。一般国民と生活保護階層との消費水準格差を縮小させていく方式であ

る。

1984（昭和59）年からは水準均衡方式を採用している。水準均衡方式は，生活扶助基準額は，一般国民の消費実態と対比してすでに妥当な水準に到達しているという認識の下，当該年度の政府経済見通しにより見込まれる民間最終消費支出の伸び率を基礎とし，前年度の同支出の実績等を勘案して所要の調整を行い，生活扶助基準を算定するものである。この方式が今日まで続いている。

B ● 生活保護制度における精神保健福祉士の役割

1 生活保護の動向

生活保護の受給者数（被保護人員）は，約207万人［2019（令和元）年10月現在］である（世帯数では約164万世帯）。2015（平成27）年3月に現行制度下での過去最高を記録した後，現在までに良好な雇用状況等を背景に約10万人減少している。また，対前年同月伸び率は，2010（平成22）年1月の12.9％をピークとして，2015（平成27）年9月以降マイナスとなっており，減少傾向にある。さらに，受給者数の動向を年代別にみると，高齢者の伸びが大きく，生活保護受給者の半数近く［2017（平成29）年7月末時点で約49％］は65歳以上の者となっている。**図4-2**に生活保護受給者数の推移を示す。

保護の受給者を「世帯類型」で整理した統計［2016（平成28）年のデータ］[2]によると，世帯人員別では，一人世帯が79.0％，二人世帯が14.6％であり，「一人世帯」が圧倒的に多い。一人暮らしが多いということは，孤独や孤立の状態にある者が多いと考えられるため，アルコール依存や精神疾患に至る要因の一つといえよう。

世帯類型別では，高齢者世帯が51.4％，母子が6.1％，傷病・障害者世帯が26.4％，その他の世帯が16.1％であり，「高齢者世帯」が圧倒的に多い。

厚生労働省「社会的な援護を要する人々に対する社会福祉のあり方に関する検討会」の報告書（2000年）による問題提起を契機に，「生活保護制度の在り方に関する専門委員会」が，受給者に対する「自立支援」を強化すること等を提言した報告書を2004（平成16）年にまとめた。この議論を契機に，2005（平成17）年度からは「**自立支援プログラム**」が導入され，各福祉事務所には「就労支援プログラム」「日常生活意欲向上プログラム」「社会参加活動プログラム」といった自立支援の多彩なメニューが用意された（**図4-3**，**表4-3**）。

自立支援プログラムは，**生活保護受給者等就労自立促進事業**（2013年～，前身の事業は2005年～），**被保護者就労支援事業**（生活保護法第55条の6，2015年～），そして**生活困窮者自立支援制度**（2015年～）と拡大的に展開している。

図4-2 ◆ 生活保護受給者数の推移

○生活保護受給者数は平成 30 年 12 月現在で 209 万 5,756 人となっている。世界
金融危機以降急増したが，季節要因による増減はあるものの，近年，減少傾向で
推移している。
○平成 30 年 12 月の対前年同月伸び率は▲1.3%となり，平成 22 年 1 月の 12.9%
をピークに低下傾向が継続しており，過去 10 年間でも低い水準となっている。

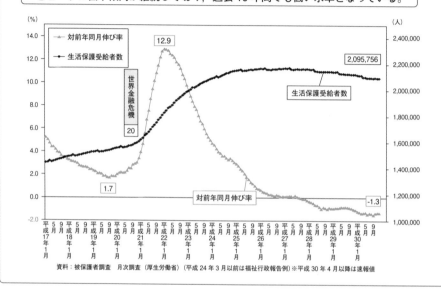

資料：被保護者調査 月次調査（厚生労働省）（平成 24 年 3 月以前は福祉行政報告例）※平成 30 年 4 月以降は速報値

資料　図4-1に同じ.

図4-3 ◆ 自立支援プログラム策定率（平成30年度実績）

○自立支援プログラムは，福祉事務所設置自治体の 98.8%（892 自治体）で策定さ
れ，経済的自立に関するプログラムを策定している自治体が多い。

	策定自治体数 (a)	策定プログラム数	策定率 (a/903)	参加者数 (ア)	達成者数 (イ)	達成率 (イ / ア)
①経済的自立に関するプログラム	779	1,649	86.3%	210,543	78,359	37.2%
②日常生活自立に関するプログラム	388	1,335	43.0%	152,101	94,423	62.1%
③社会生活自立に関するプログラム	269	567	29.8%	43,201	30,371	70.3%
（再掲）ⅰ就労に関するプログラム	771	1,497	85.4%	127,494	55,970	43.9%
（再掲）ⅱ子どもの健全育成に関するプログラム	261	501	28.9%	30,655	21,080	68.8%

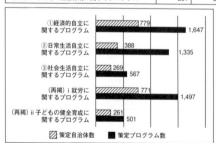

①経済的自立に関するプログラム
「生活保護受給者等就労自立促進事業」を活用して行うものを除
く，経済的自立に関するプログラムの合計
②日常生活自立に関するプログラム
日常生活自立に関するプログラムの合計
③社会生活自立に関するプログラム
社会生活自立に関するプログラムの合計
（再掲）ⅰ就労に関するプログラム
「被保護者就労支援事業」を活用して就労支援を行うもの，「被
保護者就労準備支援事業」を活用して就労支援を行うもの，上記
以外の事業を活用して就労支援を行うもの，ＳＶ・ＣＷのみで就
労支援を行うもの，資格取得に関して支援を行うものの合計
（再掲）ⅱ子どもの健全育成に関するプログラム
母子世帯の日常生活を支援するもの，引きこもりの者や不登校
児に対して支援を行うもの，「子どもに対する学習支援事業」を
活用して支援を行うもの，（学習支援事業の活用以外で）中学生
の高等学校等への進学，高校生の在学継続など，児童・生徒等に
対して支援を行うものの合計

自立支援プログラム等の取組状況調査（平成 30 年度実績速報値）

資料　図4-1に同じ.

表4-3 ▶ 自立支援プログラム策定数・実施状況リスト（平成30年度実績）

コード	プログラム内容	プログラム策定数 H31年3月末	プログラム実施状況 参加者数 (A)	達成者数 (B)
(経済的自立に関する個別支援プログラム)				
110	「生活保護受給者等就労自立促進事業」を活用して就労支援を行うもの	750	59,370	38,070
120	「被保護者就労支援事業」を活用して就労支援を行うもの	898	83,610	35,789
130	「被保護者就労準備支援事業」を活用して就労支援を行うもの	272	16,396	7,347
140	上記以外の事業を活用して就労支援を行うもの。	77	6,933	3,502
150	SV・CWのみで就労支援を行うもの	186	15,440	6,707
160	資格取得に関して支援を行うもの	64	5,115	2,625
170	年金裁定や年金受給権の再確認など，年金受給に関する支援を行うもの	103	81,442	21,570
190	その他の経済的自立に関する自立支援プログラム	47	1,607	819
(日常生活自立に関する自立支援プログラム)				
210	入院患者（精神障害者）の退院支援を行うもの	153	5,186	1,836
220	入院患者（精神障害者以外）の退院支援を行うもの	63	4,206	1,362
230	看護師や保健師の派遣など，傷病者の在宅療養を支援するもの	50	5,073	1,910
240	適切な障害福祉サービスの利用を支援するもの	70	4,662	1,888
241	生活習慣病の重症化予防等の健康管理支援を行うもの	84	24,890	8,701
242	薬局と連携した服薬管理・服薬指導を行うもの	9	4,517	2,344
243	居宅介護支援計画点検等の充実（適切な介護サービスの利用支援）を行うもの	23	4,842	4,145
250	在宅高齢者の日常生活を支援するもの	125	26,095	20,280
260	在宅障害者の日常生活を支援するもの	103	10,390	5,010
270	母子世帯の日常生活を支援するもの	68	2,245	1,242
281	多重債務者の債務整理等の支援を行うもの	274	5,291	1,701
282	金銭管理の支援を行うもの	96	4,986	4,359
283	「居宅生活移行支援事業」を活用して行うもの	18	921	501
284	「社会的な居場所づくり支援事業」を活用して行うもの	13	691	506
285	「居住の安定確保支援事業」を活用して行うもの	36	3,061	1,712
286	（居場所づくり事業以外で，）アルコール依存，ギャンブル依存者等の日常生活を支援するもの	24	2,841	1,405
287	外国人・帰国者等の日常生活を支援するもの	7	382	380
288	総合的に日常生活を支援するもの	68	33,653	30,507
290	その他の日常生活自立に関する自立支援プログラム	51	8,169	4,634
(社会生活自立に関する自立支援プログラム)				
310	ボランティア活動（福祉，環境等に関する地域貢献活動，公園清掃など）に参加させるもの	62	5,477	3,577
320	引きこもりの者や不登校児に対して支援を行うもの	105	6,584	4,075
330	元ホームレスに対して支援を行うもの	44	3,443	1,887
340	「子どもに対する学習支援事業」を活用して支援を行うもの。	218	13,725	8,987
350	（学習支援事業の活用以外で）中学生の高等学校等への進学，高校生の在学の継続など，児童・生徒等に対して支援を行うもの	110	8,101	6,776
390	その他の社会生活自立に関する自立支援プログラム	28	5,871	5,069

資料　図4-1に同じ.

第4章

表4-4 ▶ 入院－入院外・傷病分類別一般診療件数

	件　数（件）			構成割合（%）		
	総　数	入　院	入院外	総　数	入　院	入院外
総　　　　　　　　数	1,974,127	138,821	1,835,306	100.0	100.0	100.0
精 神・行 動 の 傷 害	139,621	45,833	93,788	7.1	33.0	5.1
神 経 系 の 疾 患	80,841	7,494	73,347	4.1	5.4	4.0
循 環 器 系 の 疾 患	444,680	21,455	423,225	22.5	15.5	23.1
呼 吸 系 の 疾 患	148,972	8,545	140,427	7.5	6.2	7.7
消 化 器 系 の 疾 患	115,374	7,775	107,599	5.8	5.6	5.9
筋骨格系および結合組織の疾患	245,056	5,801	239,255	12.4	4.2	13.0
そ　　　　　　の　　　　　　他	799,583	41,918	757,665	40.5	30.2	41.3

資料　厚生労働省：令和元年医療扶助実態調査；結果の概要. 2020.
https://www.mhlw.go.jp/toukei/list/67-16.html

2　生活保護受給の精神障害者

■ 入院－入院外・傷病分類別一般診療件数

　令和元年医療扶助実態調査[3] によると，一般診療件数の傷病分類別構成割合は，総数では，「循環器系の疾患」が22.5%と「その他」以外ではもっとも多く，「精神・行動の障害」は4番目で7.1%である。入院－入院外別にみると，入院では「精神・行動の障害」が33.0%ともっとも多く，入院外では「循環器系の疾患」が23.1%と「その他」以外ではもっとも多い。「精神・行動の障害」は5番目で5.1%である（**表4-4，図4-4**）。

■ 年齢階級・傷病分類別一般診療件数の構成割合（入院－入院外別）（**図4-5～4-7**）

　一般診療件数の傷病分類別構成割合を入院－入院外別にみると，入院では，15歳以上において「精神・行動の障害」が多く，とくに15～34歳では61.1%，35～54歳では59.0%といずれも6割近くになっている（**図4-6**）[3]。

■ 傷病分類・入院期間別一般診療件数の構成割合（**図4-8，4-9**）

　一般診療件数（入院）の入院期間別構成割合は，傷病分類別にみると，精神・行動の障害では「5年以上」が40.6%と5割近く，神経系の疾患においても「5年以上」が13.0%である。また，精神・行動の障害，神経系の疾患以外の疾患においては，「3カ月未満」が過半数となっている（**図4-8**）[3]。

図4-4 ◆ 入院－入院外・傷病分類別一般診療件数の構成割合

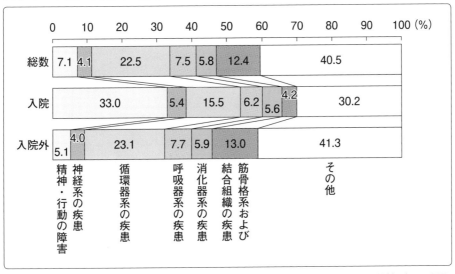

資料 表4-4に同じ.

図4-5 ◆ 年齢階級・傷病分類別一般診療件数の構成割合（総数）

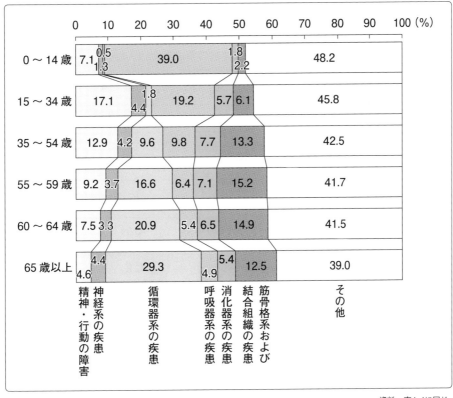

資料 表4-4に同じ.

図4-6 ◆ 年齢階級・傷病分類別一般診療件数の構成割合（入院）

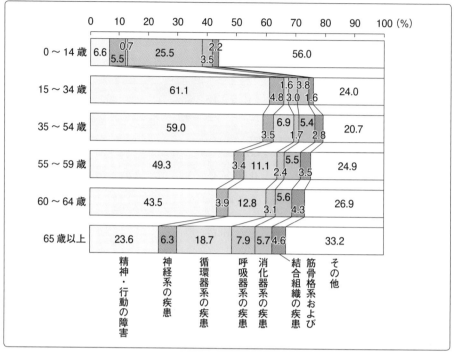

資料　表4-4に同じ.

図4-7 ◆ 年齢階級・傷病分類別一般診療件数の構成割合（入院外）

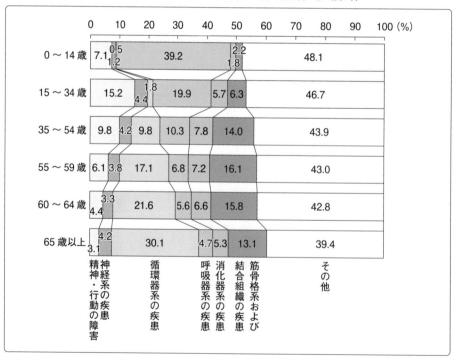

資料　表4-4に同じ.

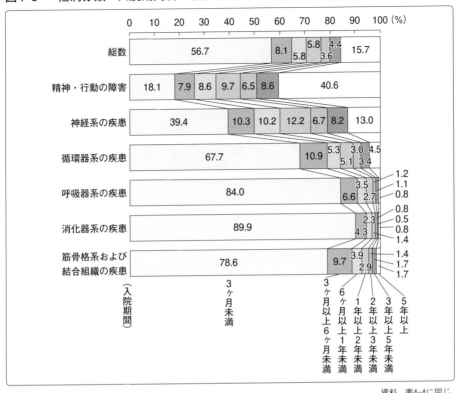

図4-8 ◆ 傷病分類・入院期間別一般診療件数の構成割合（入院）

資料 表4-4に同じ.

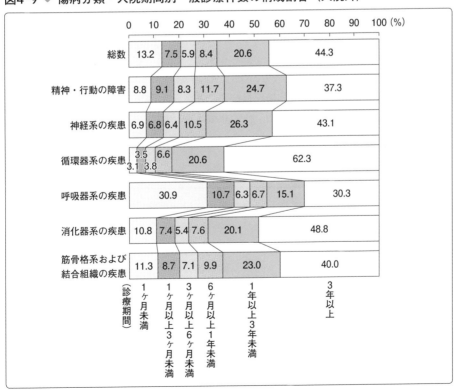

図4-9 ◆ 傷病分類・入院期間別一般診療件数の構成割合（入院外）

資料 表4-4に同じ.

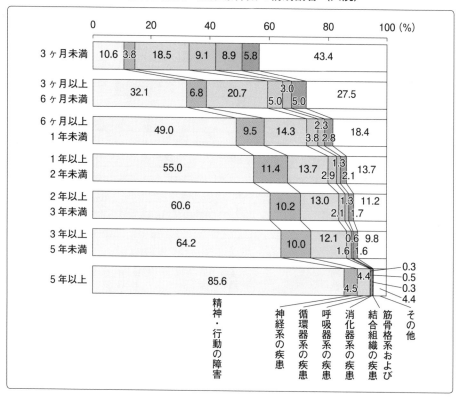

図4-10 ◆ 入院期間・傷病分類別一般診療件数の構成割合（入院）

資料　表4-4に同じ．

4 入院期間－診療期間・傷病分類別一般診療件数の状況（図4-10，4-11）

　一般診療件数（入院）の傷病分類別構成割合を入院期間別にみると，入院期間が長くなるほど「精神・行動の障害」の割合が高くなる傾向にあり，「5年以上」では85.6%となっている（**図4-10**）[3]。

③　生活保護における精神保健福祉士の役割

　生活保護の運用や相談援助に携わる現業員は，生活保護法第21条によると**社会福祉主事**となり，都道府県知事または市町村長の事務の執行を補助する形で携わっている。社会福祉主事は任用資格であり，その任用要件として精神保健福祉士も厚生労働省令で定めるものに該当している。前述したとおり，精神障害者の場合，入院・外来ともに生活保護の受給率が高く，精神保健福祉士としての専門性が求められるが，その有資格率は常勤で2.4%とほとんどいない現状がある[4]。こうした状況から生活保護における精神保健福祉士の役割は，福祉事務所で直接生活保護行政に携わるというより，医療機関や福祉サービス事業所などに勤務しながら，担当のクライエントを通

図4-11 ◆ 診療期間・傷病分類別一般診療件数の構成割合（入院外）

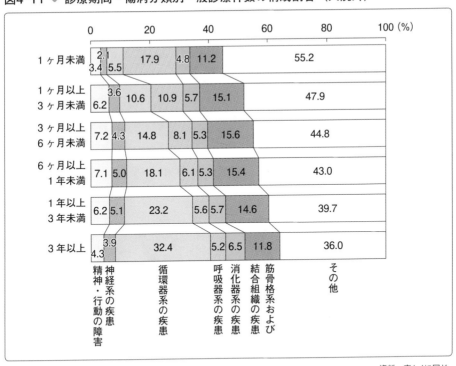

資料　表4-4に同じ.

してのものとなる。

　2013（平成25）年から段階的に行われている生活保護基準の引き下げは，その数年前から不正受給が報道されるたびに繰り返される，一部の政治家による生活保護の締め付け議論（基準額の引き下げ，生活扶助費の現物支給等）や一部マスコミ，インターネット上での生活保護バッシングの世論を背景に進められている。しかし生活保護法は，日本国憲法第25条の生存権規定により，貧困状態に置かれている人たちの生活を送る権利を保障するものとして位置づけられており，必要があれば正しく受給することが重要である。そうであるならば，不正受給よりも需給漏れを問題にすべきであろう。精神保健福祉士は，国の行う政策や国が作った制度・施策がクライエントにとって本当に望ましいものになっているかどうかを，常に批判的に検討・検証していかなければならない。

II 生活困窮者自立支援制度と精神保健福祉士の役割

現在の日本社会のなかで構造的に作り出されている格差や貧困の問題は，「格差社会」や「ワーキングプア」などの言葉とともに社会問題化されている。このような社会状況のなかで，生活困窮者といわれる人たちへの支援が求められており，精神保健福祉士は，生活困窮者を取り囲む問題について「人と状況の全体性」に基づいて理解し，個々人に必要な支援を行うとともに，彼らを取り巻く状況の改善に取り組まなければならない。

A 生活困窮者自立支援制度の概要

1 生活困窮者自立支援制度の目的と理念

生活困窮者自立支援制度は，生活保護受給者や生活困窮に至るリスクの高い層の増加を踏まえ，生活保護に至る前の自立支援策の強化を図るとともに，生活保護から脱却した人が再び生活保護に頼ることのないようにすることが必要であり，生活保護制度の見直しと生活困窮者対策の一体実施が不可欠との考え方から，**生活困窮者自立支援法**が2013（平成25）年12月に成立し，同法に基づく制度が2015（平成27）年4月より実施された。2018（平成28）年6月8日には，法施行後3年目の見直しを経て，同年10月1日より改正法が施行されている。

1 目的

法律の目的は，その第1条に「この法律は，生活困窮者自立相談支援事業の実施，生活困窮者住居確保給付金の支給その他の生活困窮者に対する自立の支援に関する措置を講ずることにより，生活困窮者の自立の促進を図ることを目的とする」となっており，生活困窮者に対する自立の支援に関する措置を講じ，自立の促進を図ることとされている。

2 基本理念

基本理念は，2018（平成28）年の改正法第2条に「生活困窮者に対する自立の支援は，生活困窮者の尊厳の保持を図りつつ，生活困窮者の就労の状況，心身の状況，地域社会からの孤立の状況その他の状況に応じて，包括的かつ早期に行われなければならない」と初めて法文上に明記された。

改正法で明記されるまで，国は行政説明資料などで「生活困窮者の自立と尊厳の確

保」と「生活困窮者支援を通じた地域づくり」を目標とするという「理念」を示していたが，法文上の明記がなかったため，改正法により「基本理念」として明示されたことは，関係者間の共通認識が深まり非常に重要であるといえる。

また，第2条第2項に「生活困窮者に対する自立の支援は，地域における福祉，就労，教育，住宅その他の生活困窮者に対する支援に関する業務を行う関係機関（以下，関係機関）及び民間団体との緊密な連携その他必要な支援体制の整備に配慮して行われなければならない」と，生活困窮者支援を進めるために不可欠な関係機関や民間団体との緊密な連携が基本理念として明示されたことも同様に重要である。

3 定義

この法律において「生活困窮者」を第3条で「就労の状況，心身の状況，地域社会との関係性その他の事情により，現に経済的に困窮し，最低限度の生活を維持することができなくなるおそれのある者をいう」と定義している。

また，生活困窮者自立支援法による事業の実施主体は，都道府県市，福祉事務所を設置する町村であり，事業内容は以下のとおりである。

2 必須事業

1 生活困窮者自立相談支援事業

福祉事務所設置自治体が直営または委託により，自立相談支援機関において，主任相談支援員，相談支援員，就労支援員の3職種を配置することを基本として，生活保護に至る前の段階から早期に支援を行うことにより，生活困窮状態からの早期自立を支援する。そして生活困窮者に対する相談支援機能の充実により，福祉事務所の負担軽減とともに，社会資源の活性化，地域全体の負担軽減を可能にすることを目的に，自立相談支援事業を実施する。

具体的には，生活困窮者からの相談を受け，生活困窮者の抱えている課題を評価・分析（アセスメント）し，そのニーズを把握する。ニーズに応じた支援が計画的かつ継続的に行われるよう，自立支援計画を策定する。自立支援計画に基づく各種支援が包括的に行われるよう，情報と支援サービスを一元的に提供する拠点となり，かつ関係機関との連絡調整等を行い支援の総合調整を行うなど，生活困窮者に対する地域での包括的な支援体制の構築を目指す事業である。

2 生活困窮者住居確保給付金

離職等により経済的に困窮し，住居を失ったまたはそのおそれがある者に対し，「住居確保給付金」として家賃相当額を有期で支給することにより，安定した住居の確保と就労自立を図る目的で実施されている。

③ 努力義務

■ 生活困窮者就労準備支援事業

就労準備支援事業とは，一般就労に就くための基礎的な能力の習得を，個人の状況に応じて計画的かつ一貫して支援する事業である。個人の状況に応じ，日常生活に関する支援，社会自立に関する支援，就労自立に関する支援，という3段階を想定し，1年間を基本として実施される。

■ 生活困窮者家計改善支援事業

家計改善支援事業は，2018（平成28）年の法改正までは家計相談支援事業と称されていた。家計収支の改善，家計管理能力の向上等により，自立した生活の定着を支援することを目的に行われている。

④ 任意事業

■ 生活困窮者一時生活支援事業

一時生活支援事業とは，住居のない生活困窮者であって，所得が一定水準以下の者に対して，原則3カ月間（最大で6カ月間）に限り宿泊場所の供与や衣食の供与等を実施するものである。自立相談支援事業と緊密に連携し，または一体的に運用することにより，利用中に課題の評価・分析（アセスメント）を実施し，就労支援，さらには就労につなげるなどの支援を行う。

■ 子どもの学習・生活支援事業

子どもの学習・生活支援事業は，法改正により「学習支援事業」から「学習・生活支援事業」に変更された。貧困の連鎖の防止のため，生活保護受給世帯の子どもを含む生活困窮世帯の子どもに対して，各自治体が地域の実情に応じ，創意工夫をこらした学習・生活支援の実施を行う。法改正により，生活支援も含めた子どもへの支援が強化されることとなった。

■ 認定就労訓練事業

就労訓練事業を行う事業者は，法第10条の規定に基づき，当該就労訓練事業が，生活困窮者の就労に必要な知識および能力の向上のための基準が厚生労働省令で定める基準（認定基準）に適合していることについて，都道府県知事等の認定を受けることができる。この認定制度は，就労訓練事業に関して，支援に必要な体制が整備されていること等を確認するものであり，労働基準法等関係法令の遵守と相まって，就労訓練事業が適切に実施されることを確保する目的で認定している。

B ● 生活困窮者自立支援制度における精神保健福祉士の役割

新保美香は，生活困窮者自立支援制度の特徴が，従来の社会福祉制度にはあまりない，「枠組み」しか法律には示されておらず，実施体制・実施方法は自治体に委ねられており，住居確保給付金の給付以外は制度上すぐに給付できる金品があるわけではないという特徴をもっている点にあると指摘している[5]。つまり，この生活困窮者自立支援制度を媒介として，相談者と向き合い信頼関係を築きながら「個別支援」と「地域づくり」を推進していくのである。この制度を使って相談支援をよりよく実践するためには高度な実践力が求められる。

この実践力には相談支援だけでなく，関係機関との連絡調整・連携，具体的な支援事業との連携，官民協働のための仕組みづくりなど，より多様な側面に着目することが必要であり，より高度な実践力が生活困窮者支援には求められる。精神保健福祉士としてどのようにソーシャルワーク実践を展開させていくか，腕の見せ所として問われているといえる。

第4章

Ⅲ　低所得者対策と精神保健福祉士の役割

生活困窮者も含む低所得者を対象とするさまざまな制度がある。以下の代表的な制度の概要を示し，現在課題となっていることについても検討する。

A ● 生活福祉資金貸付制度

生活福祉資金貸付制度は，低所得者世帯などに対して，低利または無利子での資金の貸し付けと必要な支援を行うことにより，経済的自立や生活意欲の助長促進と社会参加を図り，その世帯の安定した生活を確保することを目的とした制度である。この制度は，民生委員の「**世帯更生運動**」を源に，1955（昭和30）年に創設された「**世帯更生資金貸付制度**」を，1990（平成2）年,「生活福祉資金貸付制度」に名称を変更したものである。

都道府県社会福祉協議会が実施主体であるが，相談窓口は市町村社会福祉協議会に置かれている。支給対象は，低所得者世帯，障害者世帯，高齢者世帯である。

・低所得世帯：資金の貸し付けに併せて必要な支援を受けることにより独立自活できると認められる世帯であって，必要な資金をほかから借り受けることが困難な世帯（市町村民税非課税程度）

・障害者世帯：身体障害者手帳，療育手帳，精神障害者保健福祉手帳の交付を受けた者（現に障害者総合支援法によるサービスを利用している等これと同程度と認められる者を含む）の属する世帯
・高齢者世帯：65歳以上の高齢者の属する世帯（日常生活上療養または介護を要する高齢者等）

　生活，教育，生業等にかかわる資金の貸し付けを通じて，民生委員が世帯の相談支援にあたってきた。2001（平成13）年には**離職者支援資金**，2002（平成14）年には，**長期生活支援資金（リバースモーゲージ）**，**緊急小口資金**，2007（平成19）年には，**要保護世帯向け長期生活支援資金**を創設した。また，1995（平成7）年の阪神・淡路大震災では特例貸付を実施した。2011（平成23）年の東日本大震災においても，緊急小口資金の特例措置を実施するほか，**生活復興支援資金**を創設した。2020（令和2）年に起こった新型コロナウイルス感染症の影響に対して，貸し付けの対象世帯を低所得世帯以外に拡大し，休業や失業等により生活資金で苦慮している方へ緊急小口資金や総合支援資金の特例貸付を実施するなど，時代状況に即して弾力的な対応をしてきた。

　貸付内容としては，生活再建や住居の賃貸契約を結ぶための費用等を含む「**総合支援資金**」をはじめ，技能習得費，住宅改築費，福祉用具購入費等を含む「**福祉資金**」などがある。また福祉資金に含まれる「緊急小口資金」は，例えば滞納している公共料金の支払いなどにあてるような，小額の貸し付けを行うものである。さらに，低所得の高齢者世帯に対しては，住居（不動産）を担保として生活資金を貸し付ける「**不動産担保型生活資金**」がある。なお，総合支援資金と緊急小口資金の貸し付けには，生活困窮者自立支援法による自立相談支援事業の利用が要件となっている。

B ● 無料低額診療事業

　無料低額診療事業とは，社会福祉法第2条第3項第9号の規定に基づき，生計困難者のために，無料または低額な料金で診療を行う第二種社会福祉事業である。公費負担医療の一つとして位置づけられ，医療保険加入の有無や国籍は問わず，無料または低額で医療を受けることができる。厚生労働省は，「低所得者」「要保護者」「ホームレス」「DV被害者」「人身取引被害者」などの生計困難者が無料低額診療の対象であると説明している。無料低額診療事業を行っている病院・診療所は，2017（平成29）年度時点で全国に687カ所[6]あり，すべての都道府県に1つ以上ある。届出の際には，生活保護を受けている患者と無料または10%以上の減免を受けた患者が全患者の1割以上などの基準が設けられているが，厚生労働省は「都道府県などが地域の状況などを勘案して判断する」としており，都道府県などと事前に相談することが必要となっている。

さらに，医療機関には，①生計困難者を対象とする診療費の減免方法を定めて，これを明示すること，②医療上，生活上の相談に応ずるために医療ソーシャルワーカーを置くこと，③生計困難者を対象として定期的に無料の健康相談，保健教育等を行うことなどいくつかの条件が義務づけられている。

C ● 無料低額宿泊事業

　無料低額宿泊事業は，社会福祉法第2条第3項第8号の規定に基づき，生計困難者のために，無料または低額な料金で簡易住宅を貸し付け，または宿泊所その他の施設を利用させる第二種社会福祉事業である。無料低額宿泊所は，宿泊所の提供のほか，食事の提供や生活支援就労指導等を行うこともできる。事業開始にあたっては，都道府県知事への届出が必要である。

　後述する「貧困ビジネス」への対策として，2018（平成30）年6月に改正された社会福祉法および生活保護法により，無料低額宿泊所について事前届出制の導入，改善命令の創設および最低基準の制定などの規制の強化を図るとともに，単独での居住が困難な生活保護受給者への日常生活上の支援を委託できる仕組みを創設したところである。2018年7月末の厚生労働省の調査では，全国に570カ所となっている[7]。

　2018年6月公布の生活保護法の改正では，無料低額宿泊所の規制の強化ならびに**日常生活支援住居施設**が創設された［2020（令和2）年4月施行］（**図4-12**）。

　日常生活支援住居施設は，無料低額宿泊所であって「被保護者に対する日常生活上の支援の実施に必要なものとして厚生労働省令で定める要件に該当すると都道府県知事が認めたもの」とされている（生活保護法第30条）。

・支援対象者：生活能力等に課題があるために居宅では日常生活を営むことが困難であるが，心身の状況等から社会福祉施設の入所対象にはならないと福祉事務所が判断した者
・支援内容：個々人の生活上の課題に応じた個別支援計画を策定し，当該計画に基づいて，家事等の支援，服薬等の健康管理支援，金銭管理支援，生活課題に関する相談支援，関係機関との調整などの支援を行う

D ● 求職者支援制度

　求職者支援制度とは，2011（平成23）年に制定された「**職業訓練の実施等による特定求職者の就職の支援に関する法律**」に基づいて実施されている。雇用保険を受給できない求職者の方が職業訓練によるスキルアップを通じて早期の就職を目指すための制度である。そのため，生活保護と雇用保険との間を埋める就労支援のプログラムであるといえる。

図4-12 ◆ 無料低額宿泊所および日常生活支援住居施設の位置づけの整理

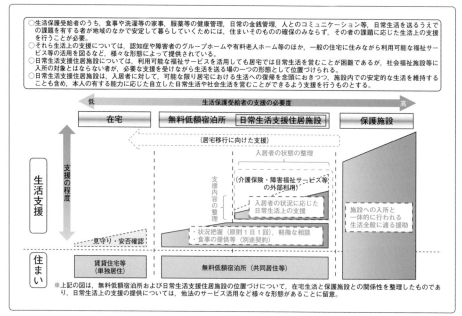

○生活保護受給者のうち，食事や洗濯等の家事，服薬等の健康管理，日常の金銭管理，人とのコミュニケーション等，日常生活を送るうえで
　の課題を有する者が地域のなかで安定して暮らしていくためには，住まいそのものの確保のみならず，その者の課題に応じた生活上の支援
　を行うことが必要。
○それら生活上の支援については，認知症や障害者のグループホームや有料老人ホーム等のほか，一般の住宅に住みながら利用可能な福祉サー
　ビス等の活用を図るなど，様々な形態によって提供されている。
○日常生活支援住居施設については，利用可能な福祉サービスを活用しても居宅では日常生活を営むことが困難であるが，社会福祉施設等に
　入所の対象とはならない者が，必要な支援を受けながら生活を送る場の一つの形態として位置づけられる。
○日常生活支援住居施設は，入居者に対して，可能な限り居宅における生活への復帰を念頭におきつつ，施設内での安定的な生活を維持する
　ことも含め，本人の有する能力に応じた自立した日常生活や社会生活を営むことができるよう支援を行うものとする。

資料　厚生労働省：日常生活支援住居施設のあり方に関する検討事項について．社会福祉住居施設及び生活保護受給者の日常生
活支援のあり方に関する検討会（第8回）資料2，2019．https://www.mhlw.go.jp/content/12002000/000555635.pdf

　具体的には，雇用保険を受給できない求職者（雇用保険の適用がない，加入期間が足りず雇用保険の給付を受けられない，雇用保険の受給が終了，学卒未就職者や自営廃業者等）に対し，以下のことを行うための制度である。

①無料の職業訓練（**求職者支援訓練**）を実施する。

②本人収入，世帯収入および資産要件等，一定の支給要件を満たす場合は，職業訓練の受講を容易にするための給付金（**職業訓練受講給付金**）を支給する。

③ハローワークが中心となってきめ細やかな就職支援を実施することにより，安定した「就職」を実現する。

　求職者支援訓練の認定基準，給付金の支給要件や支給額等は，審議会での議論および所要の手続きを経て定められている。

E ● 民事法律扶助制度

　民事法律扶助制度とは，国民がより利用しやすい司法制度の実現に資することを目的とし，経済的理由により弁護士等を頼むのが困難な方に，無料での法律相談や裁判費用・弁護士費用の立て替えを行い援助する制度である。

　これまでは財団法人法律扶助協会が事業として行ってきたが，総合法律支援法に基

づいて2006（平成18）年10月2日に日本司法支援センター（愛称「法テラス」）が業務を開始したため，同協会が行ってきた民事法律扶助事業については同センターに引き継がれた。

法テラスは，総合法律支援法［2004（平成16）年6月2日公布］に基づき，独立行政法人の枠組みに従って設立された法人で，総合法律支援に関する事業を迅速かつ適切に行うことを目的としている（総合法律支援法第14条）。

法テラスは，裁判その他の法による紛争の解決のための制度の利用をより容易にするとともに，弁護士および弁護士法人ならびに司法書士その他の隣接法律専門職者（弁護士および弁護士法人以外の者であって，法律により他人の法律事務を取り扱うことを業とすることができる者をいう。以下同）のサービスをより身近に受けられるようにするための総合的な支援の実施および体制の整備に関し，民事，刑事を問わず，あまねく全国において，法による紛争の解決に必要な情報やサービスの提供が受けられる社会の実現を目指して，その業務の迅速，適切かつ効果的な運営を図っている（総合法律支援法第2条）。

以下に民事法律扶助の内容を示す。

・法律相談援助：弁護士または司法書士による無料での法律相談
・代理援助：弁護士または司法書士が，民事・家事および行政事件を代理する際の費用と実費の立て替え
・書類作成援助：弁護士または司法書士が，裁判所に提出する書類を作成する際の費用の立て替え

F ● 災害救助等

わが国は，これまで数多くの災害に見舞われてきた。近年では阪神・淡路大震災や東日本大震災などの大地震に見舞われている。また昨今の地球温暖化の影響もあり，台風や集中豪雨，竜巻といった自然災害が多く発生している。被災し，生活資源や社会資源を奪われた状態は，貧困状態にも類似しており，直ちに何らかの支援が求められる。

このような大規模災害に際して，古くは1899（明治32）年制定の「罹災救助基金法」があった。これに代わるものとして，1946（昭和21）年の南海地震を契機に，1947（昭和22）年に「災害救助法」が制定されている。その後も1959（昭和34）年の伊勢湾台風や2011（平成23）年の東日本大震災，2016（平成28）年の熊本地震などを契機に改正を重ねている。

わが国の災害対策法制は「災害対策基本法」を中心に，災害の予防から，発災後の応急期の対応，そして災害からの復旧・復興までを網羅する仕組みとなっている。

発災後の応急対応としては，阪神・淡路大震災において，救出作業と平行して点滴

等を実施すれば防ぎ得た死があったと指摘され，また，震災で多くの医療機関が機能を失い，「医療の空白」が生まれたという教訓を踏まえ，一人でも多くの負傷者を救うため，消防機関との連携を含めた専門的なトレーニングを受けた医師や看護師が医療器材を携えて現場に急行し，その場で救命処置等を行う**災害医療派遣チーム**「**DMAT**（disaster medical assistance team）」が創設され，2011（平成23）年から防災基本計画の中に位置づけられている。

災害時に現場に駆けつける災害派遣医療チーム「DMAT」が救急治療を行うための専門的な医療チームであるのに対し，**災害派遣精神医療チーム**「**DPAT**（disaster psychiatric assistance team）」はこころのケアといった精神科医療および精神保健活動の支援を行うための専門的な精神医療チームである（**表4-5**）。

自然災害や犯罪事件・航空機・列車事故等の集団災害が発生した場合，被災地域の精神保健医療機能が一時的に低下し，さらに災害ストレス等により新たに精神的問題が生じる等，精神保健医療への需要が拡大する。このような災害の場合には，被災地域の精神保健医療ニーズの把握，DMAT 等の他の保健医療体制との連携，各種関係機関等とのマネージメント，専門性の高い精神科医療の提供と精神保健活動の支援が必要である。このような活動を行うために都道府県および指定都市（以下，都道府県等）によって組織される，専門的な研修・訓練を受けた災害派遣精神医療チームがDPAT である。

G ● 低所得者対策における精神保健福祉士の役割

近年新聞などで話題となっている「**貧困ビジネス**」を，**湯浅誠**は「貧困層をターゲットにしていて，かつ貧困からの脱却に資することなく，貧困を固定化するビジネス」と定義している[8]。貧困ビジネスのなかでとりわけ社会問題化しているのが，悪質な**無料低額宿泊所**である。

無料低額宿泊所については前述しているが，その中には社会福祉事業としての届出を行わずに同様の事業を行っている施設も数多くあるといわれている。これらの施設では，その入所者の多くは生活保護受給者であり，生活保護費のなかから食費やその他の経費を支払っている。悪質な施設の場合，個室と言いながら部屋を簡易な間仕切りで区切って複数人を押し込めたり，金銭管理と称して保護費を取り上げたりするような，悪質でサービス水準がきわめて劣悪な施設も少なくない。こうした施設が「生活保護受給者を食い物にし，生活保護費をピンハネしている」として大きな社会問題になっている。2016（平成28）年には，東京都と千葉県の NPO 法人などが運営している「無料低額宿泊所」で年間150人以上が死亡退所していることが新聞などで報道された。劣悪な住環境や一部の貧困ビジネス業者の存在が問題視されている宿泊所が，貧困者の数少ない「居住の場」とならざるを得ない状況となっている。

表4-5 ▶ DMAT と DPAT の比較

	災害派遣医療チーム DMAT (Disaster Medical Assistance Team)	災害派遣精神医療チーム DPAT (Disaster Psychiatric Assistance Team)
概要	大地震および航空機・列車事故等の災害時に被災者の生命を守るため，被災地に迅速に駆けつけ救急治療を行うため，厚生労働省の認めた専門的な研修・訓練を受けた災害派遣医療チーム。	自然災害，航空機・列車事故，犯罪事件などの大規模災害等の後に被災者および支援者に対して，精神科医療および精神保健活動の支援を行うための専門的な災害派遣精神医療チーム。
活動期間	DMAT 1隊当たりの活動期間は，その機動性を確保する視点から，移動時間を除き概ね48時間以内を基本とする。なお，災害の規模に応じて DMAT の活動が長期間（1週間など）に及ぶ場合には，DMAT 2次隊，3次隊等の追加派遣で対応することを考慮する。また，DMAT ロジスティックチームの活動期間は，48時間に限定せず，柔軟に対応する。	DPAT 1班当たりの活動期間は1週間（移動日2日・活動日5日）を標準とする。必要に応じて，同じ地域には同一の都道府県等が数週間から数カ月継続して派遣する。
チーム構成	DMAT 1隊の構成は，医師1名，看護師2名，業務調整員1名の4名を基本とする。	DPAT 1隊の構成は，精神科医師，看護師，事務職員等による数名のチーム（車での移動を考慮した機動性の確保できる人数を検討）で構成する。また現地のニーズに合わせて，児童精神科医，薬剤師，保健師，精神保健福祉士や臨床心理技術者等を含めて適宜構成する。なお，地域の実情に応じて，都道府県等の職員だけでなく，関連機関（大学付属病院，国立病院，公立病院，その他の病院，診療所等）の職員で構成することができる。

第4章

この「無料低額宿泊所」を利用して生活保護を受給することが多いのが，路上生活者である。森川すいめいらが行った路上生活者の調査[9]によると，80人の路上生活者のうち精神疾患ありの診断は50人（62.5%）で，内訳として33人（41.3%）がうつ病，12人（15%）がアルコール依存症，12人（15%）が幻覚や妄想などの精神病性障害であった。路上生活者にとって，生活保護を申請しても民間の宿泊所や簡易宿所への入所を事実上強要されなかなかアパートに移れず，最初から生活保護申請を諦める人や，施設での集団生活になじめず施設と路上生活を往復している人がいる。

ホームレス状態を経験することによって長期的に心的ストレスにさらされた結果，うつ病や依存症などの精神疾患を発症してしまった人たちのなかには，他者との関係を良好に保つことを苦手としている人も多いという現状がある。これは，ステップアップ方式と呼ばれる，アパート入居の前に施設へ入所して本人の生活状況や生活力を評価し，必要に応じて訓練してから転宅を認めるという施設入所ありきの方式の弊

害ともいえる。本来，生活保護法は「居宅保護」を原則としているが，居宅において生活を営むことが困難な要保護者を「保護施設」に入所または利用させることも可能となっている。その不徹底が問題の一因であり路上生活からの脱却を難しくしている。

　また，2015（平成27）年に，東京都内にある精神科クリニックにおける医療扶助の問題が報道されたことにより，社会的に大きな反響を生むこととなった（「Eクリニック問題」）。行き場のない生活保護受給者を**精神科デイ・ナイトケア**（以下，DNC）に通院させ，患者の生活を丸ごと管理し囲い込んでいるとの報道は，精神保健医療福祉関係者にショックを与えた。国会でも同年7月30日の参議院厚生労働委員会において，川田龍平議員がこの問題を取り上げた。複数の福祉事務所と精神科クリニックの「癒着」，相談員による受診「勧奨」と「囲い込み」，受診拒否者への生保打ち切り「圧迫」，通わせているDNCや住まわせているシェアルームの実態等が，新聞・テレビ等で報道された。これは新たな貧困ビジネスの闇として取り上げられ，生活扶助・医療扶助・住宅扶助の適正化を求め，生活保護現場における自立支援の運用だけでなく，自立支援医療の見直し，診療報酬の見直し（精神科デイケア料，精神科デイ・ナイトケア料の引き下げ）等さまざまなところに波及していった。

　この問題は，行き場のない精神障害者の課題を示している。背景には，住居や家族もなく，アルコール・薬物等の依存症や知的障害を有する生活保護受給患者に対して，門戸を開き受け入れる場がないという課題がある。

　精神保健福祉士は，クライエントのニーズを基に，必要な社会資源の提供や調整を行い，既存の社会資源が使いにくいものであればそれを改善し，必要な社会資源がなければそれを作り出していくこともその役割としている。前述のような貧困ビジネスに対しても，精神保健福祉士がまず大切にすべきことは，日々の実践で会うクライエントであり，そのクライエントの現実の生活である。個々のクライエントの生活の実際を通して，それぞれの関係者が置かれている状況を客観視し，クライエントを取り巻く問題について「人と状況の全体性」に基づいて理解することで，個別支援を超えて彼らが取り巻く状況の改善に取り組まなければならない。

Ⅳ　公的年金制度

　わが国の公的年金制度は，老齢，障害，死亡に起因する所得の減少に対応している。そのため精神障害者が実際に活用している経済的支援制度として，生活保護制度や雇用保険制度と並び中心的な制度である。

A ● 公的年金制度の概要

1 公的年金の成り立ち

わが国の年金制度は，1875（明治8）年に海軍軍人への恩恵的な年金制度としての「**海軍退隠令**」が始まりである。その後，官吏，教職員，警察官を対象に整備されていった。そして，1923（大正12）年には「**恩給法**」に統一された。

一方，民間の年金制度の始まりは，戦時体制下での船員の医療や労災保険も含む1940（昭和15）年の「**船員保険法**」の施行である。1942（昭和17）年には工場で働く男子労働者を対象とした「**労働者年金保険法**」が施行された。そして，1944（昭和19）年には名称を「**厚生年金保険法**」に変更し，適用範囲を男子事務員，女子労働者にも拡大した。

戦後になり制度の見直しが行われ，1954（昭和29）年に厚生年金保険制度の抜本的な改正を行った。1959（昭和34）年には無拠出の**福祉年金制度**が開始され，1961（昭和36）年には農業，漁業，自営業者を対象に**国民年金制度**が創設され，**国民皆年金制度**が発足した。

昭和30〜40年代にかけて，わが国は高度経済成長期を迎え，年金の給付水準の引き上げの要請も高まり，1965（昭和40）年には1万円年金，1966（昭和41）年には厚生年金基金制度の導入，1969（昭和44）年には2万円年金，1973（昭和48）年には5万円年金や，年金額の実質価値を維持するため物価の変動に応じて年金額を改定する物価スライド制の導入等の法律改正が行われた。

昭和50年代後半になると，高齢化社会や産業構造，就業構造の変化という社会経済の変化に対応する必要に迫られる状況となり，1985（昭和60）年に改正が行われた。その主な内容は，全国民共通の「**基礎年金制度**」の創設と給付水準の適正化で，年金額を計算する場合の給付単価，支給乗率を段階的に逓減することとなった。

その後，1994（平成6）年改正では，60歳代前半の老齢厚生年金の定額部分の支給開始年齢を2013（平成25）年までに60歳から65歳へと引き上げた。

2000（平成12）年改正では，老齢厚生年金の報酬比例部分の支給開始年齢を60歳から65歳へ，2025［平成37（令和7）］年までに段階的に引き上げることとなった。そのほか，厚生年金への加入年齢を65歳から70歳へ引き上げることも行われた。

そして，2004（平成16）年改正では，高齢化の進行により公的年金の支給総額が増える傾向にある一方で，少子化の進行により人数が減少する将来の現役世代の負担を抑えるために，賃金や物価による改定率から，現役の被保険者の減少と平均余命の伸びに応じて算出した「スライド調整率」を差し引くことによって，年金の給付水準を調整するマクロ経済スライドの導入が行われた。

そして今後は，少子高齢化がますます進行していく状況からマクロ経済スライドに

表4-6 ◆ 主な年金制度改正（総括）

制度の創成	昭和17(1942)年	労働者年金保険法の発足（昭和19(1944)年に厚生年金保険法に改称）
	昭和29(1954)年	厚生年金保険法の全面改正
	昭和36(1961)年	国民年金法の全面施行（国民皆年金）
制度の充実	昭和40(1965)年	1万円年金
	昭和44(1969)年	2万円年金
	昭和48(1973)年	5万円年金，物価スライド制の導入，標準報酬の再評価等
高齢化への対応	昭和60(1985)年	基礎年金の導入，給付水準の適正化等
	平成2(1990)年	被用者年金制度間の費用負担調整事業の開始
	平成6(1994)年	厚生年金（定額部分）支給開始年齢の引上げ等
	平成9(1997)年	三共済（ＪＲ共済・ＪＴ共済・ＮＴＴ共済）を厚生年金に統合
	平成12(2000)年	厚生年金（報酬比例部分）の支給開始年齢引上げ，裁定後の年金額の改定方法の見直し（物価スライドのみ）等
	平成14(2002)年	農林共済を厚生年金に統合
	平成16(2004)年	上限を固定したうえでの保険料率の段階的引上げ，マクロ経済スライドの導入，基礎年金の国庫負担割合の引上げの法定化等
	平成21(2009)年	臨時的な財源を用いた基礎年金国庫負担割合2分の1の実現
	平成24(2012)年	消費税収を財源とした基礎年金国庫負担割合2分の1の恒久化，特例水準の解消，被用者年金制度の一元化，厚生年金の適用拡大，年金の受給資格期間短縮，低所得・低年金高齢者等に対する福祉的な給付等
	平成28(2016)年	マクロ経済スライドの見直し（未調整部分の繰越し），賃金・物価スライドの見直し（賃金変動に合わせた改定の徹底）等

資料　厚生労働省：第1回社会保障審議会年金部会．資料，2018.
https://www.mhlw.go.jp/stf/shingi2/0000202224.html

よる年金額の調整が継続された場合，現役世代の年金保険料納入額に対する年金支給水準は次第に低くなっていくことが想定される。**表4-6**に主な年金制度改正を示す。

2 公的年金制度

公的年金制度は，賦課方式（現在働いている世代が支払った保険料を高齢者などの年金給付にあてるという「世代と世代の支え合い」という考え方）を基本とした財政方式で運営されている。

また，日本の公的年金制度は，「**国民皆年金**」という特徴をもっており，20歳以上のすべての人が共通して加入する「**国民年金（基礎年金）**」と，会社員等が加入する「**厚生年金（被用者年金）**」などによる，いわゆる「2階建て」と呼ばれる構造になっている。具体的には，自営業者など国民年金のみに加入している人（**第1号被保険者**）は，毎月定額の保険料を自分で納め，会社員や公務員で厚生年金や共済年金に加入している人（**第2号被保険者**）は，毎月定率の保険料を会社と折半で負担し，保険料は毎月の給料から天引きされる。専業主婦など扶養されている人（**第3号被保険者**）は，厚生年金制度などで保険料を負担しているため，個人としては保険料を負担

表4-7 ▶ 公的年金の給付の種類

公的年金には，老齢給付以外にも障害給付や遺族給付があり，所得の喪失または減退に対して給付を行う仕組みとなっていて，高齢者に限らず受給することができる。

	基礎年金	厚生年金
老齢	老齢基礎年金 　保険料を納めた期間などに応じた額	老齢厚生年金 　保険料を納付した期間や賃金※1に応じた額
障害	障害基礎年金 　障害等級※2に応じた額 　（子がいる場合には加算あり）	障害厚生年金 　賃金※1や加入期間，障害等級※2に応じた額
遺族	遺族基礎年金 　老齢基礎年金の満額に子の数に応じて加算した額	遺族厚生年金 　なくなった方の老齢厚生年金の3/4の額

※1　賃金とは，正確には「平均標準報酬額」といい，厚生年金への加入期間中の給与と賞与（ボーナス）の平均額のことをいう。

※2　障害等級は，基礎年金と厚生年金で共通。障害厚生年金（2級以上）受給者は，同時に障害基礎年金を受給できる。

資料　厚生労働省：公的年金の給付の種類.
https://www.mhlw.go.jp/topics/nenkin/zaisei/01/01-03.html

する必要はない。老後には，保険料を所定の月数を収めた人が**老齢基礎年金**を，厚生年金などに加入していた人は，それに加えて，**老齢厚生年金**などを受け取ることができる。

　以前は公務員や私学教職員が加入する**共済年金制度**があったが，2015（平成27）年10月にそれまでの共済年金制度が廃止され，厚生年金保険制度に公務員および私学教職員も加入することとし，被用者の年金は厚生年金保険制度に統一された。このことにより，70歳未満の地方公務員共済組合の組合員は，2015（平成27）年10月1日に自動的に厚生年金保険の第3号被保険者の資格を取得し，2015（平成27）年9月以前の地方公務員共済組合の組合員期間は，厚生年金保険法上，厚生年金保険の第3号被保険者期間とみなされることとなった。なお，共済組合が厚生年金保険法による年金支給を行うのは，2015（平成27）年10月1日以降に年金の権利を取得した方のみであり，2015（平成27）年9月30日時点で共済年金の受給者である方は，その権利が続く間は，引き続いて共済年金を支払っている。

　公的年金制度には，高齢になったときに受け取る老齢年金のほかにも，重度の障害を負ってしまったときに受け取ることができる「**障害年金**」，国民年金または厚生年金保険の被保険者または被保険者であった方が亡くなってしまったときにその人によって生計を維持されていた遺族が受け取ることができる「**遺族年金**」がある（**表4-7**）[10]。

　公的年金の給付を受けるためには，毎月の保険料を納付する必要がある。経済的な理由で国民年金保険料を納めることが難しい場合には，所定の手続きを行えば保険料

の納付免除や猶予制度を利用することができる。

③ 障害年金

　障害年金は，固定あるいは慢性化した障害があり，日常生活上で困難がある状態と認められたものに支給される年金である。障害年金には，「障害基礎年金」「障害厚生年金」があり，病気やけがで初めて医師または歯科医師（以下，医師等）の診療を受けたときに「国民年金」に加入していた場合は「障害基礎年金」，厚生年金に加入していた場合は「障害厚生年金」が請求できる。なお，障害厚生年金に該当する状態よりも軽い障害が残ったときは，**障害手当金**（一時金）を受け取ることができる制度がある。

◱ 無拠出年金と拠出年金

　障害年金では，拠出年金は，国民年金または厚生（共済）年金加入中の初診による**障害基礎年金**と，**障害厚生（共済）年金**があり，無拠出年金は，1961（昭和36）年4月1日以前に初診日がある人と，20歳前に初診日のある人が受給する障害基礎年金がある。年金を受給するために，一定の保険料を納めていること（拠出）が条件の一つになっているか，いない（無拠出）か，という違いによって拠出・無拠出を区別する。

◲ 障害年金の受給要件

　障害年金を受給するために必要な条件を受給要件といい，3つの受給要件がある。
①公的年金加入中に初診日があること。
②初診日の前々月までに加入しなければいけない期間の3分の2以上の期間が，保険料の納付または免除期間であること。または，初診日の前月までの前1年間が保険料の納付または免除期間であること［2006（平成18）年3月31日までの初診に限る］。ただし，1986（昭和61）年3月31日までに初診日がある人は別の納付要件が適用される。
③状態が年金に該当すること。国民年金法施行令別表（1・2級）または厚生年金保険法の施行令別表第1（3級）に該当する状態にあること。

◳ 本来請求

　障害認定日（＝初診日から1年6カ月経過した日または，障害が固定した日）から，1年以内に障害年金の請求をした場合の請求の仕方である。

◴ 遡及請求

　障害認定日から1年以上経過してから障害年金の請求をした場合の請求の仕方であ

る。障害認定日の状態が年金に該当すれば，障害認定日の翌月から障害年金を受ける権利が発生するので遡って請求するということである。

ただし，障害認定日が5年以上前の場合，実際に年金が受給できるのは，5年前までとなっている。また，障害認定日の障害の状態が年金に該当しない場合は，事後重症による請求となる。さらに，障害認定日の診断書が出せない場合も，障害程度の認定ができないので，診断書のある現在の状態のみの審査となり，事後重症として扱われる。

5 事後重症

障害認定日の障害の状態が年金に該当する程度になく，これ以降65歳前までの間で，障害の状態が年金に該当する状態になったときに，障害年金の請求をするという請求の仕方である。

6 障害年金をめぐる状況

近年，障害年金の障害状態確認届の審査により，等級落ちおよび支給停止となる事例が増えている。日本精神保健福祉士協会が2014（平成26）年に行った「障害年金の等級変更等に係る調査」[11] においても，「前回の診断書と同じ内容で等級が下がった」が障害基礎年金で232回答中56件，障害厚生年金で232回答中28件，「『現症時の就労状況』欄に記載し，等級が下がった」が障害基礎年金で232回答中29件，障害厚生年金で232回答中11件とみられることが明らかとなった。その調査では，障害年金に加え，アルバイト代や福祉的就労の工賃により生活保護から経済的に自立した人が，障害年金の級落ちのために再び生活保護による生活に戻る事例も数多く報告されている。

日本年金機構が2014（平成26）年に実施した「障害基礎年金の障害認定の地域差に関する調査」[12] によると，障害基礎年金について新規に申請を受けて決定を行った事例のうち，精神障害・知的障害にかかる事例の割合が全体の66.9％を占めていた。また，不支給割合が高い県は，精神障害・知的障害の等級非該当割合（決定を行った事例のうち，障害の程度が2級に達せず，都道府県の事務センターで不支給となる件数の割合をいう）が高く，不支給割合が低い県は，精神障害・知的障害の等級非該当割合は低かった。

本調査結果から，都道府県ごとの精神障害・知的障害の認定の全体的な傾向に差異があることが明らかになったことから，厚生労働省は「精神・知的障害に係る障害年金認定の地域差に関する専門家委員会」を設置し，障害年金の認定において地域差による不公平が生じないよう，精神障害・知的障害における等級判定の客観的な指標や就労状況の評価のあり方について検討を重ね，2016（平成28）年に「**精神の障害に係る等級判定ガイドライン**」が作成された。

B ● 経済的負担の軽減（手帳制度等）

1 精神障害者保健福祉手帳

1 精神障害者保健福祉手帳とは

　精神障害者保健福祉手帳は，1995（平成7）年の精神保健福祉法によって設立された。手帳交付の目的は，精神疾患が原因で日常生活や社会生活に支障をきたしている方を対象に，さまざまな支援策を打ち出し，精神障害者の自立や社会復帰支援を図ることとされている。手帳の申請には，精神障害の初診日から6カ月以上経ってから精神保健指定医が記載した診断書または障害年金の年金証書の写しと，申請者の写真を手帳交付申請書に添付し，申請者の居住地を管轄する市町村長を経て都道府県知事に提出する。都道府県知事は申請に基づき審査し，申請者が政令で定める精神障害の状態にあると認めたときは，申請者に精神障害者保健福祉手帳を交付しなければならない。

　受給資格となる精神疾患者は，統合失調症，気分障害，てんかん，薬物やアルコールによる急性中毒またはその依存症，高次脳機能障害，発達障害（自閉症，学習障害，注意欠陥多動性障害等），その他の精神疾患（ストレス関連障害等）があげられる。障害の程度と障害等級については**表4-8**のとおりである。

2 精神障害者保健福祉手帳の有効期間

　精神障害者保健福祉手帳の有効期限は，申請が受理された日から2年後の月末までとなる。手帳を更新するためには，医師の診断書を添えて更新手続きを行わなければならない（自動更新ではない）。更新手続きは，3カ月前から申請できることになっている。更新時は提出書類の内容を鑑みて，再度等級審査が行われる。障害等級の変更が認められた場合，手帳は変更決定を行ってから2年後の月末までが有効期限となる。期間内でも状態が変化した場合は，障害等級の変更が申請できることになっている。

3 精神障害者保健福祉手帳で受けられるメリット

　精神障害者保健福祉手帳は，精神障害者の自立支援を目的としており，下記のような優遇措置やその他のサービス（自治体により異なることがある）を受けることができる。

・公共料金等の割引
・NHK受信料の減免
・携帯電話の基本使用料の割引
・所得税や住民税，相続税等の控除
・所得税：納税者自身または控除対象配偶者や扶養親族が手帳を保有している場

表4-8 ▶ 障害の程度と障害等級

障害等級	精神障害の程度
1級	精神障害であって，日常生活の用を弁ずることを不能ならしめる程度のもの（障害年金1級に該当）
2級	精神障害であって，日常生活が著しい制限を受けるか，または日常生活に著しい制限を加えることを必要とする程度のもの（障害年金2級に該当）
3級	精神障害であって，日用生活もしくは社会生活が制限を受けるか，または日常生活もしくは社会生活に制限を加えることを必要とする程度のもの（障害年金3級に該当）

合，所得金額から級に応じた額が控除される。また，1級の方と同居している場合，上記のほか，配偶者控除・扶養控除に加算がある。

・住民税：所得税と同じく，住民税も級に応じた額が所得金額から控除される。1級の方と同居している場合も同様に控除を受けられる。

・相続税：障害者が相続した場合年齢および級に応じた額が税額から控除される。

・贈与税（1級のみ）：1級の方への贈与に当たり，信託銀行との間で「特別障害者扶養信託契約」を結ぶと，贈与額のうち6,000万円まで非課税となる。また，2013年4月に対象が拡大したことで，特別障害者以外の特定障害者（障害者手帳2級・3級）においては，贈与額のうち3,000万円までが非課税となる。

・利子等の非課税：少額預金の利子所得等の非課税制度および少額公債の利子の非課税制度を利用できる。

・（1級のみ）自動車税や自動車取得税の軽減：自動車税・自動車取得税について，以下のいずれかに該当する場合，減免される（2009年度以降，減免額に上限が設定される）。

①障害者の方が所有または取得し，日常生活のために使用する。

②障害者の方が所有または取得し，生計を同一とする方がもっぱら障害者の通院・通学等のために使用する。

③生計を同一とする方が所有または取得し，障害者の方がもっぱら通院・通学等のために使用する。

④生計を同一とする方が所有または取得し，生計を同一とする方がもっぱら障害者の通院・通学等のために使用する。

対象者は，1級の方で，自立支援医療（精神通院医療）の支給認定を受けていることが要件となる。

2 障害手当金

障害手当金は，傷病により障害の状態になったが障害年金相当にない障害の程度の場合，一時金が支給される。支給には，以下の5つの条件を満たさなければならな

い。

①厚生年金保険の被保険者である間に，障害の原因となった病気やけがの初診日があること（国民年金，厚生年金または共済年金を受給している方を除く）。

②初診日から５年以内に治っていること（症状が固定）。

③治った日に障害厚生年金を受け取ることができる状態よりも軽いこと。

④障害等級表に定める障害の状態であること。

⑤保険料の納付要件を満たしていること。

C • 精神障害者の経済的支援制度に関する課題

1 精神障害者の生活実態から見える経済的支援の課題

■1 無年金問題

　障害年金は，障害者にとって所得補償制度の中心であるといってもよい。しかし令和元年版障害者白書によると，障害者数の概数は，身体障害436万人，知的障害108万人，精神障害419万人で合わせて963万人いるが，一方で障害年金の受給者は，2019（平成31）年12月末現在228万人で，約24％しか障害年金を受給していないと推計されており，その受給率の低さが問題といえる。**表4-9**に制度別受給権者年金総額を示す。

　現在，日本に住所のある20歳以上60歳未満の者はすべて国民年金に強制加入となるが，1986（昭和61）年３月以前は，主婦などの被用者年金保険の被扶養配偶者（現在の第３号被保険者）や，1991（平成３）年３月以前は学生等の加入が強制ではなく任意となっていた。そのため，主婦や学生は任意加入という特別の手続きをとって保険料を支払わないかぎり，主婦や学生等が，未加入の期間に障害を負った場合，障害年金の給付を受けることができないという問題が発生していた。2001（平成13）年には，学生時代に未加入の状態で障害を負ったため障害基礎年金の受給対象とならない障害者らによる**学生無年金障害者訴訟**が起こされ，制度上の不備の追及と救済を求めた。

　学生無年金障害者の集団裁定請求は，1998（平成10）年１月，近畿・広島の８人（精神１人）を皮切りに同年10月に25人（精神９人），そして翌年４月に５人（精神１人）となり，この運動は北海道から広島まで17都道府県の合計38人による請求へと全国的な広がりをもつものとなった。「裁定請求」の結果は不支給となり，その後，審査請求，再審査請求と続き，2001（平成13）年４月再審査請求の結果は全員「棄却」となった。したがって同年7月30日（精神８人）が裁判による運動に踏み切ることとなった。そして全国９カ所（札幌，盛岡，東京，新潟，京都，大阪，岡山，広島，福岡）で学生無年金障害者裁判が展開されることとなった。2001（平成13）年に30名が

表4-9 ▶ 制度別受給権者年金総額

令和元年12月末現在 (単位：百万円)

	総　数	老齢給付		障害年金	遺族給付	
		老齢年金・25年以上	通算老齢年金・25年未満		遺族年金	通算遺族年金
厚生年金保険（第1号）計	26,539,865	17,812,382	2,582,907	466,470	5,670,925	7,180
旧共済組合を除く	26,097,570	17,485,180	2,566,476	462,280	5,576,589	7,046
旧　法	1,032,022	528,961	95,855	64,093	336,207	6,907
新　法	25,023,172	16,934,846	2,470,242	395,751	5,222,334	・
（別掲）基礎年金	18,282,142	9,803,134	8,089,387	278,877	110,745	・
船員保険（旧法）	42,377	21,373	379	2,437	18,048	139
旧共済組合　計	442,294	327,202	16,432	4,190	94,336	134
旧　法	193,444	160,770	1,155	2,080	29,304	134
新　法	248,850	166,432	15,276	2,109	65,032	・
（別掲）基礎年金	157,654	107,039	48,992	1,619	4	・
国民年金　計	24,266,275	22,059,204	216,951	1,821,130	168,990	・
（再掲）基礎のみ共済なし・旧国	5,158,244	3,518,781	104,631	1,489,600	45,233	・
旧法拠出制	363,673	238,801	79,532	38,202	7,138	・
新法基礎年金	23,902,601	21,820,402	137,420	1,782,928	161,851	・
（再掲）基礎のみ	5,609,893	4,039,813	25,349	1,493,625	51,106	・
（再掲）基礎のみ共済なし	4,794,571	3,279,979	25,099	1,451,399	38,094	・
福祉年金	175	175	・	・	・	・
合　　計	50,806,314	39,871,760	2,799,859	2,287,599	5,839,915	7,180

資料　厚生労働省：厚生年金保険・国民年金事業月報（速報）．令和元年12月，2020.
https://www.e-stat.go.jp/stat-search/files?page=1&query=%E5%8E%9A%E7%94%9F%E5%B9%B4%E9%87%91%E4%BF%9D%E9%99%BA%E3%83%BB%E5%9B%BD%E6%B0%91%E5%B9%B4%E9%87%91%E4%BA%8B%E6%A5%AD%E7%B5%B1%E8%A8%88&layout=dataset&toukei=00450463&stat_infid=000031944702&result_page=1&metadata=1&data=1

9地方裁判所へ一斉提訴をした。

　訴訟の争点を青木聖久は，①憲法第14条（法の下の平等）および第25条（生存権）への違反と，②20歳前の初診日認定の取り扱い（初診日の認定を形式的に行うことは不合理であり，20歳前に発病がある原告に対しては発病を初診日として扱い，無拠出制の障害基礎年金を支給すべき），の大きく2点に分けることができるとしている[13]。

　まず，①の憲法違反の訴えについては，東京地裁（2004年3月），新潟地裁（2004年10月）では原告が勝訴し損害賠償が認められるとともに，広島地裁（2005年3月）においては損害賠償に加えて，障害基礎年金の不支給決定までも取り消しを命じる画期的なものであった。その後，敗訴した他の地裁の原告と国は互いに控訴を繰り返しているものの，国が勝訴を続け，最高裁は2007（平成19）年9月と10月に東京，新潟，広島の原告に対して，「立法裁量権」を最終的な理由として上告棄却（原告敗訴確定）とした。だが，大阪高裁判決［2008（平成20）年4月敗訴］により，東京，新潟，広島以外の20名（うち精神障害者7名）が最高裁へ場を移している。控訴審・上告審では，広汎な立法裁量論によって判断がなされ，立法不作為とは判示されなかった。

次に，②の初診日認定に関する裁判では，統合失調症と高次脳機能障害の初診日認定の勝訴が東京および福岡において確定した。なかでも東京は，身体・高次脳機能障害者（４名）と精神障害者（２名）の2グループに分かれての訴訟であった。身体・高次脳機能障害者の4名は，勝訴が確定した高次脳機能障害者を除く３名が最高裁で敗訴［2007（平成19）年９月］した。精神障害者２名は，2006（平成18）年10月と11月に高裁判決（１名敗訴・１名勝訴）で判決が分かれたが，2008（平成20）年10月10日最高裁で敗訴が確定した。しかし，その5日後の2008（平成20）年10月15日，東京の２名と同様に統合失調症の初診日認定をめぐって係争していた岩手県の男性に対して，最高裁は勝訴を確定した。

　この学生無年金障害者訴訟運動に多くの精神保健福祉士が支援にあたってきた。そのなかの一人である**中住孝典**は，この運動での実践を振り返り，精神保健福祉士としての自身の実践について，「微力な支援者としてこの運動への取り組みで多くのことを学ばせてもらっています。というより知らないことが多すぎたことに気づかされました。（中略）私は精神保健福祉士として障害者の所得保障としての障害年金の重みをどれほどに感じながら今まで現場で関わってきただろうか。制度の枠の中で単なる手続きごととして処理してきてはいなかっただろうか。診断書にその障害者の生活実態が反映されるような記載への働きかけを行っていただろうか。制度の枠内でとどめ，制度そのものの問題まで考えようとしたことがあっただろうか。現場の精神保健福祉士として共に歩む実践のなかで当事者の生活支援にどこまで肉薄できるのか，どこまで向き合えるのか。これらは私に与えられた課題だと思っています。そして障害者の所得保障の充実につながるこの学生無年金節害者訴訟に多くの精神保健福祉士の連帯と協力を願っています」と述懐している[14]。この運動は後述する「特別障害給付金制度」の設立に至るソーシャルアクションとなった。ソーシャルワーカーである精神保健福祉士は，中住の指摘のとおり，その実践を制度の枠内でとどめるのではなく，目の前のクライエントの困難な状況から制度そのものの問題にまで目を届かせていく「ソーシャルな視点」をもち実践していくことが重要である。

② 特別障害給付金制度

■ 特別障害給付金制度の概要

　前項の学生無年金障害者訴訟において，無年金の状況を長年にわたって放置してきた国に対し日本国憲法第14条に反するとした東京地裁判決［2004（平成16）年3月］や，新潟地裁判決（2004年10月）でも原告が勝訴したことが影響し，国は同年12月，**特定障害者に対する特別障害給付金の支給に関する法律**（特別障害給付金制度）を制定した。これにより，いわゆる学生無年金障害者等に対する新たな給付金（特別障害給付金）が支給されることになった。これは，国民年金に任意加入していなかったことにより，障害基礎年金等を受給していない障害者について，国民年金制度の発展過

程において生じた特別な事情に鑑み，福祉的措置として創設されたものである。

2 対象

対象は，①1991（平成3）年3月以前に国民年金任意加入対象であった学生，②1986（昭和61）年3月以前に国民年金任意加入対象であった被用者等の配偶者であって，当時，任意加入していなかった期間内に初診日があり，現在，障害基礎年金の1級，2級相当の障害の状態にある人である。ただし，65歳に達する日の前日までに当該障害状態に該当された人に限定されている。2020（令和2）年4月の特別障害給付金支給等決定状況（速報値）によると，受給件数は8,837件でそのうち学生は5,206件，配偶者は3,631件となっており，受給件数は8,000件で横ばい状態が続いているが，その内訳は学生の受給要件者の比率が増えてきている。

3 請求手続きと支給額

請求手続きの窓口は，住所地の市区役所・町村役場で，審査・認定・支給事務は，日本年金機構が行う。

支給額は，障害基礎年金1級相当に該当する人には，2020（令和2）年度基本月額52,450円（2級の1.25倍），障害基礎年金2級相当に該当する人には，2020（令和2）年度基本月額41,960円となっており，これは，消費者物価指数の上昇下降に合わせて毎年度自動的に見直される。特別障害給付金の支給額は障害年金と比較しても低く，生活を維持するためにはきわめて不十分な額である。現在も制度改善の必要性が指摘されており，活動が続けられている。

V 労働保険制度

労働保険とは，**労働者災害補償保険**（一般に「**労災保険**」という）と**雇用保険**の総称である。仕事上のストレスが関係した精神障害についての休職や退職が増えるとともに，近年は精神障害を事由とした労災請求が増えており，その支援に精神保健福祉士が携わることも多い。

A ● 労働者災害補償保険

労働者災害補償保険（労災保険）は，労働者が業務に関してけが，病気死亡，または通勤途中で事故に遭ったときなどに，国が事業主に代わって必要な補償を行う保険である。1947（昭和22）年に労働基準法とともに労働者災害補償保険法が制定され

た。1969（昭和44）年からは労働者を使用するすべての事業に労災保険が適用されるようになり，同年に労働保険の保険料の徴収等に関する法律（労働保険徴収法）が制定された。1972（昭和47）年には通勤中の災害も対象とする通勤災害が創立された。労働災害であると認定するのは労働基準監督署長であるが，認定されれば会社は労働者に補償しなければならない。

1 認定要件

労災事故として認定されるためには，①業務遂行性（被用者が労働契約に基づいて雇用者の支配下にあること）と②業務起因性（災害を被った被用者の業務とその傷病の間に因果関係があること）が認められることが必要となる。また，通勤災害であると認定されるには，①住居と就業場所との間の往復，②就業場所から他の就業場所への移動，③単身赴任先と帰省先の住居との間の移動などで合理的な経路と方法であることが要件となる。

2 給付の種類

業務上の事由または通勤での災害によるけがや病気に対して労災保険から給付されるものとして，次のようなものがある。

1 療養（補償）給付

療養（補償）給付は，労働者が業務上または通勤により負傷し，または疾病にかかり療養を必要とする場合に給付される。労災病院や労災指定病院等にかかれば，原則として傷病が治癒するまで無料で療養を受けられる現物給付としての「**療養の給付**」と，労災病院や労災指定病院以外で療養を受けた場合等においてその費用を支給する現金給付としての「**療養の費用の支給**」の2種類がある。治療費，入院の費用，看護料，移送費等通常療養のために必要なものはすべて含まれる。ただし，一般に治療効果の認められていない特殊な治療や，傷病の程度から必要がないと認められる付添看護師を雇った場合等は支給されない。

2 休業（補償）給付

労働者が業務上の事由または通勤による傷病の療養のために休業し，賃金が得られない場合には，賃金を受けない日の第4日目以降から休業（補償）給付が支給される。この場合，休業1日につき給付基礎日額（原則として，労災発生の前3カ月間の平均賃金日額）の60%が，さらに労働福祉事業から給付基礎日額の20%が特別支給金として支給される。なお，労災保険における給付基礎日額の最低保障額が決められており，給与基礎日額が最低保障額に満たないとき，適用される。

休業（補償）給付は，原則として1年6カ月を限度としており，それまでに傷病が

治らず，傷病等級（1～3級）に該当する状態が継続している場合は，傷病（補償）年金の支給対象となる。また，傷病が治っても障害が残った場合には，その程度に応じて障害（補償）年金または一時金の支給対象となる。

3 傷病（補償）年金

通勤災害の場合は傷病年金となる。けがや病気が療養開始後1年6カ月経過しても治癒せず，傷病等級（第1級～第3級）に該当するとき給付基礎日額の245～313日分の年金が支給される。

4 障害（補償）給付

傷病が治癒したとき身体に一定の障害が残った場合，1～14級まで障害等級が定められており，1～7級の場合は障害（補償）年金が支給される。また障害の等級が比較的軽い8～14級の場合は，障害（補償）一時金が支給される。

5 遺族（補償）給付

労働者が業務上の事由または通勤により死亡した場合に支給され，遺族（補償）年金と遺族（補償）一時金の二種類がある。

6 その他の給付

以上のほかに，労働者が業務上の事由または通勤により死亡した場合に，その葬祭を行う者に支給される葬祭料（葬祭給付）や，傷病（補償）年金または障害（補償）年金を受給し，かつ，現に介護を受けている場合に月を単位として支給される介護（補償）給付などがある。

3 精神障害等による労災認定

近年，仕事によるストレス（業務による心理的負荷）が関係した精神障害についての労災請求が増え，その認定（発病した精神障害が業務上のものと認められるかの判断）を迅速に行うことが求められている。厚生労働省では，これまで1999（平成11）年に定めた「心理的負荷による精神障害等に係る業務上外の判断指針」に基づいて労災認定を行っていたが，より迅速な判断ができるよう，またわかりやすい基準となるよう，2011（平成13）年12月に「心理的負荷による精神障害の認定基準」を新たに定め，これに基づいて労災認定を行うことにした。

これは，世界保健機関（WHO）の国際疾病分類第10版（ICD-10）にある「精神及び行動の障害」分類にある疾患すべてを対象としたうえで，業務による心理的負荷の程度，業務以外の心理的負荷や固体側の要因の程度の3つの項目をすべて満たす場合に，業務上の疾病として取り扱われる。

表4-10 ▶ 精神障害の労災補償状況

区分 \ 年度		平成26年度	平成27年度	平成28年度	平成29年度	平成30年度
精神障害	請求件数	1456(551)	1515(574)	1586(627)	1732(689)	1820(788)
	決定件数注2	1307(462)	1306(492)	1355(497)	1545(605)	1461(582)
	うち支給決定件数注3 [認定率]注4	497(150) [38.0%](32.5%)	472(146) [36.1%](29.7%)	498(168) [36.8%](33.8%)	506(160) [32.8%](26.4%)	465(163) [31.8%](28.0%)
うち自殺注5	請求件数	213(19)	199(15)	198(18)	221(14)	200(22)
	決定件数	210(21)	205(16)	176(14)	208(14)	199(21)
	うち支給決定件数 [認定率]	99(2) [47.1%](9.5%)	93(5) [45.4%](31.3%)	84(2) [47.7%](14.3%)	98(4) [47.1%](28.6%)	76(4) [38.2%](19.0%)

審査請求事案の取消決定等による支給決定状況 注6

区分 \ 年度		平成26年度	平成27年度	平成28年度	平成29年度	平成30年度
精神障害	支給決定件数注7	21(6)	21(4)	13(2)	7(0)	21(6)
	うち自殺	10(1)	13(0)	7(1)	4(0)	5(1)

注1　本表は，労働基準法施行規則別表第1の2第9号に係る精神障害について集計したものである。
　2　決定件数は，当該年度内に業務上又は業務外の決定を行った件数で，当該年度以前に請求があったものを含む。
　3　支給決定件数は，決定件数のうち「業務上」と認定した件数である。
　4　認定率は，支給決定件数を決定件数で除した数である。
　5　自殺は，未遂を含む件数である。
　6　審査請求事案の取消決定等とは，審査請求，再審査請求，訴訟により処分取消となったことに伴い新たに支給決定した事案である。
　7　審査請求事案の取消決定等による支給決定件数は，上表における支給決定件数の外数である。
　8　（ ）内は女性の件数で，内数である。なお，認定率の（ ）内は，女性の支給決定件数を決定件数で除した数である。

資料　厚生労働省：平成30年度「過労死等の労災補償状況」2019.
https://www.mhlw.go.jp/stf/newpage_05400.html

　現在のような状況下において，精神障害による労災請求件数は年々増加し，2014（平成16）年度は1,456件であったが2018（平成17）年度1,820件と364件増加している。支給決定件数も2014（平成16）年度は1,307件であったが2018（平成17）年度には1,461件と154件増加している（**表4-10**）[15]。

　出来事別の支給決定件数では，「上司とのトラブル」「（ひどい）嫌がらせ，いじめ，又は暴行を受けた」「仕事内容・仕事量の（大きな）変化を生じさせる出来事があった」，の順に多かった[15]。こうした調査結果からも，パワーハラスメントなど労働環境の改善の必要性が示唆される。

B ● 雇用保険

1 雇用保険の概要

　雇用保険は，労働者の失業に伴う賃金の喪失に対応するための社会保険である。1947（昭和22）年に**失業保険法**が制定されたのが始まりである。同法は改正を重ね1974（昭和49）年に失業保険法にかわって**雇用保険法**が制定された。雇用保険には，労働者が失業した場合や，継続雇用の困難が生じた場合，職業についての教育訓練を受けた場合に，労働者の生活や雇用の安定と就職の促進のために支給される**失業等給付（求職者給付，就職促進給付，教育訓練給付，雇用継続給付）**と，失業の予防，雇用状態の是正および雇用機会の増大，労働者の能力の開発および向上その他労働者の福祉の増進を図る**雇用保険二事業（雇用安定事業，能力開発事業）**がある（**図4-13**）[16]。

2 失業等給付

　失業等給付は，労働者が失業した場合および雇用の継続が困難となる事由が生じた場合に，必要な給付を行うとともに，その生活および雇用の安定を図るための給付である。失業等給付は大別して，求職者給付，就職促進給付，教育訓練給付，雇用継続給付の4種類に分けられる。

1 求職者給付

　求職者給付は，被保険者が離職し，失業状態にある場合に，失業者の生活の安定を図るとともに，求職活動を容易にすることを目的として支給する，いわゆる失業補償機能をもった給付である。

2 就職促進給付

　就職促進給付は，失業者が再就職するのを援助，促進することを主目的とする給付である。

3 教育訓練給付

　教育訓練給付は，働く人の主体的な能力開発の取り組みを支援し，雇用の安定と再就職の促進を目的とする給付である。

4 雇用継続給付

　雇用継続給付は，働く人の職業生活の円滑な継続を援助，促進することを目的とする給付である。

図4-13 ◆ 雇用保険制度の概要（体系）

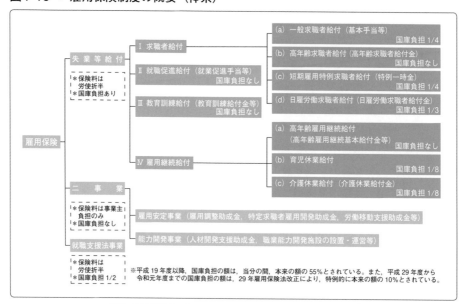

資料　厚生労働省：第131回労働政策審議会職業安定分科会雇用保険部会資料．資料1，2019．
https://www.mhlw.go.jp/stf/shingi2/0000187096_00007.html

　　近年，雇用者数や就労希望者数が大幅に増加しつつある精神障害者については，一般に，職場定着に困難を抱えるケースが多くみられ，他の障害種別と比べても職場定着率が低くなる傾向にある。また，パワハラやモラハラといったストレスの多い環境などにより精神障害を理由に休職に至ることも少なくなく，雇用保険制度も精神障害者が活用する経済支援制度の一つである。しかしながら雇用保険制度による給付ができればよいということではなく，彼らの思いに十分に寄り添いながら支援が行われる必要があるであろう。

引用文献

1) 全国救護施設協議会：平成25年度全国救護施設実態調査報告書．2014，pp. 44-53.
http://www.zenkyukyo.gr.jp/institut/file/2014_aug_houkoku.pdf
2) 国立社会保障・人口問題研究所：「生活保護」に関する公的統計データ一覧.
http://www.ipss.go.jp/s-info/j/seiho/seiho.asp
3) 厚生労働省：令和元年医療扶助実態調査；結果の概要．2020.
https://www.mhlw.go.jp/toukei/list/67-16.html
4) 厚生労働省：平成28年福祉事務所人員体制調査について．2016.
https://www.mhlw.go.jp/toukei/list/dl/125-1-01.pdf
5) 新保美香：生活困窮者支援におけるソーシャルワーク（1）；生活困窮者自立支援制度の理念と支援者に求められる基本姿勢．ソーシャルワーク研究，45（1）：59-65，2019.
6) 厚生労働省：無料低額診療事業等に係る実施状況の報告；調査の結果.
https://www.mhlw.go.jp/toukei/list/muryou_sinryoujigyou_b.html#b01
7) 厚生労働省：無料低額宿泊事業を行う施設の状況に関する調査結果について（平成30年調査）．2018.
https://www.mhlw.go.jp/content/12002000/000587670.pdf
8) 湯浅誠：岩盤を穿つ「活動家」湯浅誠の仕事．文藝春秋，2009，p.114.

9）森川すいめい，上原里程，奥田浩二，他：東京都の一地区におけるホームレスの精神疾患有病率．日公衛誌，58（5）：331-339，2011．
10）厚生労働省：公的年金の給付の種類．
https://www.mhlw.go.jp/topics/nenkin/zaisei/01/01-03.html
11）公益社団法人日本精神保健福祉士協会：障害年金の等級変更等に係る緊急調査の結果．2014．
https://www.jamhsw.or.jp/ugoki/hokokusyo/201411-nenkin-chosa.html
12）厚生労働省：障害基礎年金の障害認定の地域差に関する調査結果．2015．
https://www.mhlw.go.jp/stf/houdou/0000070967.html
13）青木聖久：無年金障害者訴訟と特別障害給付金制度．精神保健福祉白書編集委員会編，精神保健福祉白書2009年版．中央法規出版，2008．
14）中住孝典，蓮実浩吉：障害者の所得保障充実につながる学生無年金障害者訴訟．レビュー，12（3）：26-29，2003．
15）厚生労働省：平成30年度「過労死等の労災補償状況」．2019．
https://www.mhlw.go.jp/stf/newpage_05400.html
16）厚生労働省：第131回労働政策審議会職業安定分科会雇用保険部会資料．資料1，2019．
https://www.mhlw.go.jp/stf/shingi2/0000187096_00007.html

参考文献

1）厚生労働省：生活保護関係全国係長会議資料．2020．
https://www.mhlw.go.jp/stf/shingi2/0000195949_00005.html
2）厚生労働省：お住まいの地域の級地を確認．
https://www.mhlw.go.jp/content/kyuchi.3010.pdf
3）厚生労働省：生活保護制度．https://www.mhlw.go.jp/stf/seisakunitsuite/bunya/hukushi_kaigo/seikatsuhogo/seikatuhogo/index.html
4）厚生労働省：日常生活支援住居施設のあり方に関する検討事項について．社会福祉住居施設及び生活保護受給者の日常生活支援のあり方に関する検討会（第8回）資料2，2019．
https://www.mhlw.go.jp/content/12002000/000555635.pdf
5）厚生労働省：第1回社会保障審議会年金部会．資料，2018．
https://www.mhlw.go.jp/stf/shingi2/0000202224.html
6）厚生労働省：第131回労働政策審議会職業安定分科会雇用保険部会資料．資料1，2019．
https://www.mhlw.go.jp/stf/shingi2/0000187096_00007.html
7）生活保護手帳2019年度版．中央法規出版，2019．
8）金子充：入門貧困論；ささえあう／たすけあう社会をつくるために．明石書店，2017．
9）岩永理恵，卯月由佳，木下武徳：生活保護と貧困対策；その可能性と未来を拓く．有斐閣，2018．

第4章

索　引

編集・執筆者一覧

編　集
新・精神保健福祉士養成セミナー編集委員会

編集代表
荒田　寛／佐々木　敏明／今井　博康／小田　敏雄

執筆者 （執筆順　所属は執筆当時）

今井　博康　IMAI Hiroyasu　　　　　　　　　　　　　　第1章
北翔大学教育文化学部心理カウンセリング学科
教授

大塚　淳子　OTSUKA Atsuko　　　　　　　　　　　　　第2章Ⅰ・Ⅱ
帝京平成大学人文社会学部人間文化学科 教授

國重　智宏　KUNISHIGE Tomohiro　　　　　　　　　　第2章Ⅲ
帝京平成大学人文社会学部人間文化学科 専任
講師

三澤　孝夫　MISAWA Takao　　　　　　　　　　　　　第2章Ⅳ
国立研究開発法人国立精神・神経医療研究セン
ター精神保健研究所司法精神医学研究部 客員
研究員

佐々木　敏明　SASAKI Toshiaki　　　　　　　　　　　第3章Ⅰ
北海道医療大学 客員教授

鹿内　佐和子　SHIKAUCHI Sawako　　　　　　　　　　第3章Ⅱ
目白大学人間学部人間福祉学科 専任講師

平林　恵美　HIRABAYASHI Emi　　　　　　　　　　　第3章Ⅲ
関西福祉大学社会福祉学部社会福祉学科 講師

橋本　菊次郎　HASHIMOTO Kikujiro　　　　　　　　　第3章Ⅳ
北海道医療大学看護福祉学部福祉マネジメント
学科 准教授

森山　拓也　MORIYAMA Takuya　　　　　　　　　　　第4章
城西国際大学福祉総合学部福祉総合学科 准教授

■新・精神保健福祉士養成セミナー
精神保健福祉制度論

定　価（本体価格2,800円＋税）

2023年2月3日　　　第1版第1刷
2023年8月25日　　　第1版第2刷

編　　　集／新・精神保健福祉士養成セミナー編集委員会
編集代表／荒田　寛　佐々木敏明　今井　博康　小田　敏雄
発 行 者／長谷川　潤
発 行 所／株式会社 **へるす出版**

　　　　　〒164-0001 東京都中野区中野2-2-3
　　　　　TEL. 03（3384）8035[販売]　03（3384）8155[編集]
　　　　　振替・00180-7-175971
　　　　　http://www.herusu-shuppan.co.jp

印刷所／広研印刷株式会社

落丁本，乱丁本はお取り替えいたします。　　　　　〈検印省略〉
©2023. Printed in Japan.
ISBN 978-4-86719-052-4